W0064456

Artemis Gounaki

Wenn jede Diät versagt

Artemis Gounaki

WENN JEDE DIÄT VERSAGT

Wie ich 70 Kilo abgenommen habe

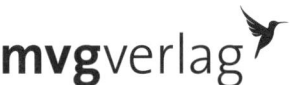

mvgverlag

Bibliografische Information der Deutschen Nationalbibliothek:
Die Deutsche Nationalbibliothek verzeichnet diese Publikation in der
Deutschen Nationalbibliografie; detaillierte bibliografische Daten sind im
Internet über http://d-nb.de abrufbar.

Für Fragen und Anregungen:
Artemis@mvg-verlag.de

1. Auflage 2010

© 2010 by mvg Verlag, ein Imprint der FinanzBuch Verlag GmbH, München,
Nymphenburger Straße 86
D-80636 München
Tel.: 089 651285-0
Fax: 089 652096

Redaktion: Mareike Fallwickl, Rif bei Hallein
Umschlaggestaltung: Melanie Madeddu, München
Umschlagfotos: Sandro Bross/Photoscouts
Satz: Jürgen Echter, Landsberg am Lech
Druck: GGP Media GmbH, Pößneck
Printed in Germany

ISBN 978-3-86882-164-2

Weitere Infos zum Thema:

www.mvg-verlag.de
Gerne übersenden wir Ihnen unser aktuelles Verlagsprogramm.

INHALT

Warum ich mir das Ding habe einbauen lassen? Warum ich mich hab aufschneiden und mir das Ding habe *implantieren* lassen? Ganz einfach. Weil ich keine Lust mehr hatte. Keine Lust mehr auf mich, wie ich war, auf euch, wie ihr mich saht – und auf den ganzen mich wirklich nervenden Rest.

Dies ist meine Geschichte. Wie ich es schaffte, 70 Kilogramm abzunehmen.

VORHER

2006 – 2007

1

TÄGLICH GRÜSST DAS MURMEL-TIER (NOVEMBER 2006)

Spieglein, Spieglein an der Wand – wer ist die Schönste im ganzen Land? In einer Boutique mit wundervoll geschwungenen roten Lettern habe ich ihn gesehen. Ich musste ein paarmal an ihm vorbeigehen, bevor ich erkannte, wie zauberhaft er mich zurückstrahlen ließ. So schmal. Fast schlank. Um die Hüfte leicht geschwungen. Wenn ich es mir verkniff, mich seitlich sehen zu wollen, sah mein Bauch fast flach aus. Von vorne gesehen eben. Frontansicht also. Nur nicht drehen. Er war schon was ganz Besonderes. Er konnte mich schlagartig etliche Pfunde schlanker erscheinen lassen. Ich wirkte in die Länge gezogen und alles, was an mir formlos runterhing, was meine Rundungen aufquellen ließ, alles, was an mir drückte und klemmte, wurde mit einem Mal passend und schien geradezu exklusiv auf meinen Körper zugeschnitten. Vielleicht war er gekrümmt. Wie einer dieser Spiegel im Spiegelkabinett vieler Jahrmärkte. Gruselig und zugleich erfreulich, wenn man sieht, wie verschieden man dargestellt werden kann. Wie unterschiedlich man aussehen kann. Aus Klein mach Groß, aus Dick mach Dünn. Die Nase lang. Das Kinn noch länger. Die Augen groß und größer. Wer weiß? Ich weiß nur, ich konnte nicht anders, damals, als auf Knien bittend und bettelnd dieses »Must have« dem Geschäftsführer abzukaufen. Eine horrend überhöhte Summe verlangte er, aber das war es mir wert. Ich musste ihn haben! Und nun steht er hier bei mir, mein mich schlank machender, magischer Spiegel.

Mein Wecker klingelt. Ich gehöre zu den glücklichen Menschen, deren Tage etwas später beginnen als die meiner Mitmenschen. Ich bin, vielleicht aus genau diesem Grund, gar kein Morgenmuffel. Ich öffne meine Augen, erschlage wie gewöhnlich dieses schrill kreischende Ding und bin umgehend wach. Fit. Ansprechbar. Einfach da. Mental da. Kann denken und entscheiden. Kann den Tag planen und durchorganisieren. Ich kann nur nicht umsetzen, was mein Geist mir befiehlt. Denn mein Körper – nun ja. Ein Stich da. Ein Ziehen dort. Ich versuche, diesen Betonklotz zu bewegen. Aua! Jede Faser meines Körpers schmerzt. Ich bleibe einfach liegen. Versuche mich zu konzentrieren. Versuche zu lokalisieren, woher der Schmerz kommt, was unmöglich scheint. Irgendwie tut alles weh. Früher hatte ich das nicht. Nein. Aber seit jetzt nunmehr drei Jahren werde ich immer unbeweglicher. Immer steifer. Immer – oh Gott – fetter! Jeden Tag etwas größer, fülliger, breiter, massiger – eben fetter.

Früher, ja, da war noch alles anders. Ich bin aufgesprungen, nein, geradezu aus meinem Bett gehechtet. Voller Power und Tatendrang. Ich war imstande, meine Tage immer mit einem Lächeln zu beginnen. Mein Wetter war immer sonnig. Ich bin durch die Wohnung geflitzt, im Wissen, dass ich nur 24 Stunden zur Verfügung habe. Gefrühstückt habe ich im Stehen. Unter anderem auch im Gehen. In einer Hand ein Brötchen, in der anderen die Zeitung. In regelmäßigen Abständen habe ich Zeitung und Brötchen gegen Kaffeepott, Orangensaft, Apfel und allerlei Gesundes und Ungesundes ausgetauscht. Ich hätte drei bis fünf Hände benötigt, um alles gut und zeitsparend im Griff zu haben. Jede Minute war verplant. Jeder Moment durchorganisiert. Bereits am Morgen lief ich so viel durch die Wohnung, wie eine andere in acht Stunden läuft. Ich war unentwegt auf Achse. Hyperaktiv. Ein Termin jagte den nächsten. 11 Uhr Managementbesprechung. 13.30 Uhr Studiojob, Werbejingle einsingen. 16 Uhr Chorprobe,

Songs vorbereiten. 18 Uhr Bandprobe, Songs einspielen. 20 Uhr Meeting Nachtcafé München. 21.30 Uhr Bayerischer Hof, Gig. Dazwischen rennen, rennen, rennen, dreimal die Woche hundert Bahnen schwimmen und Taxi. Viel Taxi. Sonst hätte ich meine zahlreichen Termine gar nicht alle schaffen können. Essen? Hab ich vergessen. Wann auch. Der Tag wurde eigentlich immer ohne Pausen geplant. Die hätten zu viel Zeit gekostet. Irgendwann, wenn mir der Magen durch lautes Knurren, Zwicken und Kneifen anzeigte, dass er auf Minimalgröße geschrumpft war und in Begriff war, alle umliegenden Innereien zu verspeisen, fiel es mir wie Schuppen von den Augen – essen! Schnelle Abhilfe brachten der Bäcker von nebenan, Mc Donald's, Pizza vom Stand an der Münchner Freiheit und diese lecker in Remoulade ertränkten Backfischbrötchen. Getrunken hab ich dazu Cola. In Übermengen. Hallo, ich bin Sängerin. Ich muss viel trinken. Wasser? Aber nein. Das schmeckt doch nicht. Cola Light? Ich bitte dich – das ist doch ungesund.

Ich fühlte mich frei, unabhängig, schön. Ich konnte tun und lassen, was ich wollte. Mein Leben war ungezwungen. Ich hatte es mir genau so gewünscht. Genau so ausgewählt. Genau so vorgestellt. Ich lebte meinen Traum und das war genau so, wie ich es mir immer ersehnt hatte!

Heute liege ich im Bett. Morgens. Es dauert geschlagene 23 Minuten, bis meine Knochen auf Bewegung eingestellt sind. Bis ich sie so weit vorbereitet habe, dass ich aufstehen kann. Bis ich meine armen überstrapazierten Knochen mit tausend kleinen Leckerlis überzeugt habe, einen Schritt vor den anderen zu tun. Das dauert zu lange? Ja. Aber heute muss ich mir die Zeit geben, bis ich bewegungsfähig bin. Bis ich endlich funktioniere, wie ich sollte. Bis ich es aus der Waagerechten in die Senkrechte schaffe.

Heutzutage gehe ich brunchen und in feine Restaurants und lasse mir das Essen am liebsten nach Hause bringen, weil es doch so viel Auswahl gibt und ich mir daheim, so ganz unter Ausschluss der Öffentlichkeit, noch viel besser den Magen vollschlagen kann. Die TV-Produktionen, für die ich arbeite, bieten üppiges und reichhaltiges Catering an. Da wird man doch satt. Da hat man doch alles, was man braucht. Ich bin unterwegs mit Bands. Bin auf Tour durch die ganze Welt. Als Tourcoach arbeite ich an ihren Stimmen. Und das Tourleben macht fett. Pancakes zum Frühstück machen fett. Amerika macht fett. Japan nicht. Asien an sich auch nicht. Aber England macht umso fetter. Nach jeder Tour bringe ich aus jeder Stadt, aus jedem Land wieder ein paar Kilogramm mehr mit nach Hause. Abgenommen habe ich noch nie auf Tour. Nur zugenommen. Und ab und an mal, aber sehr selten, zeigt die Waage danach das Gleiche an wie Wochen davor, als ich noch zu Hause in meinem trauten Heim war und mich auf das Weggehen vorbereitete. Ich bin viel auf Tour. Sehr viel!

Mein Spiegel hat inzwischen seinen festen Platz in meiner Wohnung erhalten. Es war anfangs nicht leicht, das perfekte Licht zu finden, doch nun krönt er meinen langen, die Wohnung durchziehenden Flur und dient, umringt von einem leider nicht wachsen wollenden Ficus und einem bombastischen Kerzenleuchter, als Verbindungsstück zwischen Schlafzimmer und Bad. Und so komme ich auf meinem Weg in die Dusche vorbei an meinem Spiegel. Natürlich achte ich darauf, dass ich mich frontal zum Spiegel vorbeibewege. Das habe ich mir nun beigebracht. Es gibt mir ein gutes Gefühl, gerade morgens. Dieses erste Bild von mir begleitet mich durch den ganzen Tag. Ich achte also darauf, dass dieses erste Bild ein verdammt schönes ist. Ein schönes Bild von mir? Und das schon vor dem Duschen? Ungeschminkt? Mit Haaren, die sich wie Antennen in alle Himmelsrichtungen ausrichten? Nun gut, okay. Ich gebe zu, ich versuche beim allerersten

Vorbeiwabbeln meinem Spiegelbild komplett auszuweichen. Was ziemlich schwierig ist, da sich meine Ausmaße seit einiger Zeit doch sichtlich vergrößert haben.

Ich habe mir abgewöhnt, mein morgendliches Waschritual in meiner Dusche abzuhalten. Viel zu eng. Ich komm ja kaum noch durch die Glastür. Und das Bücken entwickelt sich zu einem mittelschweren Desaster, wenn man bedenkt, dass ich mir beim Versuch, etwaige tiefer liegende Körperregionen zu erreichen, regelmäßig den Kopf anschlage. Die Knie müssen also gehoben werden, um Füße und Zehen einer gründlichen Reinigung zu unterziehen, was wiederum ein desolates Ende nehmen würde, da mein Gleichgewichtssinn seit der Eroberung und langfristigen Einnahme eines Körpergewichts jenseits der 130 Kilogramm schrecklich nachgelassen hat. Also dusche ich in der Badewanne. Da hat man doch Platz, kann sich ausbreiten, im wahrsten Sinne des Wortes. Am liebsten sitze ich ganz gemütlich auf dem Badewannenrand. Ich dusche mich quasi sitzend ab. Da erreiche ich jede Körperpartie, ohne mich großartig anzustrengen. Seit Längerem ist es mir in erster Linie wichtig, mein Ziel mit möglichst wenig körperlichem Einsatz zu erreichen. So habe ich nun auch beim Duschen die Redewendung »Sport ist Mord« eigens für mich kultiviert und zelebriere sie jeden Morgen in Perfektion.

Ich steige aus der Wanne und rein interessehalber auf meine immer bereitstehende Waage. Es ist eine von diesen digitalen, mit großer Glasfläche. Ich frage mich jedes Mal, ab welchem Gewicht Glasplatten zerbersten. Ob sie wohl in tausend kleine Scherben zerbrechen wird und ich blutend und bewegungslos auf dem Boden liege? Vielleicht bilden sich auch nur einzelne tiefe Risse im Glas und zeigen mir den dringenden Kauf einer neuen, stabileren Waage an. Na, so weit ist es Gott sei sehr, sehr, sehr gedankt noch nicht. Und in der Hoffnung, dass ich es niemals so weit kommen lassen werde, stelle ich mich drauf. Ich warte. Rote digitale Doppelpunkte erscheinen und wandern wild auf dem Display hin und her. Von rechts nach links und von oben nach unten. Hat auch was Spannendes. Das Warten. Das eigene Gewicht. Jetzt kommt's. Da steht's. OH MEIN GOTT.

Ich, Artemis, bringe heute sage und schreibe 139 Kilogramm auf diese formvollendete Waage. Ja! Formvollendet bin ich auch! Die Form ist vollendet. Aus, Schluss vorbei! Fertig, das gute Stück. 139 Kilo. Das bedeutet, dass ich am Abend, nachdem ich den ganzen Tag über gegessen habe, locker auf 141 Kilogramm komme. Das bedeutet, dass ich kurz davor bin, meine Besinnung zu verlieren. Das bedeutet: ganz, ganz großer Mist.

Ich renne zum Telefon. Nein, ich schleppe meine 139 Kilo zum Telefon. Vorbei an meinem grandiosen Spiegel, vorbei an meinem gemütlichen Schlafzimmer, vorbei an meiner Küche, Feindraum Nummer eins, rein ins Büro. Ich bin außer mir. Meine Augen füllen sich mit Tränen. Mir ist heiß, ich schwitze. Und ich bin sauer. Ich bin stocksauer. Ich bin stocksauer auf mich und die Welt. 139 Kilo, was für ein Gewicht, was für eine Masse. Wie konnte ich es nur so weit kommen lassen? Ich mache mir Gedanken über die Glasplatte an meiner Waage? Was ist mit mir? Wann werde *ich* unter meinem Gewicht zerbrechen? In tausend Teile zerfallen? Zusammenklappen? Wann wird mein Körper unter meinem Gewicht kraftlos zu Boden sinken und aufgeben? Was ist nur los mit mir? Bin ich nicht eine Frau, die Wert auf Schönheit legt und immer schon gelegt hat? Der es gefällt, schöne Dinge zu besitzen, die ein Auge für Kunst hat, Mode, Musik, Design? Warum gebe ich nicht meinem ursprünglichen, sehr attraktiven Äußeren den passenden Rahmen? Ich liebe doch Menschen, die leichtfüßig sind. Und zart. Die inneren Glanz ausstrahlen und sympathisch wirken. Warum habe ich mich nur so gehen lassen? Ist es denn so schwierig, nur ein Brötchen zu frühstücken statt drei? Und statt Brötchen lieber doch eine Vollkornschnitte? Brauche ich denn tatsächlich Zwischenmahlzeiten, wenn ich esse wie ein Scheunendrescher? Futterneider! Und nehmen wir an, eine Zwischenmahlzeit sei vonnöten, kann es dann nicht Obst sein statt einer Leberkässemmel? Statt Schokolade? Statt Currywurst? Statt Chips?

Mein Bauch wächst und wächst und wächst. Schwanger? Nein, bin ich nicht. Aber das könnte man denken. Obwohl mein Umfang den einer im neunten Monat schwangeren Frau bei Weitem übersteigt. Bei Weitem! Neulich erst im Warteraum meines Arztes wurde mir ein Platz angeboten. Von einem kleinen Jungen, dessen Mutter ihn heimlich an der Schulter antippte und ihn wortlos aufforderte, doch seinen Stuhl der armen schwangeren Frau zu überlassen. Ich habe ihn natürlich angenommen. Ich wäre am liebsten im Erdboden versunken. Ich wäre am liebsten sofort in Wehen ausgebrochen. Aber ich habe ihn dankend angenommen und dem kleinen Jungen zärtlich über sein Haar gestrichen. Armer Kerl. Aber was hätte ich nur tun sollen? Der Bauch war groß, er ist es noch. Und er wächst stetig.

Ich sollte meine Taille messen. Da ist diese Kugel. In meiner Körpermitte. Die sich auf Höhe meines Zwerchfells eingenistet hat. Die ich, wie mir schon vor ein paar Tagen aufgefallen war, während der letzten Wochen und Monaten weiter gepflegt und gehegt und liebevoll modelliert und in stundenlangen Essorgien gemeißelt hatte. Diese feste, pralle, sich nach allen Seiten erstreckende Riesenkugel ist doch ebenfalls vergrößert? Oh Schreck. Sicher. Also schleppe ich mich zurück ins Bad und setze mich auf den Badewannenrand, der noch nass ist von meiner morgendlichen Duschorgie.

Erst mal durchatmen. Nur die Ruhe. Bereits vor Wochen hatte ich mich mit meinem Arzt zusammengesetzt und über mein extremes Übergewicht – er nannte es Adipositas – gesprochen. Schon damals wurde ich gewogen und genau abgemessen. Seitdem war ich gar nicht stolzer Eigentümer weiterer sieben Kilo geworden. Dabei hatte ich doch auf mein Gewicht geachtet? Dachte ich wohl. Hatte ich wohl nicht! Ich hatte auf jeden Fall mehr Obst zu Hause. Das weiß ich doch noch genau. Aber hatte ich es denn auch gegessen statt ... Leberkässemmeln? Ich kann mich nicht mehr dran erinnern.

Ich lege das Maßband um meine Taille und ja, oh Schock, 143 Zentimeter. Wie traurig und lustig zugleich. Schenkelklopfer. Ha! Ich könnte mir den zehnjährigen Sohn meiner Nachbarin einmal komplett um meinen Bauch wickeln. Er ist so groß, wie ich rund bin. Was für ein Bild. Was für eine Vorstellung. Allerdings wird und soll er nun mal wachsen jeder wird ihm stolz auf die Schultern klopfen:»Mensch, Junge, du bist ja gewachsen, du wirst uns noch alle überholen!«, »Das wird mal ein richtiger Kerl, groß und kräftig! Da kommt so schnell keiner gegen ihn an«, ich dagegen sollte lieber versuchen, nachhaltig und außergewöhnlich stark zu schrumpfen:»Du bist so eine schöne Frau, wenn da nicht ...!«, »Denk doch mal an deine Gesundheit! In ein paar Jahren werden sich all diese Kilos rächen.« Kotz! Würg!

Na, das weiß ich doch auch, ihr Lieben und Guten. Ihr Freunde, Verwandte und Bekannte. Aber, wie soll ich es denn machen? Ich bin doch offen für alles. Alles, was schlank machen soll. Habe ich nicht wochenlang Eier gegessen, bis ich sie fast wieder aus mir rauswürgen musste, nur weil die Mayo-Diät genau dies für gut befand und vorschrieb? Gesund kann *das* ja wohl nicht gewesen sein. Von der Ananasdiät bekam ich Ausschlag im ganzen Gesicht. Wegen der Enzyme, hieß es. Meine Visagistin war mit ihrem Latein am Ende. Es half nur noch abdecken, abdecken, abdecken. Es wurden die neuesten Produkte angeschafft und an mir ausprobiert.

Das Resultat war dann ein neuer Ausschlag, diesmal nicht von der Ananas. Das war's dann auch damit. Und tschüss, Ananas!

Und die Kohlenhydratdiät? Die war ratsam und hätte, wie ich später erfuhr, auch funktioniert und mich sicherlich schlank gemacht – mit viel Sport als Begleitung. Sport? Stimmt, da war doch noch was. Ja, Sportler brauchen Energie, brauchen Kohlenhydrate, verbrauchen Energie, verbrauchen Kohlenhydrate. Artemis dagegen bleibt auf ihren Kohlenhydraten sitzen. Nach jedem Versuch, abzunehmen, waren immer höhere Zahlen auf dem Display meiner vollkommenen Glaswaage zu erkennen. Ich wollte etwas an meiner Figur verändern? Habe ich. Auf jeden Fall. Nur – in die falsche Richtung eben. Mist!

Ich muss wie ein Häufchen Elend gewaltigen Ausmaßes aussehen. So allein auf dem Rand meiner Badewanne sitzend. Meine Augen sind rot. Sie sind feucht, aber ich weine nicht. Jede Träne wäre eine Träne voller Selbstmitleid. Die habe ich nun schon zu oft geweint. Und ich habe keine Lust mehr. Wenn ich jetzt nichts unternehme, wird es morgen zu spät sein. Ich habe mir etwas angewöhnt, was ich mir nicht abgewöhnen kann. Es ist also höchste Zeit, mein körperliches Wohlbefinden, meine Gesundheit, meine körperliche Zukunft zu überdenken. Tränen trocknen. Auch von allein. Aber meine inneren und äußerlichen Schmerzen werden so schnell nicht vergehen, wenn ich nicht jetzt sofort etwas dagegen unternehme. Ich habe mich entschieden. Ich weiß, welchen Schritt ich nun zu gehen habe. Es wird Zeit. Langsam stemme ich mich auf. Meine Knie knacksen laut.

Zurück an meinem Schreibtisch, ergreife ich den Hörer meines Telefons, fläze mich in meinen, wie ich immer dachte, eigentlich sehr bequemen Sessel und wähle die Nummer meines *Leibarztes*. Den hab ich schon seit Ewigkeiten. Er kennt meinen ganzen

Leidensweg und hat immer mal wieder neue kleine Tipps für mich. Er findet mich wohl auch ein wenig flippig und so ganz anders als seine anderen Patientinnen. So lebenslustig. Positiv. Mit viel Power. Wenn der wüsste, wie unendlich verloren ich mich gerade fühle. Mein Lächeln ist einer ernsten Miene gewichen. Eine Stimme meldet sich: »Praxis Dr. Abenhardt, guten Tag, Sie sprechen mit Frau Bär.« Ja, so fühle ich mich auch gerade, wie ein zotteliger Bär, der mit seinem mächtigen Hinterteil in seinem viel zu engen violetten Sessel klemmt. War nicht immer so. Nein. Noch vor zwei Jahren passte ich perfekt auf die Sitzfläche. Gut, ich füllte ihn aus, so ganz, eben komplett, meinen Sessel, aber eingeklemmt war ich nicht. Jetzt klemme ich fest. Meine Hüfte ist gefangen zwischen den Armlehnen. Wie die starken Hände eines Mannes bedrängen sie mich. Quetschen mich. Halten mich fest. Sie lassen mich nicht los. Eine Bewegung? Unmöglich. Die Masse, die sich, von Haut überzogen, um meine Schenkel legt, auch Fett genannt, schrumpelt seitlich nach oben. Wie ekelhaft das aussieht. Wenn ich angezogen bin, sieht das ja niemand. Aber ich klemme hier fest und bin nur mit einem Höschen bekleidet. Sieht aus wie Orangenhaut. Ist das Orangenhaut? Ich glaube schon. Unebenheiten bilden sich auf der Haut, fast wie Kerben. Wenn ich locker stehe, sieht man davon nichts. Aber kaum sitze ich, quillt es widerlich die Lehnen nach oben. Eigentlich sitze ich gar nicht richtig. Gehalten werde ich nur von den Seiten. Mein enormes Gesäß schwebt leicht über der Sitzfläche. Ich sitze also nicht. Ich schwebe. Nein. Ich klemme schwebend.

Das passiert mir auch manchmal im Flugzeug. Eigentlich immer. Ich fliege oft. Und da klemme ich dann in meinem Sitz, neben mir die jungen, schlanken und schmalen Sängerinnen, mit denen ich auf Tour bin. Die können sogar bei einer Beinfreiheit von null locker ihre Beine übereinanderschlagen. Wie machen die das nur? Ich dagegen sitze fest. Und tue so, als ob nichts wäre. Lässig.

Ich versuche auch kurz, mal mein rechtes über mein linkes Bein zu schlagen. Versuche nachzuahmen, was diese jungen Dinger dabei empfinden, wenn sie so locker Teile ihres Körpers geschmeidig zwirbeln und winden und ineinander verdrehen. Hass! Bei mir geht das nicht! Das ist doch wohl gar nicht möglich?! Ich hebe mich inklusive Sessel! Oh Gott, wie peinlich. Wir halten uns gegenseitig fest. Der Sessel mich und ich ihn. Wir lassen uns nie wieder los. Wir sind zwei Kletten, die sich gefunden haben. Zwei, die nicht mehr voneinander lassen können. Zwei, die sich angenähert haben. Yin & Yang. Der eine schließt mit den Rundungen der anderen in Perfektion ab. Gegensätze, die sich ergänzten und eins wurden. Aber ich habe jetzt keine Lust mehr auf ihn. Schluss mit dieser Beziehung. Sie ist nicht gut für mich. Wir hatten uns gefunden. Einst. Es war eine schöne, intensive Liebe. Voller Höhen und Tiefen. Wir hatten einen Moment lang Stress. Aber wir haben uns zusammengerauft. Wurden eins. Jetzt passt es nicht mehr. Wir passen nicht mehr. Er nicht zu mir und ich nicht zu ihm. Ich muss mich trennen. Ich löse mich aus meinem Sessel, indem ich mich an den Armlehnen haltend nach oben abstoße und gleichzeitig die Lehnen nach unten drücke. Geschafft. Im Stehen telefoniert es sich sowieso besser. Lüge! Egal. Ich höre die Dame im Hörer nachfragen. Ja, ja, ich bin noch da. Ich erkläre ihr mein Anliegen und werde auch prompt verbunden. Eine wie immer vollkommen verplant wirkende männliche Stimme meldet sich: »Frau Gounaki, guten Tag, wie geht es Ihnen, wie kann ich Ihnen helfen?« Helfen? Ja. Was für eine tolle Idee. Hilfe ist immer gut. »Hallo, Herr Dr. Abenhardt. Sie hatten mir von einem Medikament erzählt. Ich weiß nicht mehr, wie es heißt. Es ist wohl ein Appetitzügler. Ich hab schon wieder zugenommen.« Betretenes Schweigen. Er ist sicher geschockt. Kann es kaum fassen, dass seine Patientin so gar keine Kontrolle über ihre Ernährung hat. »Sie meinen sicher Reductil, Frau Gounaki! Ich mache Ihnen das Rezept fertig. Sie können es dann abholen kommen!« Ja, gut.

Das werde ich. Sehr gerne sogar. »Aber, Frau Gounaki ...«, er schweigt, dann ein leises Schmatzen: »... wenn das nicht funktioniert, sollten wir uns mal zusammensetzen und eine andere Möglichkeit suchen. Eine, die Ihnen tatsächlich hilft.« Eine, die mir hilft? Welche? Ich bin dabei. »Um was handelt es sich denn?« Das wäre ja perfekt. Etwas, das wirklich nützt. Nie wieder dick. »Jetzt probieren Sie erst einmal Reductil aus. Und falls das nichts bringt, schauen wir weiter.« Das hasse ich ja. Erst anlocken und dann nicht sagen wollen. Wieso muss man den anderen denn immer quälen? Hallo?! Was ist denn das für ein Wundermittelchen? Was Neues? Endlich entdeckt? Was Altes? Neu aufgelegt? Wahrscheinlich ist es unendlich teuer. Niemand kann es sich leisten. Aber es ist hilfreich. Das Einzige, was hilft. »Nehmen Sie Reductil und kommen Sie in zwei Wochen zu mir in die Praxis. Und bitte, Frau Gounaki, achten Sie auf Ihr Gewicht.« Bitte? Aber Herr Dr. Abenhardt. Ich achte doch drauf. Jeden verdammten Tag achte ich darauf. Und ich kann Ihnen sagen – es geht immer weiter rauf.

2

WENN MAN DOCH AUCH SCHNEI-DEN KANN (DEZEMBER 2006)

Vor längerer Zeit nahm ich Xenical, das war was ganz Widerliches. Vor allem war es eins – widerlich teuer. Drei Stück nahm ich am Tag. Das kostete mich 138 Euro im Monat. Monat für Monat. Und was tat es? Bei mir? Nichts. Xenical sollte nichts anderes tun, als die Fettaufnahme zu hemmen, nur ein Teil der aufgenommenen Fettmenge würde verdaut. Der Rest würde meinen Körper unverdaut verlassen. Im Beipackzettel wurde ausdrücklich betont, dass Xenical nur in Verbindung mit einer fettreduzierten Ernährung eingesetzt werden solle. Ja. Schwierig. Da war, glaube ich, bei mir so gar nichts fettreduziert. Und da meine Diät nicht sonderlich fettarm war, kam auch gleich die Strafe. In meiner Toilette konnte ich unschwer fettigen und flüssigen Stuhl erkennen. Ich hatte öfter als sonst Blähungen und Magen-Darm-Beschwerden, die mein Umfeld wiederum unschwer bemerken konnte. Und warum das alles? Wegen der hohen Menge an unverdautem Fett. Lecker, nicht? Ich hab dann aufgehört. War einfach nicht meins.

Jetzt also Reductil. Das ist neu. Ich muss es googeln. Es ist wohl teurer als Xenical, sogar viel teurer, aber ich muss nicht so viel davon nehmen. Eine Tablette pro Tag sollte vorerst genügen, meinte mein Arzt.

Ich setze mich an meinen Schreibtisch und starte meinen Computer. Und los geht's. Was mich immer schon unfassbar am Internet gestört hat, ist, dass man so wahnsinnig viele Artikel über ein einziges Thema finden kann. Das ist natürlich für viele perfekt, weil man auch viel erfahren kann und noch in den dunkelsten Ecken des Netzes einen Artikel erspäht, der noch etwas Neues, etwas bislang Ungehörtes und Ungesehenes hinzufügt. Gerade das will ich aber so gar nicht. Ich möchte nur schnell und einfach und vor allem in einem einzigen Beitrag komplett über das Medikament aufgeklärt werden. Man weiß ja gar nicht, wo man zuerst klicken soll. Ich lese, dass Reductil ein Appetitzügler ist. Das weiß ich schon. Also weiter. Ach du Schreck. Hier schreibt jemand, die Pille würde dem Herz schaden. Das ist nicht gut. Schnell weg von der Seite. Das hier ist schon viel netter. Da gibt es eine Aktion, oh, wie lustig, sie nennt sich *Aktion Fett weg.* Sehr einfallsreich. So einfallsreich wie *Schlafen Sie sich schlank.* Blödsinn! Auf der zweiten Seite finde ich dann endlich das Richtige. *Reductil genauer unter die Lupe genommen.* So, was steht denn nun da? *Reductil als Antidepressivum in den Achtzigerjahren vorgesehen ... wegen zu geringer antidepressiver Effektivität dann doch nicht auf den Markt gebracht ... bei klinischen Studien fielen jedoch die gewichtreduzierenden Eigenschaften auf ...* Bitte was? Was soll denn das nun heißen? Soll ich etwa mit *Möchtegern-Antidepressiva* abnehmen? *Für immer glücklich dick?* Wollen die mich auf den Arm nehmen? Das Zeug nehme ich nicht! Weiter steht unter Nebenwirkungen: *Es kann zu Anorexie, Verstopfung, Übelkeit, Mundtrockenheit, Schlaflosigkeit, Schwindel und Schweißausbrüchen kommen. Die Adipositas-Ambulanz der Heinrich-Heine-Universität in Düsseldorf äußerte sich in der Zeitschrift der Stiftung Warentest zur Langzeitverträglichkeit wie folgt: Die Daten reichen noch nicht aus, um Lungenhochdruck als lebensgefährliche Begleiterscheinung auszuschließen.* Das werde ich mir auf gar keinen Fall antun. Gut. Ich bin dick. Nein. Mehr als nur *dick.* Aber auf gar keinen Fall nehme ich Tabletten, die als Antidepressiva vorgesehen waren und lebensgefährliche Begleiterscheinungen mit sich tragen können. Das werde ich nicht zulassen. Was denken die sich alle? Dass man alles dafür tun würde, um dem Schönheitsideal in den Köpfen der Menschen zu entsprechen? *Hallo, Frau Gounaki, Sie werden nicht an Fettleibigkeit zugrunde gehen, sondern nun an Lungenhochdruck.* Ohne mich. Das kann mein Arzt vergessen. Wie kann er mir überhaupt zu so einem Medikament raten? Unglaublich. Ich muss schleunigst mit ihm sprechen. Und ich muss wissen, welche andere Möglichkeit er für mich vorgesehen hat. Reductil hat ja nun wirklich nicht geklappt. Nicht etwa, weil ich es probiert habe, sondern schlicht, weil ich es niemals nehmen werde. Niemals in meinem ganzen Leben. Schrott.

Am Tag drauf, zwei Tage vor Weihnachten, rufe ich meinen Arzt frühmorgens erneut an. Ich bin ziemlich sauer, weil ich es nicht fassen kann, wie er mir dieses Gift verschrieben hat. Er entschuldigt sich, dann bringt er seine Erklärung vor. Er hat tausend Gegenargumente und aus seiner Position, als Arzt, möglicherweise recht, aber letztendlich ist es meine Entscheidung. Und dieser fügt er sich sofort. Man kann mich ja nicht zwingen, etwas einzunehmen, das ich nicht will und als schlecht für mich einstufe. Ich will ihn gerade nach der anderen Möglichkeiten fragen, als er mich unterbricht: »Dann ist sicherlich die andere Geschichte auch nichts für Sie, Frau Gounaki.« Wie kann er denn das wissen? »Doch, ich bin nach wie vor offen für alles. Ich will nur nicht mit Präparaten dieser Art vollgestopft we ...«, ich hatte noch nicht ausgesprochen, als er mich erneut unterbricht: »Nein, nein, das ist was ganz anderes. Wären Sie offen für das Thema Adipositas-Chirurgie?« In meinem Kopf kreuzen mehrere Fragezeichen auf. Was meint er denn damit schon wieder? »Nun, ich habe mich informiert in Ihrem speziellen Fall. Ich habe Rücksprache gehalten mit einem Spezialisten, der hier in München praktiziert, und für Sie käme, wenn Sie dies wünschen, problemlos ein Magenband infrage.« Was ist ein Magenband? Ist es etwa dieses Ding, das den

Magen verkleinert und dazu führt, dass man weniger essen kann und schlussendlich abnimmt? Und zwar ziemlich viel. Vereinfacht gesagt, ist es ein Band, ein Gürtel, das operativ den Magen enger schnallt. Das um den Magen gelegt wird und angezogen wird, bis es den Magen in zwei Parts teilt – einen kleinen Vormagen und den Hauptmagen, der ab dem Moment der Operation nichts mehr zu lachen hat, weil er von diesem Moment an nichts Festes mehr bekommt. »Und so kann man abnehmen. Und ich meine viel abnehmen. Wir reden von etwa 40 bis 50 Kilogramm Gewichtsverlust. Möglicherweise noch mehr.« Das waren die genauen Worte meines Arztes. *40 bis 50 Kilogramm Gewichtsverlust.* Ich solle es mir genau überlegen und bei Interesse zu ihm kommen. Wir würden uns dann mit dem Spezialisten zusammensetzen und das Thema besprechen.

Das ist sie also. Die andere Möglichkeit. Die andere Idee. Um mich für immer von meinem Übergewicht zu befreien. Eine Operation. Adipositas-Chirurgie. Eine »Ich mach dir den Magen so klein, dass du nichts mehr runterkriegst«-Chirurgie. Das ist also seine Idee.

Mich durchzieht ein wohliges Gefühl der Erleichterung. Als hätte ich endlich gefunden, was ich in den letzten Jahren suchte. Ist das mein Weg, den ich zu gehen habe? Ist das die Antwort auf meine Fragen? Die Lösung meiner Probleme? Mein Glücksbringer? Mein ganz persönliches Ei des Kolumbus? Ist es das, wonach ich immer gesucht habe und von dem ich nie wusste, dass es schon lange für mich bereitsteht?

Es ist so beruhigend, dieses Gefühl. So leicht. So einfach. Ich möchte es tun. Ich möchte so gern. Wenn das die große, mir versprochene Änderung bringt, dann will ich es gerne tun. Ich bin bereit.

3

REDEN IST SILBER - SCHWEIGEN IST GOLD - DENKEN IST PLATIN

Ich muss meinen Flug nach Zürich erreichen. Doch mein Kopf ist voll. Er ist wie ein Butterfass voll mit ranzigem, altem Fett. Wenn ich nicht langsam meine Gedanken und Gefühle ordne und in die Pötte komme, verpasse ich noch den Flieger.

Doch etwas vollkommen Neues hat sich in meinem Schädel eingenistet. Etwas, von dem ich nicht gedacht hätte, dass mein Zentralnervensystem, das Gefühle wie Freude, Glück, Eifersucht und Neid oder auch Wut und Enttäuschung erzeugt, es darstellen würde. Angst! Unsicherheit. Ja. Ich bin ganz schön aufgeregt. Ich hätte mir gewünscht, dass mein Zwischenhirn meine Panik vor einer Operation, vor der Narkose und vor Ärzten ausfiltert und nicht ans Großhirn weiterleitet. Nun habe ich den Salat. Ich bin komplett durch den Wind. Überlastung aus Angst! Diese Idee, eine OP durchführen zu lassen, macht mir mehr zu schaffen, als ich dachte. Obwohl sie noch in weiter Ferne ist und ich mich nicht entschieden habe, sitzt mir die Idee heute extrem im Nacken. Ich habe tatsächlich Angst vor dieser noch in den Sternen stehenden Operation.

Ich muss mich setzen. Ich muss einen klaren Kopf bekommen, um nachzudenken, um einem Entschluss, diesen Eingriff durchführen zu lassen, auch tatsächlich einen vernünftigen Grund zu geben. Ich möchte meine Zukunft nicht damit verbringen, etwas zu bereuen, das ich möglicherweise im Affekt zu schnell entschieden habe. Ich möchte nicht hinterher nach dem *Warum* suchen müssen, wenn es doch so einfach gewesen wäre, im Vorfeld die Beweggründe zu entschlüsseln und zu rechtfertigen. Überdenken und überblicken, verstehen und erfassen, Verstandenes erörtern und Unverstandenes eingrenzen und alles im Dialog mit sich selbst frei von der Seele sprechen. Abwägen – um letztendlich die Aktion als Resultat vorzubringen. Das war schon immer meine Devise, meine Vorgehensweise, von einem Tag zum anderen zu leben und mich darin zu erleben. Mich in meinem Handeln zu rechtfertigen und zu erklären, um in meiner Entscheidung dargestellt und wiedergefunden zu werden.

Oft werde ich kritisiert, weil ich bis zu meiner tatsächlichen Entscheidung mit niemandem darüber rede. Andere Frauen sprinten zum Telefon, um mit ihren besten Freundinnen, ihren Müttern, ihren Vertrauten zu sprechen und dann gemeinsam eine passende Lösung zu finden. Ich bin anders. Ich sitze in meinem Zimmer und rede mit der Wand. Dabei höre ich meine innere Stimme, meine Gedanken, mit mir reden und stelle sie mir wie eine Person vor, ein Gegenüber, das vor mir sitzt, mit kurzem oder mit langem Haar, männlich oder weiblich, alt und grau oder jung und wunderschön, streng oder fürsorglich, unterstützend oder negativ der Angelegenheit gegenüber eingestellt. Wir unterhalten uns über das Thema, über die Problematik. Wir nehmen jeden einzelnen Punkt auseinander und erörtern ihn. Wir diskutieren und streiten uns. Ich zeige meine Emotionen, meine Ängste und öffne mein Herz. Ich lasse Einblick nehmen in die Tiefen meiner Seele. Es werden Dinge zutage gebracht, die niemand zuvor von mir gesehen, erkannt, erahnt oder je mitbekommen hätte.

Natürlich spreche ich auch mit meinem Bruder Stephano darüber oder mit meiner süßen Freundin Tanja, die ich immer nur Engelin nenne. Beide bekommen jedoch von mir stets nur eine Entscheidung zu hören. Zu diesem Zeitpunkt ist mein Entschluss bereits so gefestigt, dass es ein Leichtes ist, sie zu überzeugen. Sie bemerken also nicht, dass sie keinen Einfluss mehr auf mein Handeln haben. Nichts mehr zu sagen haben. Das klingt jetzt vielleicht hart, aber nehmen wir an, sie hätten einen Einwand, ein gutes Argument, auf das ich zu achten hätte, das ich überdenken und in meine Entscheidung einbeziehen sollte, so würde ich das sicherlich auch tun. Allerdings habe ich meistens zu jedem Einwand auch das passende Gegenargument. Das ist auch vollkommen in Ordnung so, finde ich. Denn nur auf diese Art kann ich in allen Lebenslagen für mein Tun und mein Handeln geradestehen, ohne eine einzige Situation bereuen zu müssen – wenn ich selbstständig und für mich allein entscheide. Und angenommen, ich würde eine fehlerhafte Entscheidung treffen, so wäre auch niemand anderer dafür verantwortlich als ich selbst.

Hier am Flughafen sitzend, habe ich mein Gegenüber nicht, meine Wand ist nicht da. Da ist auch keine Stimme in meinem Kopf. Niemand. Ich habe keinen Gesprächspartner. Auch sitzen hier weder Stephano noch Tanja, noch Andi, noch Kai. Sie sind nicht da. Und ich gestehe, auch wenn ich meine eigene Art habe, an Dinge ranzugehen, hätte ich sie alle gerne hier bei mir. Händchen haltend. Mit offenen Ohren. Ich bin jedoch alleine und so fühle ich mich auch – alleine. Unverstanden. Verlassen. Und kurz davor, diesen Flug zu verpassen.

Ich begebe mich zu Gate 44. Es ist ein langer Weg dorthin. Indem ich meinen Alabasterkörper seitlich drehe, komme ich am viel zu schmalen Durchgang der Ticketkontrolle gerade noch so vorbei. Frechheit, aber der ist für alle Passagiere gleich bemessen. Für dick und dünn. Für alle. Nur passen die Dicken hier nicht durch! Der Flieger ist klein, die Sitzplätze eng. Zu eng für mich. Peinlich, wenn man sieht, wie der links von mir am Fenster sitzende, gar nicht schmächtige junge Mann neben meiner Wenigkeit komplett verschwindet. Er hat Platz, ich nicht. Er sitzt bequem, ich nicht. Er wird den Flug genießen, ich nicht. Aber das spielt jetzt keine Rolle. Ich muss nachdenken. Meine Sorgen sind größer als die Peinlichkeit. Ich muss mich jetzt auf Wichtigeres besinnen.

Hätte ich Schmerzen?

Ich versuche, mich zu konzentrieren. Ich muss über die wichtigen Ereignisse, die sich momentan in meinem Leben abspielen, nachdenken. Ich schalte ab. Bemerke meinen Sitznachbarn nicht mehr. Bemerke nicht, wie die Stewardessen ihre Sicherheitsanweisungen abspulen. Und auch nicht, wie der Flieger abhebt. Ich bin in mich gekehrt. Ruhig und kontrolliert versuche ich, mich zu besinnen.

Hätte ich also Schmerzen? Könnte es zu Komplikationen kommen? Bislang war ich mit allem, was mir in meinem Leben widerfahren ist, sehr glücklich. Ich heile gut und schnell, sagen die Ärzte immer gerne. Wenn also etwas kaputt ist, wird es repariert. Dann helfe ich körperlich und mental noch mit und der Fisch ist geschält. Aber eine Magenbandoperation, wie ich sie durchführen lassen könnte, wäre ein Eingriff an einem gesunden Organ. *Nun gut, um ehrlich zu sein: Dieses vermeintlich gesunde Organ ist wahrscheinlich vollkommen verfettet. Immerhin beläuft sich dein BMI auf satte 48. Man spricht bei deinem Übergewicht von einer massiven Adipositas. In meinen Ohren klingt das nicht gesund. Du solltest bei deiner Größe einen BMI von 24 haben. Das wäre in Ordnung. Du hast doppelt so viel, was auch bedeutet, dass du wahrscheinlich 70 Kilogramm zu viel auf deinen Rippen hast!*

Mein mit mir diskutierender, das Thema immer hinterfragender Gesprächspartner, meine innere Stimme, meldet sich zu Wort und hat viel zu sagen. Das ist gut. Ich hatte gehofft, dass ich mich während des Flugs auf mich selbst konzentrieren könnte, um jede einzelne Faser meines Innenlebens zu spüren und zu hören.

Aber mein Magen gilt dennoch als *gesund*. Ich mache also etwas kaputt und verlange dann von meinem Körper, es ganz schnell wieder zu richten. Egal, wie hoch der BMI ist. *Und was passiert, wenn du es nicht richten lässt?* Und was passiert, wenn Blutungen auftreten und die Ärzte mich nicht *minimal-invasiv*, also mit nur ganz kleinen Schnitten, operieren könnten? Müsste ich dann aufgeschnitten werden? Komplett? So von oben bis unten? Überall sehe ich Spreizzangen, die unter wuchtiger Spannung meine Bauchdecke auseinanderhalten. Läge ich dann, für jedermann gut einsehbar, auf dem OP-Tisch? Ich kann sie spüren, ihre gierigen und geilen Blicke, interessiert daran, meine sich ihnen darbietenden Innereien zu beglotzen. *Dein Magen wird immens aussehen. Ein riesiger Sack.* »*Sehr verehrte Damen und Herren, liebe Kollegen. Das ist der Sack von Patientin A. Sonst am Körper des Mannes angesiedelt, befindet sich dieser nahe der Fettleber. Schräg dahinter liegen beidseitig die Fettnieren, darunter erkennt man den Fettdarm und den Fettdünndarm. Das Füllvermögen des Magens beträgt etwa fünf Liter oder auch drei Hähnchen mit einem Kilo Kartoffelsalat.*« Lautes Gelächter im OP-Saal. Ich kann sie hören. Geradezu fühlen. Ärzte, die sich die Bäuche halten und sich auf dem Boden in Embryostellung kringeln. Schwestern, die keimfreies Besteck fallen lassen. »*Patientin A. hat sich ihr ganzes Leben lang gehen lassen, hat weder auf richtige Ernährung noch auf ihre Gesundheit, noch auf ihr Aussehen geachtet. Hier sehen Sie das Resultat lebenslanger Ignoranz.*« *Was sonst sollten die Ärzte und Schwestern denn für Patientin A. tun? Was sollten sie mit dir machen?* Und warum sollten diese intelligenten, studierten und gelehrten, sonst doch Leben rettenden, wohlwollenden Doktoren und Professoren an meinem gesunden

Organ rumschnippeln, wenn ich so unachtsam war und meine Gesundheit auf so unglaubliche Art und Weise gefährdet und letztendlich riskiert habe? *Dein Lebtag lang.* Sie würden mich öffnen, den Magen zuschnüren und mich dann einfach wieder zunähen. Die Narbe würde riesig sein. 40 Zentimeter. Aus gesund würde ungesund. Krank. Riskant. Auf immer und ewig unter medizinischer Kontrolle stehend. Irrelevant. Patientin A. wollte es doch so. *Aber du hättest durch diesen Eingriff die Möglichkeit, dein Leben zu ändern. Es zu verbessern. Deine Gesundheit zu verbessern. Du bist nicht gesund. Und angenommen, du bist es heute doch noch, wirst du es morgen sicherlich nicht mehr sein. Spätfolgen werden sich zeigen, die sich nie wieder beseitigen lassen. Du wirst leiden. Und es bereuen, dass du diese Chance, dein stetig wachsendes Übergewicht in den Griff zu bekommen, nicht ergriffen hast. Du musst es tun!* Aber kann ich mit einer 40 Zentimeter langen Narbe, die sich entlang meiner bombastischen Bauchdecke zieht, leben? *Aber warum sollte denn gerade bei dir etwas schiefgehen? Warum gehst du vom Schlimmsten aus? Bislang sind es fünf kleine Schnitte, nicht mehr und nicht weniger. Fünf kleine Narben, kaum sichtbar, gut heilend, nicht der Rede wert, die dein Leben für immer verändern könnten. Wenn du es zulässt!* Ich versuche, meinen ach so gesunden und intakten Körper einer etwas genaueren Betrachtung zu unterziehen. *Da gibt es doch einiges, das schwer zu wünschen übrig lässt. Was ist etwa mit deinen Knien?* Meine Knie schmerzen, langes Gehen ist fast unmöglich. Sie knacksen und knirschen und verbiegen sich unter meinem Gewicht. *Vollkommenes Leiden.* Außerdem glaube ich, dass ich unter meiner eigenen Last zusammengestaucht werde. War ich vor ein paar Jahren noch 172 Zentimeter groß, bin ich nun schon auf eine Größe von 170 Zentimetern geschrumpft, was der Ausweitung meines Gesäßes auf widerliche Art und Weise entgegenkommt, wenn man bedenkt, dass ich gleichzeitig kürzer, aber auch breiter werde. *Irgendwo müssen ja die 139 Kilogramm hin. Du umgehst also das Bewegen deiner Beine komplett. Und siehst dabei zu, wie du langsam, aber sicher aufgehst wie ein Hefeteig. Na toll!* Von meiner

Wohnung aus falle ich direkt ins Auto und dieses bringt mich dann auch genau vor die Tür meines nächsten Termins. Egal, wie weit oder eben wie nah sich dieses Ziel auch befinden mag. *Ich weiß! Diverse Taxi-Unternehmen liebten dich und kannten dich. Sie haben sich nie beschwert, wenn eine Taxi-Rechnung mal nur 6 Euro betrug. Sie wussten, dass du sie täglich mehrmals anrufen würdest und dass sich die Rechnung auch befriedigend oft auf 60 Euro und mehr belaufen würde.* Ich habe daraufhin meinen Führerschein gemacht. *Jetzt fährst du die kürzesten Wege mit dem Auto. Auch nimmst du das lange Suchen nach einem Parkplatz in Kauf, denn der muss sich schließlich direkt vor deiner Haustür befinden. Spaziergänge empfindest du als absolute Zeitverschwendung.* Ich gehe eben nicht gerne spazieren. Ist doch auch Zeitverschwendung. Ich gehe nur von A nach B, um Sachen zu erledigen. Mein Tag ist nicht lang genug, um spazierenzugehen. Ich hab viel zu viele Termine, die ich regeln muss. Es gibt so viel Wichtigeres zu tun. *Bla, bla, bla. Alles gelogen. Du setzt dich auch für 50 Meter in deinen alten Mini. Ach. Auch für zehn. Sei ehrlich mit dir. Rede es dir nicht schön. Und das Treppensteigen? Überleg doch mal, wie schwierig alles geworden ist – für dich!* Das Treppensteigen ist eine einzige Tortur für mich. *Unvorstellbar. Einzelne Stufen verlängern sich in wahrlich nicht zu erklimmende Höhen und ähneln einer halben Steilwand-Ersteigung.* Meine schon zutiefst angeschlagenen und malträtierten Knie zu beugen und diese schweren voluminösen Beine nach oben, auf die nächste so viel höher gelegene Hürde zu heben, scheint unmöglich. Ich bewundere, nein, ich vergöttere diese Hürdenläufer, die in einer atemberaubenden Leichtigkeit und Elastizität eine Etappe nach der anderen meistern. *Ja, aber die wiegen auch keine 139 Kilogramm. Hat Klein-Artemis den ersten Stock erreicht, muss sie erst einmal rasten. Dann blickt sie stolz auf ihre eingenommenen Höhenmeter zurück. Wie bitter!* Für die Besteigung des nächsten Stockwerks muss ich erst mal neue Kraft schöpfen. Bin ich dann endlich auf der zweiten Etage angekommen, fühle ich mich wie auf dem Gipfel des Mount Everest. Nicht, dass ich schon mal dort gewesen wäre. *Auf dem*

Gipfel? Hör, wie du redest! Du besteigst also ein Stockwerk, als sei es ein Berg? Unfassbar ... Und außerdem – das würdest du auch niemals schaffen. Deine Kondition ist gleich null! Deine Ausdauer ist nicht vorhanden. Und meine Kreuzschmerzen? *Na, die sind umso mehr vorhanden. Allgegenwärtig. Nicht mehr wegzudenken.* Wenn ich morgens aus dem Bett aufstehe, dauert es ziemlich lange, bis sich mein Körper komplett aufrichten lässt. *In ein paar Jahren leidet Artemis dann an Arthritis und Arthrose. Gelenkschmerzen wären an der Tagesordnung. Und am Ende Wirbelsäulenerkrankungen. Glaub mir, du bist nicht mehr weit davon entfernt.* Wenn ich überhaupt noch so weit komme. Ich schlafe schlecht. Atme unruhig. Nachts liege ich lange wach und finde keine Ruhe. Manchmal fühle ich mich, als würde ich vergessen zu atmen. *Schlafapnoe!* Und wozu kann das führen? *Herz-Kreislauf-Erkrankungen. Bluthochdruck. Herzinfarkt!* Sehr beruhigend! Nein! Darauf habe ich keine Lust. So will ich mein Leben nicht verbringen. Das war nicht abgemacht. *Deine Eltern hatten etwas anderes für dich geplant, als sie dich auf die Welt brachten. Diese OP ist gut für dich!* Ich bin nur aufgeregt. Ich bin nicht unsicher. *Du hast Panik, mach dir nichts vor. Aber das musst du nicht. Es ist etwas Gutes. Etwas Hilfreiches, eine Chance, eine Möglichkeit. Willst du denn nicht abnehmen? Willst du denn nicht, dass dir das, was du seit Jahren probierst, auch endlich mal gelingt? Zugegeben, es ist unrealistisch zu denken, du würdest auf 50 Kilo abmagern oder eine Modelfigur bekommen. Du könntest auch nicht auf Sport verzichten, aber jedes verlorene Kilo wäre dennoch ein Erfolg! Außerdem kämst du nicht sofort unters Messer. Den Termin könntest du für einen Tag in ein paar Monaten fixieren. Du hast noch Zeit, dich zu entscheiden.*

Ich verdränge diese Gedanken aus meinem Schädel, der zu zerspringen droht. Aber die Stimme in meinem Kopf hat recht. Ich habe jahrelang versucht abzunehmen. Keine Diät, die ich nicht ausprobiert habe. Und ja, ich habe Zeit, mich zu entscheiden, aber will ich das? Will ich Zeit haben? Besser heute als morgen. Ich will es doch eigentlich so sehr. Ich will gesund sein. Ich will schön sein. Ich will die Treppen nach oben rennen, ohne auch nur einmal einen Schmerz zu fühlen oder nach Luft hecheln zu müssen. Ich will stundenlang durch die Stadt bummeln und einkaufen. Nie wieder Onlineshopping. Endlich wieder vor den Schaufenstern der Stadt stehen, um nur kurz zu überlegen, welches Teil als Nächstes in meinem Schrank zu hängen hat, um dann im Laden nach Belieben auszusuchen. Denn Kleidung wird passen. Hosen werden sich schließen lassen. Gürtel werden nie wieder zusätzliche Löcher benötigen. Nie wieder knöchellange Röcke. Endlich sexy Oberteile. Und Unterteile! G-Strings, die nie wieder zwischen zwei monströsen Backen abtauchen und verschwinden. Yeah! Nie wieder Verkäuferinnen, die von oben herab die im Shop vorhandene Maximalgröße nennen, noch bevor ich gesagt habe, was ich will oder wonach ich suche. Und ja, Sport. Sogar das würde ich tun. In Verbindung mit diesem Magenband würde ich auch das in Angriff nehmen. In ein Fitnesscenter gehen und trainieren. Ich würde das tun. Nein, ich werde das tun, denn ich will. Ich will, ja, ich will. Ich will. Ich will. Ich will. Und vor allem will ich das alles am liebsten sofort.

Glaub mir, es gibt Wichtigeres, als stetig die Geschwindigkeit deines Lebens zu erhöhen. Du hast noch Zeit. Und du wirst nochmals darüber nachdenken. Dann wirst du mit den Ärzten reden. Sie sollen dir alles genau erklären und zeigen. Dann erst wird deine Entscheidung stehen. Stimmt. Aber ich muss jetzt schon mal den nächsten Schritt entscheiden, weil es wichtig ist. Und ich weiß, dass es auch wichtig für mich ist. Nicht nur das Entscheiden an sich, sondern auch diese eine Entscheidung selbst.

Meine Tante Despina gab mir einmal einen sehr wertvollen Rat: Auch wenn ich mir bei einer Sache zu hundert Prozent sicher sein sollte, so müsse ich mich trotzdem noch einmal kurz auf meinen Bauch konzentrieren, mich auf mein innerstes Gefühl besinnen.

Wenn ich dann noch dazu stünde, mein Bauch sich nicht dage-
genstelle, so solle ich es durchziehen. Wenn aber die Vernunft
nicht Hand in Hand mit meinem Gefühl, meinem Bauchgefühl,
meinem Herzen gehe, dann solle ich es trotz aller Logik unter-
lassen. Mein Bauch windet sich nicht. Nichts, was sich meinem
Entschluss entgegenstellt. Nichts, was dagegen spricht. Mein Ver-
stand, mein Herz und mein großer, mächtiger Bauch haben sich
abgesprochen, haben Für und Wider abgewogen und überdacht,
ausdiskutiert und die Sache für gut befunden. Für sehr gut. Ich
hab keine Angst mehr. Ich bin nicht mehr unsicher. Ich weiß, was
ich tue, und ich werde es tun. Sobald ich wieder in München bin,
werde ich Nägel mit Köpfen machen. Ich werde es tun. Denn ich
will es.

4

MUSICSTAR (JANUAR 2007)

Das ist also die Schweiz. Genauer gesagt der Flughafen Zürich. Kalt ist es hier. Liegt wohl an der Jahreszeit. Noch zwei Tage zuvor herrschte Weihnachtstrubel. Heute stehe ich am Gepäckband und warte auf meine unzähligen Koffer. Es ist der 28. Dezember 2006. In wenigen Tagen wird mir die Ehre zuteil, als neuer Vocal Coach von *MusicStar* im Schweizer Fernsehen gesehen, bewertet, geliebt und na ja, es ist anzunehmen, auch weniger geliebt zu werden. MusicStar ist eine in der dritten Staffel laufende Sendung, die zu vergleichen ist mit Castingshows wie *Deutschland sucht den Superstar* oder *Popstars* in Deutschland. Und es ist mein erstes Mal im Schweizer Fernsehen. Ich bin seit Oktober schon etliche Male in Zürich gewesen, um bei den Castings mit zu entscheiden, wer bei den zehn verbleibenden wöchentlich ausgestrahlten Shows letztendlich sein Talent zeigen darf und wer dieses Glück nicht haben wird. Ich wurde für die wenigen Tage als Besucher dieses Landes im wunderschönen Eden au Lac, ein um die Jahrhundertwende erbautes Hotel im Stadtteil Seefeld, direkt am Zürcher See gelegen, untergebracht und fühlte mich auch sofort rundum heimisch.

Nun soll sich einiges ändern. Aus Besucher soll Bewohner, aus dem Hotel Eden au Lac soll ein modern eingerichtetes geräumiges Zwei-Zimmer-Apartment in einer reizenden, ebenfalls aus der Jahrhundertwende stammenden, stilvoll renovierten und gemütlichen, winzigen Villa mit großem Pool und noch größerem Garten werden. Statt dem sehr lebendigen, sehr zentralen, direkt am See angesiedelten, luxuriösen Seefeld soll nun das eher ruhige und etwas bescheidenere Wollishofen mein neues Zuhause werden, das gleichfalls an den Zürcher See angrenzt. Hotel und Villa stehen einander gegenüber. So wurde mir gesagt. Nur das Wasser wird den alten vom neuen Wohnort trennen.

Gespannt, was mich dort erwartet, begebe ich mich samt meiner sieben Koffer (große Kleidung braucht nun mal ein wenig mehr Platz), meiner Handtasche und einem Rucksack, also kaum bepackt, zur Zollkontrolle und betrete fremdes Territorium. Es fühlt sich ein wenig an wie Weihnachten. Da ist Vorfreude auf das, was ich erleben werde, auf all das Neue, was mir geschenkt wird (ich liebe Geschenke und Überraschungen). Auf nette und liebe Menschen. Sie werden mich hoffentlich die nächsten drei Monate begleiten. Und ich freue mich und bin sehr gespannt auf die kulinarischen Gaumenfreuden der Schweiz. *Zürcher Geschnetzeltes mit Rösti. G'hackets mit Hörnli. Fondue. Raclette. Lecker, na ja, dazu wohl später mehr ... ich hoffe, du musst das nicht selber machen, denn kochen is' nich'.*

Und da ist neben den schönen und hoffentlich sehr schmackhaften Dingen auch Angst. Rohe Panik. Vor den selbst gestrickten Socken und den ach so liebevoll ausgesuchten Pullovern von Tante Erna, die jeder braucht, aber keiner will. Und nicht zu vergessen die Onkels, Vetter und Cousinen zweiten Grades. Die nicht so netten und lieben Menschen, von denen man nicht unbedingt wissen und von denen man schon gar nicht umgeben sein muss. Ehrlich gesagt würde ich sie auch nicht vermissen, wenn sie nicht doch alle Teil der Familie und damit vom Ganzen wären. Und die Familie wird groß sein, hier in der Schweiz.

Abgesehen von den sehr grob geschätzten 8 Millionen Schweizern, die dich heben, aber auch zerfleischen können, gibt es etliche Journalisten und Redakteure einschlägiger Zeitungen und Magazine, die das Zerfleischen in Perfektion beherrschen und auch in Wort und Bild und mit vollster Hingabe bereitwillig zu Papier bringen. Natürlich ist dieser Berufsstand auch in Sachen *Hype* sehr gut ausgebildet. Aber was wären wir alle ohne Schlagzeilen? Und was wäre die Presse ohne ein Mädchen, das sich mit 139 Kilogramm und einem wunderschön zischelnden und herrlich aufdringlichen S-Fehler in die Öffentlichkeit begibt? *Du bist schon echt gestraft. Nun ja, du scheinst für die Herren und Damen Schreiberlinge ein geradezu anbetungswürdiges Fressen zu sein.*

Oftmals habe ich mich gefragt, ob ich das genauso machen würde, wie es diese Pressemenschen tun? Würde ich als Journalist aus den sichtbaren und hörbaren Äußerlichkeiten eines in der Öffentlichkeit stehenden Menschen eine Story machen, eine lustige kleine Geschichte, die jeder gerne am Frühstückstisch liest und über die jeder herzlich lacht, alleine oder im Kreise seiner Familie, seiner Freunde, seiner Arbeitskollegen im Büro? Würde ich diese Oberflächlichkeiten aufzeigen und karikieren? Würde ich einen Gast in meiner Sendung mit dem gleichen übertriebenen S-Fehler interviewen, wie dieser ihn hat? Ihn nachäffen? Würde ich einen Menschen aufgrund seiner stattlichen Ausmaße zu einem Asexuellen degradieren, weil dieser doch scheinbar unmöglich Liebe geben, geschweige denn empfangen kann? Wer würde schon mit einem dicken Menschen Sex haben wollen? Genau das war mir als Gast bei einer großen Late-Night-Show zwei Jahre zuvor passiert. Dabei fing es so lustig an. Erst unterhielt ich mich alleine mit dem Moderator über meine Arbeit, über Gesang und Gesangsübungen und es war ein eigentlich informatives, unterhaltsames und auch witziges Gespräch. Ich habe ihm den Bauch gehalten und ihn singen lassen. Echt lustig. Und dann, auf einmal, kam am Schluss der Sendung noch ein zusätzlicher Gast hinzu. Ich weiß bis heute nicht, warum der erschien. Ein blonder junger Kerl, ich schätze, er war damals 24 der 25 Jahre alt, ein Jungspund also, der noch heute bekannt dafür ist, dass er Menschen gerne auf niedrigstem Niveau auf die Schippe nimmt. *Nicht etwa, dass er selbst dumm ist, er weiß einfach, wie der Zuschauer zu Hause unterhalten werden will. Ich glaube sogar, dass das ein ganz Intelligenter ist. Damit hat er Erfolg, mit heftigen Witzen.* Nicht nachdenken, bevor man spricht, einfach raus damit und zack, unter die Gürtellinie, zack, mitten ins Gesicht geschlagen, zack, Messer raus und ab damit ins Herz. Ganz tief. Und dann nochmals drehen. Heute hat er sogar seine eigene Sendung. Unfassbar. Und ich kam mir damals so dämlich vor. So dumm. Er traf mich immer wieder mitten in die Brust. Wie ich da so saß, auf diesem ledernen Sessel, füllte ich ihn wahrscheinlich komplett aus, mit meiner alles überstrahlenden Schönheit. Vor mir, an seinem Schreibtisch sitzend, der Moderator und neben mir Mr. Blondschopf. Und dann lässt er seinen Mist ab und die Menschen lachen und lachen – und ich hätte heulen können. Und was tue ich? Ich lache auch. Um mein Gesicht zu wahren. Kaum nachvollziehbar. Ich hätte in diesem Moment wirklich lieber heulen wollen. Nicht etwa über diesen kleinen, wahrscheinlich komplett spontan erfundenen Scherz, sondern wegen mir. Wegen meines *Gebrechens*, wegen meines Gewichts, meines Erscheinungsbildes, meiner Person. Weil alles an mir so viel interessanter und spektakulärer war als das in mir. Weil meine Erscheinung so viel wichtiger war als ich selbst, als meine Arbeit und mein Auftreten. Und weil man wahrlich so viel mehr Witze machen konnte über meine Fettleibigkeit als über meine Fähigkeiten, junge Künstler coachen zu können. Dabei wog ich damals noch nicht einmal 139 Kilo. Sicher viel weniger. 120 oder so! Und es war ja auch alles vollkommen aus der Luft gegriffen. Idiotisch. Zu denken, ich könnte in meiner ausladenden Weiblichkeit keinen Sexappeal ausstrahlen und keine Zuneigung erhalten. Frechheit. Ich hätte ihn am liebsten plattgemacht. Ihm gezeigt, wie Sex wirklich geht. Er mit seinen jungen Jahren. Was weiß der schon von wahrer körperlicher Befriedigung. Ich war den Tränen so nah, doch es kam nur ein kleines betretenes Lächeln heraus. *Na. Was dich nicht umbringt, macht dich wohl stärker.* Quatsch. Dann müsste ich ja unfassbar stark sein. Dabei können doch auch dicke Menschen ein interessantes und vielseitiges, außergewöhnliches Innenleben haben, bei dem es sich lohnt, darüber zu berichten. Nehmen wir an, so eine Person wäre ein Genie ihres Faches, jemand, von dem man lernen und mit dem man wachsen könnte – würde man dann über so jemanden derart abwertend berichten, ohne auch nur im Geringsten seine Fähigkeiten zu beschreiben, aufzuzeigen und gegebenenfalls zu würdigen? Würde man das tun? Würde ich das tun? Ich muss gestehen – ich habe keine Ahnung. Moderatoren, Produzenten, Redakteure, die Presse im Allgemeinen, das Fernsehen, wie wir es kennen, mit seinen fragwürdigen Talkshows und noch fragwürdigeren Lebenshilfe-Shows gibt dem Zuschauer, dem Leser das, was er hören und sehen möchte. Blondschopf gibt dem Zuschauer das, was er sehen will und worüber er lachen kann. Also mich in oberflächlichster Art und Weise! *Solange es Menschen gibt, die sich für die Inhalte der Boulevardpresse interessieren, von ihr angesprochen und eingefangen werden, motiviert werden, diese Zeitungen und Magazine zu kaufen und somit zu fördern und darüber hinaus über das Geschriebene lachen können und wollen, so lange wird es Journalisten geben, die den Leser mit vermeintlich lustigen Artikeln und Kritiken versorgen, die den Beschriebenen direkt und zielgenau das Messer zwischen die Rippen rammen.* Solange es also Zuschauer gibt, die die Quoten etwaiger sehr grenzwertiger Sendungen am Nachmittag, wir kennen sie doch alle – Familienshows, Gerichtsshows – steigern und somit festigen, so lange wird es schlechte Dialoge, dumme Aussagen und noch dümmere Storys geben. Und solange es sogenannte *Reality-Shows* gibt, die zeigen, wie Mädchen und Jungs am Ende ihrer körperlichen

Kraft zum Weinen und zum Leiden gebracht werden, die Kamera darauf eingestellt, jede fließende Träne, jeden Nervenzusammenbruch, jeden Streit zwischen Rivalen einzufangen, weil sich doch der Zuschauer daran besonders gerne ergötzt, so lange wird es Moderatoren, Redakteure, Zeitungsmänner und Reporter, Produzenten und Chefs vom Dienst geben, die sich gegenseitig auf die Schultern klopfen und einander zu den Quoten, den Verkaufszahlen, eben zum Erfolg gratulieren. *Anscheinend liebt es der Zuschauer vor dem Fernseher, ruinierte Existenzen zu sehen, den Abschaum, das Kaputte. Da weiß man dann, wie viel besser man es selbst in seinem Leben getroffen hat. Und anscheinend gehört Fettleibigkeit zum, na ja, zumindest Kaputten, Widerlichen und Ekelerregenden.* Ich gehöre nicht dazu! Und ich werde es allen beweisen. Ich werde mir dieses Teil einoperieren lassen und abnehmen. Ich zeige allen, was in mir steckt. Ich wäre nicht die, die ich jetzt bin. Jedes einzelne Kilo an mir hat mich reifen lassen. Ich habe Respekt vor den Fähigkeiten einer anderen Person. Dabei ist mir völlig egal, ob dieser ein Bein, ein Auge, ein Ohr, einen riesigen Unterbauch oder ein unglaubliches, bis zum Brustbein reichendes Doppelkinn hat. Egal, ob dieser humpelt oder rollend und total schräg durch die Welt geht. Es wäre mir vollkommen egal. Mir wäre auch egal, wie und mit welchem Sprachfehler mir diese Person etwas erzählt. Wichtig wäre mir einzig der Inhalt des Gesagten, der Gedanke dahinter.

Trotzdem kann ich mich über die Macken anderer, über etwaige kleine und größere Fehler beömmeln. Auch ich kann das. Und ich erlaube es natürlich auch, dass man ein Stück weit über mich lacht. Man darf mich kritisieren, man darf mich karikieren. Man darf auch mal etwas Krasses und Gemeines über mich schreiben. Solange dabei die Gürtellinie gewahrt bleibt. Und das passiert eben sehr selten oder eben seltener als gewünscht. Und ich hoffe, dass es nach meiner OP gar nicht mehr passiert.

Oh Gott, es dauert noch Ewigkeiten, bis es so weit ist. Monate. Ich halte es nicht mehr aus. Es ist Zeit, mein Äußeres zu verändern, damit die Menschen endlich mein Inneres erkennen. Aber das schaffe ich, es dauert nicht mehr lange. In drei Monaten bin ich wieder in München. Dann ist es so weit. Ich werde alles fixieren, werde den anderen Arzt kennenlernen und mir die Operation nochmals erklären lassen. Dann kann er mir einen Termin geben. Bis Juli bin ich ausgebucht. Danach kann er mich operieren. Fünf, sechs Monate noch. Mehr nicht. Fünf, sechs Monate eines ganzen Lebens, das ist ein Tropfen auf dem heißen Stein. Nur noch ein bisschen Geduld und dann bin *ich* dran. Dann werde *ich* schön sein. Dann wird man endlich meine Augen und meine Stupsnase erkennen und meinen wunderschön geformten Mund. Meine hohen Wangenknochen und mein kleines Kinn. Dann werde auch ich als schön angesehen werden. *Und natürlich hat diese Frau dann auch Sexappeal und wird tagtäglich mit Komplimenten überhäuft.* TV ist eben *schön*. Noch schöner ist es, wenn sich *schön* mit Talent und Fähigkeit vereint. *So wie bei dir in einem Jahr. Oder zwei.* Dann bin ich perfekt. Perfekt fürs TV. Dabei verzichtet das Fernsehen gerne und immer häufiger auf Fähigkeiten. Schönheit ist schließlich Fähigkeit genug. (Wie ich viel später auch in einer mir sehr gut bekannten Show erkennen werde). *Zu alt darf man auch nicht sein. Wenn man also jung, schön und sexy ist, ersetzt das Fähigkeit und Talent. Dann ist man perfekt. Dann ist man genau richtig fürs TV.* Nun, um mich kommt man trotzdem nicht herum. Auch wenn es in Sachen ideales Schönheitsbild noch einiges zu mäkeln gäbe, bin ich ein TV-Gesicht. Eigenartig, aber vielleicht hängt das ja gerade doch mit meinen Fähigkeiten zusammen. *Dafür musst du für die lustigen und weniger lustigen, für die gemeinen und bösen Artikel herhalten. Dein Körper wird kritisiert, dein Lispeln ebenfalls. Man wird sich fragen, wie jemand, der lispelt, die Kandidaten einer Gesangsshow coachen kann, nicht ahnend, dass genau das deine enorme Stärke ist. Was versteht schon Artemis vom Showbusiness, wenn sie doch überhaupt gar kein Typ fürs Business ist.*

Gar nicht reinpasst. Bitte? Blödsinn! Das schreiben die sicher nicht. Was ist denn etwa mit Sängerinnen wie Aretha Franklin, Missy Elliot oder Queen Latifah? Ich bin genau so ein Typ. Genau so! Und ich passe rein. Mit meinen 139 Kilo bin ich gemacht dafür. Die Presse hat sogar meine Stimme mit der von Aretha verglichen und nannte mich Soul-Diva. Andere schrieben über mich, dass ich eine gewisse Ähnlichkeit mit Queen Latifah hätte. *Ja, klar. Weil dick gleichzustellen ist mit Soul. Ich bitte dich. Diese Soulsänger aus den Sechzigerjahren waren doch auch alle dick. Nur deshalb darfst du es auch sein. Das ist anerkannt. Das ist sogar erwünscht. Dicker Körper, dicke Stimme – das ist Soul!* Ach. Rede nicht. Ich bin geboren für die Bühne, ich liebe das Arbeiten mit der Kamera und verdammt, sie liebt mich auch! Das können sich nur so wenige vorstellen. Tut nichts zur Sache. Ich weiß, was auf mich zukommt hier in der Schweiz. Das ist ausschlaggebend. Mehr nicht. *Es wird Bilder geben, die dich in höchst unvorteilhaften Posen zeigen und dich noch dicker erscheinen lassen, als du tatsächlich bist. Und es wird Szenen geben, die gar nicht gut sind für dich, weil sie zusammenhanglos geschnitten wurden, ohne einen Funken an Sinn und Aussage, die nur das Publikum unterhalten sollen.* Ich werde sicher Neues hören und erfahren, Altes wird sich wiederholen. Und Böses wird es auch diesmal geben und es wird wie immer wehtun. Es wird mich verletzen. Ich werde die Zeitungen lesen und mir wie immer darüber meinen Kopf zerbrechen. Aber es dauert nicht mehr lange. Nein. Jetzt nur noch ein wenig, dann wird sich einiges ändern. Und es wird auch Liebevolles und Erquickendes geben. E-Mails, in denen man mir gratuliert, dass ich bei all der Atonalität und Talentlosigkeit der Kandidaten einen außergewöhnlichen Job mache. Man wird mich beglückwünschen zu so viel Power und Ausdauer. Das wird mich sehr aufbauen. Natürlich nehme ich keinen der schriftlich an mich gerichteten Heiratsanträge an, aber auch darüber werde ich mich freuen. Und ich werde auch über jeden einzelnen Brief glücklich sein, den ich erhalte und in dem ich gefragt werde, wie ich es schaffe, dass mein Haar so glänzt. Ob ich mein Geheimnis verrate. *Artemis hat einen Friseur, der sie wöchentlich zwei Mal hegt und pflegt, sie färbt und verschönt. Das ist ihr Geheimnis!* Und dann wird es Botschaften geben, die mir bezeugen, wie wunderschön man mein neuerdings glattes Haar findet. Man habe meine Locken zwar auch geliebt, aber das glatte Haar würde mir noch viel besser stehen. Jeder dieser Briefe und jede dieser E-Mails wird mir ein Lächeln ins Gesicht zaubern. Das ist Freude pur.

Da stehe ich also. In der Schweiz. Ich bin sehr gespannt, wie die Schweizer auf ihren neuen und *dicken* Vocal Coach reagieren werden. Ab jetzt werde ich voller positiver Erwartungen sein. Ich lasse meine negativen Erinnerungen hinter mir. Diese negativen Erinnerungen, die mich immer quälen, wenn ich eine neue Herausforderung antrete. Diese negativen Erinnerungen, die trotz allem aus mir einen starken Menschen gemacht haben, der einiges aushalten kann. Sie sind schrecklich. Aber sicherlich normal. Es sind die Ängste einer jeden Person, die sich todesmutig in ein neues Abenteuer stürzt. Ich lasse sie hinter mir und drehe mich nicht um. Ich bin bereit und stark genug, dieser neuen Herausforderung ins Auge zu sehen.

Ich bin der neue Vocal Coach von *MusicStar*. Schweiz, ich komme! Ich sehe lächelnd und mitleidig zugleich meinem Taxifahrer zu, wie er mein Gepäck in den Wagen lädt. Kurze Zeit später stehe ich in Wollishofen und drehe den Schlüssel zu meinem neuen Apartment im Schloss um. Wie ich es von meinen Eltern gelernt habe, trete ich mit dem rechten Fuß zuerst über die Türschwelle. Glück soll es bringen. Und daran glaube ich.

Die Wohnung ist göttlich. Unglaublich. Sie ist toll. Ich liebe sie jetzt schon. Und ich bin mir sicher ... alles wird gut.

5

EINES SONNTAGS IM JANUAR
(JANUAR 2007)

Ich bin nun schon seit einem Monat hier und ich muss sagen, dass so weit alles prima läuft. Ich hab mich eingelebt. Die Schweiz ist gut zu mir. Der Job ist zwar knochenhart, denn ich beginne mit dem Coaching morgens schon ziemlich früh, so gegen acht, und komme erst abends wieder. Manchmal sogar erst nach zehn. Das ist aber normal und absolut machbar. Produktionen dieser Art sind immer anstrengend. Deshalb macht man auch maximal zwei pro Jahr.

In der ersten Woche musste ich täglich zwölf Kandidaten in ihren Songs fit machen. Stündlich einen Sänger. Und dann die täglichen Gruppenproben. Die Show sonntags beginnt immer mit einem gemeinsam gesungenen Song, danach begrüßen die Moderatoren die Zuschauer vor den Fernsehgeräten zu Hause und im Saal und stellen die Jury vor. Erst im Anschluss präsentieren die Kandidaten die unter der Woche geprobten Einzelperformances. Die Mädchen und Jungs werden direkt im Anschluss an ihren Auftritt von der Jury bewertet. Am Ende der Sendung wählen das Publikum im Saal und die Schweizer Zuschauer vor den Fernsehapparaten einen Anwärter auf den Titel *MusicStar* aus. Ich glaube, jeder Einzelne von ihnen stirbt tausend Tode während dieser ganzen Prozedur. Denn ein Unglücklicher verlässt unter jämmerlichem Weinen und Selbstzweifeln am Tag drauf das Bandhaus, das überwältigende, unter Denkmalschutz stehende Schloss Sihlberg auf dem gleichnamigen Berg in Zürich. Dort sind alle Kids (so nenne ich sie, denn genau *das* sind sie) gemeinsam untergebracht und es ist wirklich himmlisch dort. 1897 wurde diese traumhafte, sehr geräumige Villa auf dem Sihlberg errichtet. Rundum wurde ein herrlicher Park gestaltet und angelegt. Es ist wirklich ein Traum, dort zu leben. Unzählige Zimmer. Lange, geschwungene Steintreppen, die mit einem roten Teppich ausgekleidet in die im oberen Stockwerk gelegenen Schafgemächer der Kandidaten führen. Im Erdgeschoss ist eine moderne Küche eingebaut und trotzdem scheint der alte Stil der Jahrhundertwende an jeder Wand, jedem Fenster und in jeder Nische, sei sie noch so klein und dunkel, erhalten. Im Esszimmer steht ein gigantischer ovaler Holztisch mit Schlenkern und Verzierungen. Dort wird gegessen, was *Schlummermutter* kocht. Die Schlummermutter ist ein bisschen das Mädchen für alles. Die Ersatzmama. Sie kocht, hat den Überblick, hält den Haufen zusammen und tröstet bei miesen Bewertungen der Jury oder bei Heimweh und Sehnsucht nach Freunden und Familie. Nach jeder Show, wöchentlich immer sonntags, muss uns ein Kandidat verlassen. Bislang waren es vier, sehr traurige, am Boden zerstörte und die Welt nicht mehr verstehende Kandidaten. Vier, die alles gegeben hatten, um nichts zu behalten. Sie wird also ganz schön gefordert und gebraucht, unsere Schlummermutter von Schloss Sihlberg.

Ich bin auch oft dort. Wir proben dann bis nachts oder unterhalten uns nur. Jetzt, nach einem Monat, weiß ich bereits, wer mit wem und, falls nicht, warum nicht, und wer gerne will und wer schon hat. Gedanken und Geheimnisse. All die kleine Wehwehchen. Einfach alles. Die Familie ist eben gewachsen. Und ein wenig Familie tut manchmal sehr gut. Außerdem sind die Kids lustig. Wir lachen viel und nehmen uns gerne und oft in den Arm. Gerade nach so harten Trainingstagen ist das Balsam für die Seele. Sie sind ja auch alle noch so jung und zerbrechlich. Und manchmal bin ich auch sehr streng, weil viele gar nicht wissen, dass sie mehr können, als sie zeigen. Danach ist ein warmes, gutherziges Gespräch ein Muss. Und das tue ich auch gerne. Zuckerbrot und Peitsche eben.

Börni ist ein teilnehmendes Mädchen, groß und schlaksig. Modelesk, wie ich sagen würde. Ich glaube, sie passt dreimal in mich rein. Und dann gibt es Fabienne. Die quirlige, immer lustige Fabienne. Die beiden hab ich besonders gern. Und Brian, der sich gerne selbst in den Schatten von Sandro stellt und dabei sehr gut ist und sich anfänglich unterschätzt hat. Er denkt tatsächlich, dass ich schon lange keinen Sex mehr hatte. Wie süß. Ihm kann ich seine Meinung aber gar nicht übel nehmen. Der hatte wahrscheinlich selbst noch nie ein geschlechtliches Tête-à-Tête. Ich weiß, warum er das denkt, auch wenn er es mir nicht sagen will. Aufgrund dessen versucht er sehr diskret zu sein, denn eigentlich mag er mich doch sehr. Dann gibt es auch Sandra, die Hammerstimme. Mumie, der wahnsinnig gut aussehende Mumie, der besser tanzt als singt. Und da ist auch Luca, der Italiener, der so wohlerzogen, anständig und ruhig ist wie kaum ein anderer hier. Ja, den finde ich klasse. Sie sind meine Familie geworden – und Woche für Woche verliere ich einen von ihnen. Schade eigentlich.

Ich schreibe eine wöchentlich erscheinende Kolumne für die Zeitung *Heute*. Das ist ein Tagblatt hier in der Schweiz. Und es macht mir gewaltigen Spaß. Montag und Dienstag habe ich meine freien Tage. Da bereite ich die Songs für die kommende Woche vor und schreibe die Kolumne über die vergangene Woche über meine Erfahrungen bei *MusicStar*. Hinter den Kulissen eben. Das hebt meine Stimmung ungemein und ich kann verarbeiten, was ich selbst in mir brodeln fühle.

In der zweiten Woche saß ich kurzerhand dann selbst in der Jury – als Ersatz für die fehlende Jurorin, die Opernsängerin, die unterwegs war, um *La Traviata* zum Besten zu geben. Und ja, ich war gut. Und die Zeitungen waren auch nett zu mir. Natürlich wurden meine Ausmaße und mein Lispeln am Tag drauf groß und breit in ihren Blättern beschrieben, doch im Großen und Ganzen lief das wirklich sehr human ab. Außerdem muss ich zugeben, dass die meisten Schweizer auf das Urteil und die Meinung derjenigen, die sich mit Gesang und Stimme auskennt, hören. Also auf mich. Egal, wie ich dabei aussehe oder zischle. Ich bekomme auch sehr sympathische E-Mails mit wirklich tollem Feedback.

Natürlich sind da auch die anonymen, ohne Absender verschickten Mails, in denen man mich beschimpft und mir empfiehlt, doch wieder dorthin zu verschwinden, wo ich hergekommen sei. Man brauche mich hier nicht. Und alles, was ich sagte oder täte, sei idiotisch. Auch sei ich ein »Krebsgeschwür für ihr Augenlicht«, so, wie ich aussehe, schreiben die Absender. Eine »Beleidigung der Sinne«. Ich sei zu fett für den Stuhl, auf dem ich säße. Und natürlich, wer das S nicht mal richtig sagen könne, solle sich auch nicht Vocal Coach nennen dürfen. Bla, bla, bla. Na, das weiß ich doch alles schon. Das Einzige, was mich wirklich ärgert, ist ein Anrufer, dem ich momentan nachts ständig ausgeliefert bin. Er meldet sich für gewöhnlich immer sehr herzlich mit tiefer und komischerweise überaus wohlklingender Stimme. Einer Stimme, der ich durchaus meine Aufmerksamkeit widmen würde. Klasse Sound. Warm und weich und sehr männlich. Und auf einmal flüstert diese Stimme wirklich sehr erotisch in mein Ohr: »Na? Schläfst du schon, Specki?« Danach legt er wieder auf. In der nächsten Nacht läutet es wieder. »Hattest du einen schönen Tag, Dicki?« Und dann wieder nur das Tuten in meinem Kopf. Hallo? Ist es so schwer, sich vorzustellen? Die Nacht darauf das Gleiche.

Und danach wieder. Und noch mal. Mal schauen, wann das Interesse dieses Herrn an mir abflaut. Sehr ärgerlich! Vor allem: Woher hat er meine Nummer? Beängstigend! Es ist auch ein Stück weit lustig, muss ich zugeben. Da ruft mich eine bewundernswert entwaffnende und eindrucksvoll klingende Stimme an und nennt mich dann liebevoll *Dicki* und *Specki* und *Fettilein* und *Schwabbeline*. So, wie dieser Mann klingt, muss er wahnsinnig gut aussehen. Aber er zeigt sich nicht. Männer zeigen sich nie, wenn es drauf ankommt. Mit dieser Stimme könnte er richtiges Geld verdienen. Er könnte Sprecher für Film und Fernsehen sein, könnte für einen neuen fettfreien Joghurt werben: *Heute mit extra viel Frucht, nur für Schwabbelchen!* Ich würde diesen Joghurt kaufen. Das steht fest. Dieser Stimme kaufe ich so einiges ab. Aber er macht alles kaputt, indem er nach seinem kleinen Sätzchen immer wieder einfach auflegt. Und weg ist der Gute. Ich werde ihn sowieso nie kennenlernen. Blind Dates sind nicht mein Fall. Geht einfach nicht gut. Außerdem ist das alles ziemlich gruselig. Ich schlafe hier ja so ganz alleine in meinem Bett und um mich rum ist nur Garten und See und tiefe Dunkelheit. In so einem Moment ist es nicht wirklich schön, alleine zu sein.

Es ist wieder Sonntag. Ein Kandidat wird gehen. Aber daran denke ich zum jetzigen Zeitpunkt nicht. Und die Kids sollten das auch nicht. Der Kopf muss frei sein. Alle können ihre Songs, haben ihre Performances trainiert und auf den Punkt gebracht. Nach drei Tagen Bühnenprobe, mit und ohne Kameras, sollte eigentlich nichts Unvorhergesehenes mehr passieren.

Heute möchte ich mich besonders rausputzen. Möchte schön sein. So schön, wie ich eben sein kann. Warum? Ich hab einfach Lust dazu. Ab und an sollte eine Frau tun, was eine Frau tun muss. Und das ist bei mir am heutigen verschneiten und frostigen Sonntag: Ich will mich schön machen. Am Vorabend hatte ich mir ein Kostüm rausgelegt, Taupe heißt die Farbe. Dazu schöne Wäsche, passende Strümpfe und Schuhe, schwarze Pumps mit glänzender Schnalle, ebenfalls in Schwarz. Passend auch das schwarze Täschchen und der Mantel in beige. Das wird gut aussehen und mich fein kleiden. Nun bin ich bereit, das Bad aufzusuchen und dieses keinesfalls vor Ablauf von mindestens zwei Stunden zu verlassen. Das Taxi wird erst um zehn Uhr vor meiner Tür stehen. Ich habe also Zeit. Statt aufzustehen, strecke ich mich doch noch ein letztes Mal und lasse meinen Blick ein wenig umhergleiten. Es ist ein sehr gemütliches, schönes und vor allem großes Bett, in dem ich mich lange und gerne wohlig wälze. Das Gestell ist mit weichem Leder bezogen. Das Leder – schwarz. Was sonst. Das Rückenteil reicht über einen Meter die Wand empor und bietet wunderschönen Halt beim Lesen der neuesten Schlagzeilen. Neben dem Bett stehen zwei weiße Nachtische. Glänzend lackiert. Auf dem einen steht eine kleine Vase mit einer leider viel zu kurzen weißen Rose, auf dem anderen meine Zeitung, die ich nach getaner Arbeit auch spätabends am Kiosk kaufen kann. Im Zimmer wurde Mahagoni-Parkett verlegt. Vor den hohen, glänzend weiß gestrichenen Altbaufenstern, im Stil von Berliner Flügelfenstern, rechts vom Bett, steht eine bombastisch große Pflanze, die mindestens zwei Meter hoch ist. Um was für eine Pflanze es sich handelt, weiß ich gar nicht, aber sie ist wirklich sehr groß und dabei auch unglaublich grün und mit Tausenden von Blättern scheint sie wahnsinnig überladen. Es sieht aus, als ob die dünnen langen Äste unter dem Gewicht der Blätter zu brechen drohen. Der Blumentopf allein misst schon über einen Meter in der Höhe. Die Form ähnelt einem unten abgeschnittenen Tropfen, der Blumentopf selbst wurde aus massivem Ton gebrannt. Sie sieht schon sehr speziell aus, die Pflanze. An der sauber geweißelten Wand am Fuße des Bettes hängt eines dieser Bilder. Eines mit blauem Kreis in der Mitte der Leinwand – sonst nichts. Es ist eines dieser ganz besonderen Bilder. Keiner versteht es, aber alle staunen und bewundern dieses Stück abstrakte Kunst. Vor dem Fenster hängt ein blauer, leicht durchscheinender Chiffon. Er soll wohl als Sichtschutz dienen. Weit gefehlt. Links von mir ragt ein gigantischer Schrank mit Schiebetüren und Spiegel darauf vom Boden bis zur Decke. Den mag ich gar nicht gerne. Denn er zeigt mir das, was ich mir gerne schöner vorstelle, als es tatsächlich ist. Meinen Körper in seinem ganzen Ausmaß.

Gut. Jetzt sollte ich aufstehen. Ich entreiße mich höchst unfreiwillig, aber zielbewusst aus den Armen meines warmen, nach einer Vielzahl unterschiedlicher Parfums aus meinem Besitz duftenden Bettes und gehe in kurzen, schweren Schritten ins über die Nacht angeheizte Bad. Und mit zwei Handbewegungen öffne ich die Wasserhähne und lasse mir ein Bad ein. Ich bade sehr gerne hier, denn die Badewanne bietet viel mehr Platz als meine in München. Ich schrubbe mich und seife mich ein und liege kurze Zeit später nahezu bewegungslos im warmen, die Haut angenehm umspielenden Nass. Ich träume von meinem Magenband und sehe meine Zukunft leicht und mit geschmeidigen Bewegungen direkt vor mir. Sie ist bunt und jung und voller enger Jeans. Sehr sexy. Mir fällt vor lauter Tagträumerei gar nicht auf, wie schnell die Zeit vergeht, und ich erschrecke, als ich die Uhr durch den aufquellenden Dampf am Spiegel erkenne. Ich springe empor und in meinen Bademantel. Natürlich springe ich nicht wirklich. Ehrlicherweise stemme ich mein Gewicht aus der Wanne heraus und ziehe das Frottee um mich an.

Make-up, viel Make-up. Puder. Lidschatten. Lidstrich. Wimperntusche. Nein, nicht gut. Lidstrich schief. Ungleich. Und noch mal. Okay. Jetzt – so kann man es lassen. Wimperntusche die Zweite. Rouge ... Gut. Nein. Lippenstift. Vergessen! Labello tut's heute auch. *Du siehst gut aus!* Dieses tägliche Schminken macht mich fertig. Ich wünschte, ich bräuchte das nicht. Im Sommer sehe ich ungeschminkt besser aus, finde ich. Bei leichter Bräune. Das ist natürlich. Aber im Winter. Da geht's nicht ohne. Da muss der Farbtopf her.

Jetzt anziehen. Die Wäsche ist etwas klein geraten, um die Hüfte, aber ganz ehrlich – das sieht doch niemand. Der außergewöhnlich eng anliegende BH quetscht das Fleisch seitlich raus und drückt es am Stoff vorbei nach oben – es quillt richtig hervor. Das wird man sicherlich erkennen, wenn ich erst mein Kostüm angezogen habe. Lauter kleine Rettungsringe seitlich unterhalb der Achseln. Aber egal. Ich kann es momentan nicht ändern. Nun Strümpfe. Das Verhältnis zu meinen Strümpfen ist ein sehr problematisches geworden. Die Größe, die ich bislang trug, passt schon lange nicht mehr, und so muss ich mich wohl oder übel mit Größe 52/54 abgeben. Ich sage es sehr ungern, aber diese astronomische Größe hat mir seelische Schmerzen zugefügt. Das Allerschlimmste ist, dass diese Strumpfhosen trotzdem nicht sitzen und schon gar nicht, wie auf der Packung versprochen, zart und weich am Bein anliegen. Jetzt noch schnell ins Kostüm und Pumps geschlüpft und fertig ist die Maus. *Oh Gott, jetzt siehst du nicht mehr gut aus! Bist du heute als Sekretärin unterwegs? Los, schnell umziehen. Das geht ja gar nicht!* Ist ja gut. Ausziehen. Schrank. Hose. Ich habe eine japanische Wickelhose, die ich über alles liebe und dementsprechend oft trage. Ich komm noch zu spät. Ich wickle die Hose um mich und zurre sie mit den Bändern um die Taille fest. Mein Po sieht riesig aus. Aber die schwarze schlichte Strickjacke, die ich mir nur gekauft habe, um sie mir um die Hüfte zu hängen, verdeckt das große Ungetüm und bringt in Sekundenschnelle Abhilfe. Dann noch ein schwarzes Shirt mit dreiviertellangen Ärmeln darübergezogen, Schal nicht vergessen und fertig. Hammer hängt! Dazu meine schwarzen flachen Wildlederstiefel und gut is'. Das Taxi ist auch schon da. Frühstücken? Dafür hab ich jetzt keine Zeit mehr. Ich lasse beim Bäcker anhalten und hole mir eins dieser reichlich belegten und sehr schmackhaften länglichen Brötchen mit Remoulade. Ich liebe Remoulade. Und Dijonaise. Das gibt es hier in der Schweiz und ist besonders lecker. Vielleicht hole ich mir auch zwei. Ich hab Hunger und der Tag wird lang und anstrengend. Natürlich bekommt man vor Ort reichlich zu essen, aber frühmorgens ist da noch kein Catering aufgebaut. Also dann lieber zwei.

»Oh, könnten Sie so nett sein und vielleicht kurz bei diesem Bäcker dort an der linken Seite halten? Wenn es denn möglich ist.« In der Schweiz sind die Menschen sehr höflich und verlangen diese Höflichkeit auch in gleichem Maße vom anderen. Nicht etwa: *»Halt mal an, ich will 'ne Stulle holen!«*, sondern mit Respekt und Form und Anrede. Nur dann bleibt der nette Taxifahrer auch tatsächlich stehen und bietet mir die Möglichkeit, mir den Bauch vollzuschlagen. »Herzlichen Dank! Es dauert nur einen kleinen Moment«, und schon öffne ich die Tür und weg bin ich. Dieser Bäcker hier bietet seine Brötchen im Straßenverkauf an. Und von wegen *kleiner Moment*. Wie soll ich mich bei dieser Auswahl hier in einem kleinen Moment entscheiden? Unmöglich! Da gibt es längliche Brötchen, dunkel, mit Körnern und ohne. Dann weiße Baguettes und allerlei anderes Backwerk. Ich halte mich lieber gleich mal an die ganz weißen. Schmecken einfach besser. Eins macht mich besonders an. Natürlich mit viel Remoulade auf der unteren Brötchenhälfte, aufgeschnittenen Hackfleischbällchen und Eierscheiben. Dazu einiges an Grünzeugs und Tomate. Darüber noch dick irgendeine rötliche Soße. Das sieht toll aus. Nehme ich. Und was noch? Das zweite Brötchen ist viel schwieriger zu finden als das erste. Soll es eines mit Käse sein? Camembert etwa? Oder Frischkäse mit Lachs obendrauf? Lachs wäre ja gar keine so schlechte Idee. Oder Roastbeef? Roastbeef mit Käse? Gibt es denn diese Kombination? Mal schauen. Soweit ich sehe, gibt es hier nur die gewöhnlichen Schinken-Käse-Geschichten, ebenfalls mit viel Soße. *Gewöhnlich* mag ich nicht. Der Taxifahrer wird sich wohl noch einen kurzen Moment gedulden müssen. Tut mir auch sehr leid, aber ... Ah, da ist ja mein Brötchen. Es strahlt mich geradezu an und ich kann hören, wie es mir leise zuwimmert: *Kauf mich, iss mich.* Das wird es also. Mein Frühstück. Ein Hackfleischbällchen-Baguette und ein Hähnchen-Curry-Brötchen. Das ist gut. Was freue ich mich drauf. Natürlich esse ich auf keinen Fall im Wagen. Das schickt sich nicht. Ich warte, bis ich in der Halle bei den Proben bin, und während sich die Kids auf der Bühne abrackern, hau ich so richtig kräftig rein. Guter Einfall. Lob und Freude.

Kurze Zeit später erreiche ich auch schon die Halle. Dankend verabschiede ich mich von meinem Fahrer und begrüße auch schon die eintreffenden Kandidaten. Jetzt wird es ernst. Ich trommle gleich alle zusammen, wie jeden Sonntag, und singe sie erst mal warm. Nervend und langweilig sind diese Stimmübungen, die die Armen unter meiner Beobachtung von sich geben müssen. Aber die Stimmbänder müssen warm gesungen werden, zum Schwingen gebracht werden für diesen langen und anstrengenden Sonntag. Da darf nicht gemotzt werden.

Und während sie da so singen, singt mein Magen mit ihnen. Ich höre ihn knurren und grollen und nach den gekauften Leckereien lechzen. Warum also warten? Ich muss ja nicht einsingen. Während die Kandidaten sich aufwärmen und trällern und dabei auch noch komplett in Lampenfieber zergehen, packe ich meine Brötchen aus und schlinge sie runter. Samt Soße und Salatblatt, Tomate und Ei. Kein Krümel bleibt übrig. Alles ratzfatz weg.

Da sitze ich, Sklaventreiberin, die Kelle am Wassertrog, und beglücke mich am kühlen Nass, während das Pack mit wässrigem Mund neidisch zu mir aufsieht und in Bewegungslosigkeit erstarrt. Unfassbar. Und sie betrachten mich. Ihre Blicke durchdringen mich. Futterneid. Ich Scheusal. Wie konnte ich es wagen. Sie haben doch auch Hunger. Nichts gefrühstückt. Ich Trampel. Schon am Sonntag drauf werde ich für jeden meiner Kandidaten zwei Brötchen mitbringen und diese leckeren Dinger gemeinsam mit ihnen verspeisen. Das nehme ich mir vor, das werde ich tun. Aber trotz gutem Vorhaben kann ich ihre Gedanken hören. *Die Dicke hat Hunger. Schau, wie die Dicke das arme, kleine Brötchen in sich hineinwürgt. Kein Wunder, dass sie so fett ist. Hätte nicht eins gereicht?*

Die Kandidaten betreten die Bühne und absolvieren stundenlang ihre Proben. Immer wieder die gleichen Aufstellungen, die gleichen Wege. *Hier wirst du interviewt. Hier singst du. Hier tust du das. Dort jenes.* Manchmal können sie einem schon extrem leidtun. Aber sie wollten es nicht anders. Jeder Einzelne von ihnen möchte *MusicStar* werden, und niemand sagte, dass es leicht sein würde. Man bringt das Mittagscatering und das Abendessen und ich vergesse den Morgen.

Kurz vor dem Auftritt, Stunden später, stehen die Kids geschminkt und gestylt ordentlich hinter der Bühne und werden verkabelt. Das *In-Ear* muss sitzen, die Kabel müssen versteckt sein, das Mikrofon muss für jeden an einem bestimmten Platz hinterlegt sein. Und auch ich werde mit allem technischen Schnickschnack versorgt. Natürlich brauche ich kein Mikro, nicht heute. Ich muss ja nicht singen. Aber das In-Ear hilft mir dabei, die Sänger im Gebrüll des Publikums besser zu verstehen und zu hören, um kleinste Fehler zu erkennen. Ein kleiner Lautsprecher, direkt in mein süßes Öhrchen hineingesetzt. Ich muss selbstverständlich nicht in Reih und Glied mit all den anderen am Bühnenrand warten. Es wird mir gebracht. Wie es sich gehört.

»Entschuldige.« Ich drehe mich um. Nichts. »Entschuldige.« Ich schaue mich nochmals genauer um. Neben mir auf dem Boden kniet ein junger Mann. Ich erkenne zwei eisblaue, mich anstarrende, magisch anziehende Augen. Wie zwei Diamanten strahlen sie mich an. Stimulierend hell. Liebenswürdige, Offenheit ausstrahlende, wunderschön geformte eisblaue Augen. Umringt von wirklich sehr vielen Haaren, die mit einem Haarband zusammengehalten werden. Er trägt eine Jeans und ein schwarzes langärmliges Shirt. Darüber eine von diesen ärmellosen, mit zahllosen Taschen besetzten Jacken, ebenfalls in Schwarz, die typisch sind für Techniker. Egal, welcher Sparte. Er scheint Tontechniker zu sein. Zudem trägt er ein Headset. Sieht sehr wichtig aus. Und irgendwie gut. *Hallo? Wenn ich es nicht besser wüsste, würde ich denken, dieses einnehmende, anlockende Gesicht flirtet dich gerade mit seinen Augen an. Nonverbal. Versteht sich.* Jetzt grinst er auch noch. Was für ein Lächeln. Oh mein Gott. *Er wollte dir dein In-Ear bringen. Mehr nicht!* Wie? Nur das *In-Ear* wollte er mir bringen? Mehr nicht? Wollte er mich nicht etwa küssen? Mich auf den Boden schmeißen und unendlich sündige, nicht jugendfreie Sachen mit mir machen? Ach so. Deshalb so zuvorkommend. Und ich dachte schon. *Wie peinlich. Er wollte dir nur das technische Gerät übergeben.* Damit ich meinen Job vernünftig machen kann. *Du solltest erwachsen werden. Schäm dich. Natürlich macht auch er nur seinen Job. Und das eben aufmerksam und reizend und mit einem Lächeln auf dem Gesicht.* Wie konnte ich mir nur vorstellen, er könnte mich toll finden. Ich bin doppelt so breit wie er. Außerdem – ich bin nur einen halben Kopf kleiner als er. Wie soll das auch aussehen. Lachhaft. *Beruhige dich wieder. Reiß dich zusammen. Du bildest dir nur wieder was ein! Er wird gleich gehen.*

Absolut richtig. Ich sollte mir nichts einbilden. Menschen reden miteinander. Sie kommunizieren. Sie arbeiten gemeinsam an einer Sache. Es bedeutet nichts. Er tut seinen Job, bringt mir mein *In-Ear* und mehr nicht: »Oh, danke. Herzlichen Dank, dass du es mir bringst. Ich hätte es mir auch selbst holen können.« Kleine Notlüge, aber was soll man auch sonst sagen. »Wie heißt du?«

Autsch. Dumme Frage. Zu schnell. Ich bin doch keine zwölf mehr. Irgendwie fühle ich mich gerade so, als sei ich jenseits jeder Erfahrung, die ich jemals in meinem Leben gemacht habe. Ein Neuling auf dem Gebiet des normalen Miteinanders. Ein Greenhorn. »Marc.« Ein wohlklingender Name. Marc. Das ist schön. Das klingt. Musik in meinen Ohren. »Marc Alexander.« Er weiß wohl auch nicht recht, was er sagen soll. Gleich ist Marc Alexander erlöst. Die Show fängt an. Und weg ist er.

6

UND DANN IM FEBRUAR
(FEBRUAR 2007)

Ich hatte in meinem bisherigen Leben nie Probleme mit Männern. Männer stehen auf mich. Sie mögen mich. Ich bin kumpelhaft und cool. Und eine gute Seele. Zweifelsohne entspreche ich nicht dem gängigen Schönheitsideal, aber das Innere soll auch einiges wert sein. Das hat man mir gesagt. Ich hatte auch immer sehr lange Beziehungen. Lang und intensiv. Und anstrengend. Ich bin anstrengend. Aber ich darf ganz stolz von mir behaupten, dass ich noch nie verlassen wurde. Nicht ein einziges Mal. Gut. Ich wurde von meinem Ex betrogen, aber verlassen habe *ich* ihn danach. Ich war immer diejenige, die ganz klar Schlussstriche zog. Die Jungs hätten mich noch liebend gerne weiterhin als Freundin an ihrer Seite gesehen. Weil ich ja *so* eine gute Seele bin. Außerdem kann ich gut kochen.

Es gibt einige Mitmenschen, die denken, dass meine Männer irgendwelche Gebrechen hatten. Frei nach dem Motto: *Die ist so fett, da kann ja kein normaler Typ mit der zusammen sein.* Da täuscht euch mal nicht. Die Jungs waren nämlich alle ziemlich lecker. Allesamt ganz kernige Kerle. Groß. Gut aussehend. Mitten im Leben stehend. Zudem bekam ich durch die Jahre viele wertvolle Tipps zu hören. Wie etwa meine Tante, die mir immer sagte: *Halte den Mann immer eine Armlänge von dir entfernt.* Nun, ich halte nichts von solchen Spielchen. Klar hat man als Frau in der Hand, was passiert und was eben nicht. Und ob es sein soll oder nicht. Aber ich lege meine Karten ganz offen auf den Tisch. Wenn der Angehimmelte seine Zustimmung gibt, ist das hervorragend. Wenn er dies nicht tut? Dann ist es auch okay. Davon geht die Welt nicht unter. Was hilft mir eine Beziehung, die unter vielem Hin und Her und mit unzähligen Hilfsmittelchen nach Schema F erzwungen wurde. Gar nichts? (Das habe ich allerdings erst sehr spät gelernt.)

Vor etwa zehn Jahren sagte mir meine damalige Freundin, dass *ein Mann, der sich in dich verliebt, dich auch tatsächlich liebt. Denn toleriert er deine Figur, muss die Liebe echt und wirklich sein.* Ziemlich frech, nicht wahr? Damals habe ich nur befürwortend genickt. Heute muss an mir nichts toleriert werden. Rein gar nichts. Der Mann, der mich abbekommt, ist, simpel ausgedrückt: besonders. Er ist einzigartig. Er ist fähig zu erkennen, wer ich bin.

Der einzige Mensch auf dieser weiten Welt, der mich mustern, kritisieren und möglicherweise kleine Fehler an mir tolerieren darf, bin ich selbst. Nur ich! Und nur deshalb und weil ich nun mal mein Gewicht nicht mehr tolerieren will, kann und darf, werde ich diese Magenbandoperation durchführen lassen. Für jeden anderen gilt: Friss oder stirb.

Im Wesentlichen ist das die Meinung der *harten* Artemis. Der Artemis, die weder Schwächen zulässt noch zeigt. Die so tut, als ob ihr Gemeinheiten, Unverschämtheiten, Verletzungen und Beleidigungen, die sie zuhauf erfahren hat, an ihrem *ghetto-booty-mäßigen* Hinterteil vorbeigingen. Dennoch. Nur zu oft kann *Hartemis* wegen besagter Meinungen anderer heulen. Im stillen Kämmerlein. Unter Ausschluss der Öffentlichkeit. Da, wo niemand ihr Wimmern und Schluchzen hört. *Armes Ding!* Und so geistert der

Jungspund, der blonde Jüngling aus der Late-Night-Show noch immer in ihrem Hirn herum. Sie kann heute, über zwei Jahre später, noch nicht verdauen, was *Blondy* an diesem Abend von sich gab.

Der heutige Sonntag verläuft genauso wie alle Sonntage zuvor. Ohne Unterschied. Und daran sollte ich etwas ändern. Neue Leute. Neue Gesichter. Andere Menschen. Nicht immer die gleichen, die ich tagtäglich um mich versammelt sehe. Die Produktion ist riesig. Gibt es keine Mitglieder, die interessant und einnehmend sind? Doch, sicher! Die Crew, das Team, Redakteure und natürlich die Techniker. Sie alle sind es wert, sie kennenzulernen. Wenn die Kandidaten und die Juroren nach der Show ihr Gesicht noch Stunden für die Presse bereithalten müssen, kann ich bereits nach ein paar Interviews und Fotos meinen Abend feiern. Im kleinen Kreis sitzen abseits vom Tumult der Partygäste ein paar wenige Kollegen der Arbeiterfraktion. Chris, der Saaltechniker, Nik, der Assistent im Bereich Ton, Bettina, eine Redakteurin von *MusicStar*, und ein paar andere, die ich namentlich nicht kenne. Nettes gemütliches Beisammensitzen, so nennen sie es selbst und kippen lachend ein Bierchen nach dem anderen. Selbstverständlich setze ich mich – neben Bettina, die kenne ich gut. Sie hat mich bereits unzählige Male für die Sendung interviewt (*O-Töne* wird das im Fernsehjargon genannt.). Man unterhält sich, ich trinke Kaffee mit Sahne. Sie Bier. Und wir gehen nochmals die heutige Show durch. Wir lästern ein wenig über krumme Töne und witzige spontane Einlagen. Über Fehler, die das Publikum hoffentlich nicht registriert hat. Ich lobe den Ton, der gut war, und so prosten wir uns zu: auf dass die nächste Show auch gelingen möge. Ich sehe mich um und bemerke, dass unsere kleine Runde Zuwachs bekommen hat. »Du kennst Marc?« Bettina sieht ihn, bevor ich ihn wahrnehme. »Nein, nicht wirklich. Er ist Tontechniker, nicht wahr? Und ziemlich schmeichlerisch.« Natürlich weiß sie das. »Er hat keine

Freundin.« Welch rascher Themawechsel. »Na, du bist hier in der
Schweiz. Wahrscheinlich kennst du nicht so viele Leute hier. Wäre
er nicht was für dich?« Ich bitte dich. Wie kommt sie denn auf so
was? »Ich hab mitbekommen, dass er dich toll findet.« Ja, ja, als
Coach. Und wie ich die Bühne regiere. »Ich meine, er steht auf
dich.« Ich bin nicht in die Schweiz gekommen, um irgendwelche
Typen zu vernaschen. Das ist nicht gut. Außerdem: das Gerede.
Darauf hab ich überhaupt keine Lust. Und innerhalb einer Produktion, nein. Auf gar keinen Fall. »Lernt euch doch kennen. Hier
ist seine Nummer.« Seine Telefonnummer? Und welchen Grund
soll ich bitte angeben, falls ich ihn je anrufen sollte? Das ist doch
Kinderfasching. Und außerdem ist er auch noch so viel jünger als
ich. Ein Kind. »Er ist 27. Aber er wirkt älter. Gibt sich älter. Glaub
mir. Er findet dich wirklich toll. Simse ihm doch und schau, was
passiert.« Ich würde mich also zum Deppen machen. Einfach nur,
um zu schauen, was passiert. »Versuch es. Du hast nichts zu verlieren.« Stimmt. Sie hat recht. Aber ist das nicht total idiotisch?
Ich kenne ihn nicht. Er gab mir das *In–Ear*. Aber mehr weiß ich
nicht. Schicke ich meinem Bäcker eine SMS, nachdem er mir am
Morgen ein Brötchen verkauft hat? »Mach es einfach. Nimm dein
Telefon und frag ihn, wie ihm die Show gefallen hat. Und bedank
dich bei der Gelegenheit auch für den guten Sound.« Ich lasse mir
Zeit. Sie nicht. Sie packt aufgeregt mein Handy und öffnet eine
neue Nachricht. Dann tippt sie wie wild auf der Tastatur herum
und übergibt es mir. Auf dem Display lese ich: *Hallo, Marc, danke
für den tollen Ton. Wie hat dir die Show gefallen? Ich sitze dir gegenüber.
Art.* Ich kann es kaum fassen. Bettina, die Frau mit dem schnellen
Daumen. »Schick sie los. Komm schon. Er freut sich. Vertrau mir.
Das weiß ich.« Haben die sich etwa abgesprochen? Egal. Los. Mal
schauen, was passiert. Die Nachricht ist unterwegs.

Ich versuche, nicht in Marcs Richtung zu schauen. Aber ich kann seine Blicke fühlen. Seine überraschten blauen Augen. Gefallen würde

er mir. Das schon. Aber wollen wir mal ganz ehrlich sein. Er ist zwölf Jahre jünger als ich. So etwas führt zu nichts. Zeitverschwendung. Außerdem ist er halb so dick wie ich. Ich schätze ihn auf 80 Kilo. Das sieht nicht gut aus. Er ist auch nicht groß, vielleicht 1,77 Meter. Ich könnte nie bei ihm stehen und neben ihm gehen, ohne das Gefühl zu haben, dass ich neben ihm aussehe wie ein riesiger, behäbiger, unbeweglicher Goliath. An guten Tagen. Nein, nein. Das ist nichts.

In Gedanken versunken überhöre ich das Summen meines Handys. Bettina nicht. Sie greift es sich und neigt sich samt Telefon zu mir. Zwei Augenpaare, die gespannt auf das Display glotzen. »Was schreibt er? Sag schon.« Gar nichts. Natürlich ist er so galant und grüßt und freut sich über meine Nachricht, aber nichts Besonderes. Ob er meine Nummer behalten darf. Ja. Darf er. Bettina lächelt zufrieden. Ich weiß gar nicht, was es da so zu lächeln gibt. Aber gut. Anscheinend ist sie ein sehr glückliches und zufriedenes Mädchen. Und enorm fordernd! Und so muss ich weitere Nachrichten verfassen und schicken und vorlesen, bevor ich mich endlich loseisen kann und nach Hause verschwinde.

Am nächsten Morgen weckt mich eine neue Nachricht. *Ich wollte dir einen wunderschönen Tag wünschen. Marc.* Es wird Abend und Marc wünscht mir auch diesen schön. Am Dienstag wiederholt sich das Ganze. Und ich beginne mich zu wundern. Um 13 Uhr habe ich einen Friseurtermin in Seefeld. Mit dem Taxi ist es nicht weit. 20 Minuten Fahrzeit. Seit ich in den Wagen stieg, bombardiert mich Marc mit Nachrichten. Eine nach der anderen. Mein Telefon läuft auf Hochbetrieb. Hat wohl heute seinen freien Tag, der Gute. Unsere kleinen neckischen Sätze am Handy werden immer anzüglicher. Immer offener. Und immer offensichtlicher. Er steht tatsächlich auf mich. In seinen Augen bin ich schön. Wunderschön. In meinen Augen ist er verrückt. Wahnsinnig! Aber gut. Es gefällt mir, wie er schreibt. Und er soll schreiben.

Ich habe Lockenwickler im Haar. Ich soll sie über Nacht nicht abwickeln. Dann sollten sich am Tag drauf wunderschöne, meine Schultern herabwallende, lockige Haare entwickelt haben. Kurz nach sechs bittet Marc darum, mich besuchen zu dürfen. Ich gebe zu, es ist ein durchaus verlockender Gedanke. Aber das wird er sich schleunigst aus dem Kopf schlagen müssen. Nicht etwa nur, weil mir ein Helm aus Wicklern und Spangen über den Kopf gestülpt wurde. Ich habe Angst. Um mit einem Mann zu toben, muss ich ihn kennen, ihm vertrauen. Und ich muss sicher sein, dass er weder lacht noch erschrickt oder zusammenbricht, sobald ich mich vor ihm entblöße. Oder er mich entblättert. Ich stelle mir so unfassbar hässliche Szenarien vor, wie er sich zu meinen Füßen erbrechen muss, mit dem Finger auf mich zeigt, seine Sachen packt und grölend aus dem Haus verschwindet. Wie er vielleicht auch nur ganz leise kichert. Und wenn er tatsächlich meine Figur in Kauf nehmen sollte, was ist, wenn er nur die Reife und das Wissen einer älteren Frau auskosten will: *Auf einem alten Gaul lernt man gut reiten*. Ekelhaft. Mir wird schlecht. Wenn ich mit Marc toben sollte, dann darf *das* nicht passieren. Auf gar keinen Fall. Nie!

Die Problematik ist erschlagend. Einerseits lautet das zu überdenkende Thema *Übergewicht*. Auf der anderen Seite hätten wir auch noch den *Altersunterschied*. Das ist mir momentan wirklich zu viel. Ich habe München vor knapp sechs Wochen mit einem riesigen, mein Leben möglicherweise auf ewig verändernden Vorhaben verlassen. Das ist so ein großes und wichtiges Vorhaben, dass ich damit genug zu tun habe sollte. Warum mir noch mehr aufhalsen? Warum jetzt einen Menschen in mein Leben lassen, der mir wehtun könnte? Ich weiß doch gar nichts über ihn. Und angenommen, er ist *der* Mann, der *einzige* Mann, warum mich jetzt ablenken lassen? Nein. Meine Antwort ist Nein.

7. Februar 2007: Marc hat mir frühmorgens einen schönen Tag gewünscht. Ich habe nicht darauf reagiert. Seitdem hat er sich nicht mehr gemeldet. Seitdem habe ich keine Nachricht mehr von ihm erhalten. Es geht mir beschissen. Die Kids haben heute einen Fototermin. Am Nachmittag. Und ich? Ich habe Zeit. Zeit, um nachzudenken. Wer will schon Zeit, um nachzudenken. Gedanken, die mich fertigmachen. Ich muss Tanja anrufen. Sie ist die Einzige, die mir helfen kann. »Engelin, ich weiß nicht, was ich machen soll. Da ist so ein Typ. Marc. Der will was von mir.« Ich höre ein kleines Kichern am Ende der Leitung. »Wie, du weißt nicht, was du machen sollst. Viel Spaß, würde ich sagen, und genieße es.« Das hab ich befürchtet. »Aber er ist erst 27 und du weißt, ich habe mich lange niemandem mehr gezeigt.« Jetzt lacht sie auch noch. »Spatz, pass auf. Er würde sich nicht für dich interessieren, wenn ihm deine Figur nicht egal wäre. Man kann unschwer erkennen, dass du mehr bist. Auch angezogen! Und was sein Alter angeht: Sorry. Aber das ist doch super. Wer wünscht sich nicht einen jüngeren Mann, der mitten im Saft steht?« Schelmisches Lachen. »Genieße es. Hab Spaß. Und mach dir nicht immer über alles einen Kopf.« So-so. Meine beste Freundin denkt also, dass es absolut okay ist, mit diesem jungen Kerl zu toben. Soll Spaß machen, mehr nicht. Soll mich beglücken. Ich soll nur nichts erwarten. Gut, warum nicht? Mein Bauch windet sich nicht mehr gegen diesen Gedanken. Sie hat auch recht. Er weiß, wie ich aussehe. Jeder kann deutlich erkennen, dass ich mit zwei Armen kaum zu umfassen bin. Auch er. Wir besprechen noch das eine und andere und legen schließlich auf. Es dauert genau zehn Sekunden, bis ich mein Handy wieder in die Hand nehme und Marcs Nummer wähle. Ich erfinde auf die Schnelle einen Grund, warum ich mich nicht bei ihm gemeldet habe, und lade ihn zum Essen in meine Wohnung ein. Um fünf Uhr soll er kommen. Er freut sich, stammelt irgendwas von wegen, ob er was mitbringen soll. Ich verneine und beende unser Gespräch.

Ich habe gekocht. Pasta in Thunfischsoße. Ich hatte die Zutaten nicht alle beisammen und musste gewaltig improvisieren. Aber jetzt köchelt die Soße auf kleiner Flamme vor sich hin und riecht ganz vorzüglich. Ich bin sicher, dass es uns schmecken wird. *Außerdem: Wen interessiert schon das Essen. In so einem Moment.* Ich nehme mir fest vor, nichts zu forcieren, nichts zu übereilen und einfach abzuwarten, was passiert. Ich erwarte rein gar nichts. Es wird sicher ein netter Abend. Und vielleicht freundet man sich auch *nur* an.

Ich hüpfe noch schnell unter die Dusche, rasiere mir die Stoppeln von den Beinen und unter den Achseln und creme mich ein. Ich möchte zart und weich sein. Und schon stehe ich in einer undurchdringbaren Duftwolke aus *Bulgari Femme.* Gut. Das sollte reichen. Leichtes Make-up. Und locker anziehen. Nichts Besonderes, eher normal, gemütlich. Trotzdem hübsch. Meine Haare haben sich die Locken über Nacht erhalten und somit bin ich eigentlich ganz süß anzuschauen. Da ist zwar immer noch dieser dicke Ranzen, aber wie gesagt, den kennt er bereits.

Ich bin aufgeregt. Als ich die Tür öffne, strahlt mir ein ebenso aufgeregter Marc entgegen. Wir sind offen und gestehen unser Bauchflattern. Es ist gut, wenn beide es haben. Ich bitte ihn in meine Wohnung. Er bewundert sie und ich bringe ihn in die Küche. Ich lasse ihn noch mal kurz in die Töpfe gucken. Das mögen Männer doch gerne. Danach gehen wir zur Couch und setzen uns. Wir reden. Belangloses Zeug. Nichts Wichtiges. Wir reden einfach nur, um nicht zu schweigen. Denn wortloses Nebeneinander wäre schlimm. Er hat wirklich schöne blaue Augen. Ich könnte stundenlang darin versinken. Ich höre nicht mehr, was er erzählt, und ich bemerke nicht, dass er mich anstarrt, statt zu reden. Hätte ich was antworten sollen? Hab ich was verpasst? Noch bevor ich meinen Gedanken zu Ende bringen kann, lehnt er sich zu mir rüber und küsst mich. Das ging jetzt schnell. Zu schnell? Nein, ich hätte es nur nicht so schnell erwartet. Der Schweizer an sich ist anscheinend ein Mann schneller Taten. Wahnsinn. Ich bin platt. Und so sitzen und liegen wir auf diesem Sofa und bemerken gar nicht, dass mein Essen zu verkochen droht. Ich unterbreche ihn, stehe auf und bitte ihn, mir zu helfen. Die Teller müssen gebracht werden, das Besteck ebenfalls und das Essen muss aufgetischt werden. Wir genießen kurz darauf die *Pasta al tonno* und lächeln uns an.

Es wird dazu kommen. Am Ende werden zwei Menschen, einer schlank, eine massig, in ihr Schlafzimmer gehen. Sie werden toben. Gepflegt. Und ausgiebig. Lang und intensiv. Voller Hingabe.

Apropos: *Entgegen vorherrschender Meinungen ist es nicht so, dass ihre körperlichen Ausmaße Beweglichkeit behindern und gar unmöglich machen. Es ist auch nicht so, dass er sich beim Anblick ihrer Monstrosität durch das Zusammenpressen von Ober- und Unterlid auf ein baldiges, wenn nicht sogar ein sofortiges Ende dieser Zusammenkunft freut. Auch wünscht er sich nicht, sich gar schnell vor riesengroßen, schwabbelnden Fleischbergen in Sicherheit zu bringen. Es ist falsch, zu meinen, dass die Paarung solch unterschiedlicher Spezies doch gar nicht vollziehbar sei. Und kompletter Blödsinn ist es, zu glauben, Sex sei für den Menschen jenseits der 100 Kilogramm, wenn überhaupt, nur in Wackeldackel-Stellung möglich.*

Sie wird höchstens darauf achten, dass es in dieser Nacht besonders dunkel ist im Zimmer.

7

MARQUIS (MÄRZ 2007)

Er ist geblieben. Marc. Er blieb die nächste Nacht und auch die übernächste und dann blieb er ganz. Oder ich. Denn seit Mitte März, mit Ende von *MusicStar*, bin ich zu ihm gezogen. Er steht auf mich und ich auf ihn und das mit Haut und Haaren und 139 Kilogramm Lebendgewicht, das ich, oh Gott sei gedankt, die letzten Monate halten konnte. In meinen Augen ist er wunderschön, in seinen bin ich noch wunderschöner. Er nennt mich Mondschein, ich nenne ihn Marquis. Er liebt meinen grazilen Hals, ich frage mich, welchen? Er findet, ich sei perfekt, genauso, wie ich bin. Ich glaube ihm kein Wort. Er liebt es, wie ich mich bewege. Er kann mir stundenlang zusehen, wie ich schlafe. Ich kann das gar nicht nachvollziehen. Wir kochen gemeinsam und das gerne und oft. Er ist schlank, ich nicht. Zwischenzeitlich bleibt das Licht nun immer öfter an. Was gut ist. Man will doch wissen, was man greift. Er ist eben so einzigartig und so anders, mein Marquis.

Noch weiß Marc nicht, was ich vorhabe. Dass ich mich operieren lassen werde. Mich aufschneiden lassen werde. Dass es einen gravierenden Einschnitt in unserem gemeinsamen Leben geben wird. Etwas, das uns verändern und prägen wird. Unsere Beziehung ist noch zu frisch. Zu neu, um einschätzen zu können, wie Marc über eine Magenbandoperation denkt. In ein paar Tagen fliege ich nach München, um mich mit den Ärzten zu treffen. Er weiß das nicht.

Ich werde mich beraten lassen und einen Termin vereinbaren. Ich habe bislang mit niemandem gesprochen. Ich habe es niemandem erzählt. Es wird Zeit, mich zu offenbaren. Nur wie soll ich es ihm sagen? Und wie wird er reagieren? In meinem Bauch breitet sich, ich gebe zu, eine gehörige Portion Bammel aus.

Ich habe ein Onlineforum des Adipositas-Verbandes gefunden, das sich mit den verschiedenen Arten der Adipositas-Chirurgie beschäftigt. Auf dieser Website werden alle Möglichkeiten aufgelistet, erklärt und unter Betroffenen diskutiert. Jeder beschreibt seine Geschichte in kurzen Beiträgen und stellt sie online. Die Mitglieder in diesem Forum hören sich gegenseitig zu, unterstützen sich, helfen bei Notsituationen, geben Tipps und verraten Tricks im Umgang mit Krankenkassen, Kliniken und Ärzten. Hier habe ich mich angemeldet und mich zwischenzeitlich zu einem Profi in Sachen *Magenband* entwickelt. Mithilfe von Bildern und Ärzteberichten will ich Marc erklären, was ein Magenband ist.

Marc sitzt auf dem Boden unseres Fernsehzimmers vor dem Regal, das angefüllt ist mit DVDs und Videokassetten. Er hat sich vorgenommen, am heutigen Samstag die unzähligen, sich über die Jahre angesammelten Filme verschiedener Genres und Konzerte seiner Lieblingskünstler alphabetisch zu ordnen und einzusortieren. »Marquis, du liebst mich doch so, wie ich bin, nicht wahr? Das sagst du doch immer.« In so einem Moment von *Liebe* zu sprechen, ist zugegebenermaßen hinterlistig. Ich erzwinge mir die Antwort, die ich hören will, noch bevor er selbst seine Reaktion darauf kennt. Das ist mies, aber es gibt meiner Beichte zumindest einen friedlichen und mir zugeneigten Startschuss. »Mondschein? Aber natürlich, jeden Zentimeter, jedes einzelne Gramm. Und jeden Tag mehr. Das weißt du doch?« Er wendet sich mir zu, sieht mich verwundert und fragend zugleich an. Ich kann es erkennen. Das Rattern in seinem Hirn. Kleine, sich drehende Zahnräder. Jetzt laufen sie schneller.

Arbeiten schneller. Transportieren seine Gedanken von einer Ecke seines Kopfs zur anderen. Und dazwischen ein riesengroßes Fragezeichen. »Ja. Das weiß ich. Aber ich liebe es nicht an mir. Und ich fühle mich nicht wohl mit all dem Gewicht. Ich hasse jedes einzelne Gramm an mir. Ich fühle, dass mein Inneres, meine Jugend, meine Spontaneität, meine Art, wie ich mich verhalte, nicht zu meinem Äußeren passt. Es kommt mir vor, als sei ich im falschen Körper.« Ob er mit einer Psychotante zusammengekommen ist? Gerade mal drei Monate zusammen und jetzt so was. Seine Augen werden größer. Er versteht nur Bahnhof. »Da ist nichts falsch an deinem Körper!« Er windet sich. Ich kann es genau spüren. Er fühlt sich gar nicht wohl. »Doch! Und ich muss das jetzt ändern!« Raus mit der Sprache, Artemis. Was ändern, was willst du tun? Was hast du vor? Nicht lange rummachen. Quäl ihn nicht.

»Gut. Was willst du tun? Sollen wir eine Ernährungsberatung aufsuchen und uns über Sportprogramme informieren? Ich mache mit. Wäre für mich auch nicht so schlecht!« Ist das nicht süß? Er zerreißt mir die Sinne. Er will Möglichkeiten suchen, um mir zu helfen. Aber leider die falschen Möglichkeiten. Die ganz falschen. »Das habe ich alles schon ausprobiert. Es wirkt nicht. Ich war bei so einer Beratung. Man konnte mir nichts sagen, was ich nicht schon wusste. Tausend verschiedene Diäten habe ich durchgezogen. Ich war danach immer dicker als vorher. Es bringt nichts.« Nein, das ist schon richtig so. Nicht mit der Tür ins Haus fallen. Es ist gut, wenn Marc weiß, was ich alles schon gemacht und probiert habe. Dann fällt es ihm leichter zu akzeptieren. »Okay. Aber dann raus damit. Was hast du vor? Dir Fett absaugen lassen?« Perfekt. Jetzt ist er bereit. Jetzt kann ich ihm vom Magenband erzählen. Fett absaugen würde er nie tolerieren. Das weiß ich. Das hat er mir vor einiger Zeit erzählt, als wir in der Zeitung einen Artikel darüber lasen. »Nein, natürlich nicht. Aber es hat was mit einer Operation zu tun. Ich zeig es dir im Internet. Komm.« Marc folgt mir ins Büro, das ein Stockwerk höher liegt. Ich achte darauf, dass ich besonders langsam und behäbig die Treppen nach oben gehe. Mein Atem wirkt hörbar angestrengter als sonst. Alles mit hinterlistiger Absicht. Ich starte meinen Computer und öffne die Seite des Adipositas-Verbands. »Es nennt sich Magenband. Das, was ich mir einsetzen lassen möchte.« Ich zeige ihm ein Foto, das ein den Magen zuschnürendes Band erkennen lässt. Marc schluckt. Es ist nicht unbedingt das appetitlichste Bild, was ich finden konnte. Der Magen, zweigeteilt durch das einschnürende Band, liegt offen in einer Lache von Blut. »Ich interessiere mich für dieses Magenband. Erst werden ganz kleine Einschnitte in der Bauchwand vorgenommen. Danach kann der Chirurg durch diese kleinen Schnitte das Magenband mit dünnem Operationsbesteck einführen und um den Magen legen. Schau, das Band sieht doch aus wie ein kleiner Gürtel, mit Löchern und Schnalle. So wird das Magenband fest angezogen und in einem Ring um den Magen geschlossen. Das Magenband selbst ist hohl und kann durch Zufuhr von Flüssigkeit, das passiert durch einen Port, der zwischen die Rippen, unsichtbar unterhalb der Haut, über dem Magen gesetzt wird, enger oder weiter gestellt werden. Also, es passt mehr Nahrung in den Magen, wenn man Flüssigkeit aus dem Band entzieht, und der Magen wird kleiner, wenn man Flüssigkeit einspritzt. Verstehst du?« Er ist ganz Ohr, als ich ihm die Funktion erkläre. Dass keine Verletzungen des Magens entstehen. Und dass die OP selbst gar nicht so lange dauert. Auch muss ich gestehen, dass ich durch das Band alleine nicht abnehmen würde. Ich müsste es durch vernünftige Ernährung und Sport unterstützen. Es sei wie ein Freund, dieses Band, das mich stetig darin unterstütze, nicht mehr viel zu essen. Denn sonst würde ich gnadenlos erbrechen, was ich mir zu viel einverleibte. »Und das hast du vor. Seit wann willst du das machen?« Eine Frage, der ich nicht auskommen kann. Wieso hab ich mein Vorhaben so lange für mich behalten? Es wäre doch kein Problem gewesen, es ihm zu erzählen. Nicht alles auf den letzten Drücker. Bin ich nicht die, die ihre Karten immer offen auf den Tisch legt? Die eigentlich Ehrliche? Es ist doch nichts, wofür ich mich schämen müsste. Und anscheinend gibt es hier einen Menschen, der sich dafür interessiert. »Ich will es schon seit Monaten machen. Im Dezember hat mein Arzt mit mir gesprochen, und nächste Woche lerne ich meinen Operateur kennen. Wir besprechen dann alles und machen einen Termin für den Eingriff aus.« Alles schon ziemlich durchdacht und fertig. Ich hätte ihm vertrauen müssen. Seine blauen Augen starren mich an, traurig und wütend zugleich. »Du fliegst weg?« – »Ja.« Aber nur für wenige Tage. Ablehnend dreht sich Marc von mir weg. Ja, er ist sauer. Aber nicht wegen der Operation, sondern weil mir wohl das nötige Vertrauen ihm gegenüber fehlt. Doch so weit habe ich nie gedacht. Vertrauen spielte für mich nie eine Rolle. »Wenn du schon so lange Zeit darüber grübelst, wieso redest du nicht mit mir? Wir könnten uns nach anderen Möglichkeiten erkundigen!« Ich habe nie darüber nachgedacht. Seit Jahren wiederholt sich dieses Drama. Aus dick wird fünf Kilo leichter, daraus wird sieben Kilo schwerer. Ich will keine Diät mehr, keine Ernährungsberatung. Keinen *Jojo-Effekt* mehr. Ich will, dass sich ab jetzt wahrhaftig und nachhaltig mein Leben ändert. »Ich will keine andere Möglichkeit. Ich hatte sie alle. Glaub mir, es ist gut überlegt.« Er glotzt den Bildschirm des Computers an. Schweigend. Das Foto scheint ihm Angst zu machen. Er kann seinen Blick nicht davon abwenden. Es könnte mein Magen auf diesem Bild sein. Es könnte mein Blut sein, das er da sieht. Er ist unentspannt. Er überlegt. »Kann irgendetwas passieren? Gibt es Risiken, die wir beachten müssen? Wie lange wirst du in der Klinik bleiben müssen? Was kostet die OP? Und zahlst du sie? Oder wer? Und was kommt danach? Was wirst du essen können? Nur Brei? Oder Suppe? Wirst du jemals wieder mit mir zusammen das gleiche Essen genießen können? Hast du dir das wirklich gut überlegt? Bleibt es dein Leben lang in deinem Körper? Kann es sich entzünden? Kann man es entfernen? Willst du das wirklich, Artemis?!« Er nennt mich selten bei meinem Namen. Eigentlich nie. Seine Stimme scheint aufgeregt und ruhig zugleich. Und seine Fragen sind berechtigt. Marc hat recht. All das sollte ich wissen, bevor ich diesen Eingriff an mir durchführen lasse. Was jedoch meinen Entschluss nicht ändern kann und wird. »Glaub mir, mein Herz. Ich werde alles abklären. Und ich werde dir alles erzählen. Ich treffe den Doktor, der mich operieren wird, nächsten Donnerstagabend und ich verspreche, ich rufe dich nach dem Gespräch sofort an.« Meine Stimme klingt zärtlicher. Ich setzte mich auf den Stuhl neben ihn, ich will ihm näher sein. Ihn jetzt zu umarmen, finde ich dämlich. Aber Nähe ist gut. »Aber du willst es auf jeden Fall machen lassen. Hab ich dich da richtig verstanden?« Seinen Blick nach wie vor dem Bildschirm zugewendet, verwandelt sich seine Stimme nun auch und füllt sich an mit dem mir wohlvertrauten Klang. »Ja, mein Herz. Ich habe mich entschieden. Lange, bevor wir uns kennengelernt hatten. Es ist mir wichtig. Verstehst du? Ich bin mir sicher. Das Magenband ist das Richtige für mich.« Er scheint sich meiner Entscheidung zu beugen. »Du musst wissen, du bedeutest mir mehr, als du dir vorstellen kannst. Als ich dich kennenlernte, hätte ich nie gedacht, wie gut du mir tust. Genau so, wie du bist. Jede Faser deines Körpers tut gut. Du bist klasse, genau so, wie du bist. Du musst dich nicht verändern! Nicht für mich!« Das darf er nicht glauben. Er muss verstehen, dass ich mich wohl und sicher bei ihm fühle. »Ich weiß, aber es hat nichts mit dir oder uns zu tun. Ich will eins werden mit meinem Körper, weißt du? Ich will endlich eins sein mit dem, was mich umschließt.« Er erhebt sich von seinem Stuhl. Seine Hände mit Nachdruck in die Hosentaschen geschoben, wandert er still umher. »Gut, dann ziehen wir das gemeinsam durch! Hörst du? Gemeinsam! Keine Allein-Entscheidungen mehr. Sprich dich bitte zukünftig mit mir ab.« Power. Mein Mann hat seine Power wieder. Er versucht die Überhand zurückzugewinnen. Jetzt redet der Herr im Haus. Und das Weib verspricht ihm zu folgen. »Wirst du damit denn wirklich dein Ziel erreichen können?« Ach, wenn wir die Zukunft voraussehen könnten, wäre alles so viel einfacher. »Das kann ich dir nicht genau sagen. Ich hoffe. Im Forum berichten viele über Erfolge. Aber es gibt auch Menschen, die unzufrieden sind und die nächste Stufe, den Magenbypass, wählen.« – »Was ist das denn?« Er bleibt stehen. Zwischen seinen Augenbrauen legt sich die Haut in Falten. »Beim Magenbypass wird dir ein großer Teil des Magens entfernt ...« Das gefällt ihm gar nicht. Seine Stimme hebt sich. »Moment mal, Mondschein! So, wie ich verstanden habe, wird dir bei dieser OP ein Ring um den Magen gelegt. Dann kannst du nicht so viel essen. Stimmt das?« Ich nicke. »Dir wird kein Organ oder auch nur ein Teil eines Organs entfernt oder zerschnitten oder so. Richtig?« Ich nicke wieder. »Möglicherweise kann dieses Band auch entfernt werden und dann haben wir den Originalzustand wieder. Richtig?« Ich denke schon und nicke wieder zustimmend. »Richtig!« – »Dann versprech mir bitte eines.« Ich lausche gespannt. »Wenn es nicht klappen sollte mit diesem Band und alles umsonst war, dann bitte ich dich, fang nicht an, an dir oder eben deinem Magen rumschnipseln zu lassen. Versprich es mir!« In meinem Gesicht kehrt Gutmütigkeit ein. Es ist einfach, ihm darauf mein Wort zu geben. Ich lächle. »Marc! Ich muss dir das nicht versprechen. Denn ich habe nicht vor, irgendeine andere Operation machen zu lassen als nur diese eine. Mir wäre dieser Magenbypass selbst viel zu krass. Hier geht es nur um das Magenband. Mehr nicht. Nur das!« Ich denke, er hat nun begriffen. Und wird nicht versuchen, mich umzustimmen. »Okay. Dann ziehen wir das jetzt durch! Wann, hast du gesagt, musst du zum Arzt?«

Ich gebe ihm nochmals alle Fakten, Uhrzeiten, Daten. Alles, was er wissen muss, um sich einbezogen zu fühlen. Und den ganzen Abend danach überlegen wir uns, wie wir zukünftig leben werden, was sich ändern könnte, wie wir essen werden. Wir googeln *Low-fat*-Rezepte und Sportprogramme. Und immer wieder unterhalten wir uns über meine bevorstehende OP. Und ich erzähle ihm, wie es dazu kam und wie ich mich nun fühle. Und wie ich mich mit ihm fühle, jetzt, da er es weiß. Und ich gestehe, dass es ein wundervolles Gefühl ist, nicht mehr allein mit meiner Entscheidung zu sein.

8

PROF. DR. MACH-MICH-SCHLANK (MÄRZ 2007)

Schon Anfang März hatte ich meinen Arzt telefonisch über meinen Entschluss informiert und ihm gesagt, dass ich gerne einen Termin beim Operateur wahrnehmen würde. Ich glaube, er war erleichtert, als ich ihm meine Entscheidung mitteilte. Denn seine Antwort war trocken: *Das freut mich, dann habe ich zukünftig einen Kranken weniger.* Ha, ha. Witzig.

Nun, Wochen später, ist es endlich so weit. Mein Flieger geht in einer Stunde und um 16 Uhr lerne ich ihn dann kennen: Prof. Dr. Mach-mich-schlank.

Wie immer komme ich viel zu früh zum Termin. Das Treffen findet in der Klinik statt, in der ich später auch operiert werden soll. Eine *Privatklinik*, wie es da so nett an der Pforte heißt. Inmitten einer erstaunlich schönen und friedlichen Gegend. Das ist ein wunderbarer Ort, um den Neubeginn zu starten. Direkt an der Isar, neben plätscherndem Wasser mit glücklichen Fischen und zwitschernden Vögeln, die auf Baumästen sitzend das wilde Treiben im Fluss beobachten. Ich fühle mich wohl. Wenn dann am großen Tag die Sonne noch scheint, habe ich das Glück auf meiner Seite. Ein kleiner Weg trennt die Klinik vom Ufer. Ein Traum. Wirklich schön hier.

Heute ist es nicht so schön. Es regnet. Aber wen stört das schon? Mich sicher nicht. Die Klinik ist ein kleiner, überschaubarer Betonklotz im Grün, mit unzähligen Balkonen ab der ersten Etage aufwärts. Wahrscheinlich gehört zu jedem Zimmer einer. Sie sind unbegrünt und karg. Schön ist das nicht, aber schließlich werde ich im Patientenzimmer liegend aus der Klinik raussehen und diese nicht stundenlang von außen betrachten, wie ich das jetzt gerade tue. Und von dort aus sieht man Wasser und Bäume und Ufer und Grün. Viel Grün. Und Vögel und noch mehr Bäume und noch mehr Grün ... Wenn ich das nächste Mal dieses Gebäude betrete, dann hoffentlich, weil ich operiert werde. Ein äußerst eigenartiges Gefühl, das sich gerade in meinem Körper breitmacht. Erleichterung.

Es wird Zeit. *Mal schauen, wer uns da so gegenübertreten wird.* An der Pforte frage ich nach dem Doktor. Er erwarte mich bereits, heißt es. Beim Sprechzimmer angekommen, sehe ich ein Namensschild an der Wand hängen: *Herr Priv. Doz. Dr. med. Bernd Ablaßmaier – Facharzt für Chirurgie, Visceral-, Thorax- und Gefäßchirurgie.* Ganz schön viele Titel hat er, der Gute. Da fühle ich mich doch gleich viel sicherer. Ich halte kurz inne. Ich will den Augenblick genießen. Wenn ich jetzt durch diese Tür gehe, werde ich meinen Plan in die Tat umsetzen. Ab diesem Moment gibt es für mich kein Zurück mehr. Ich werde es durchziehen. Noch könnte ich mich umdrehen und wegrennen. Vor der OP, vor dem Krankenhausaufenthalt, vor den Schmerzen, vor Übelkeit und Erbrechen, vor möglichen Komplikationen. Ich könnte jetzt sofort verschwinden und nie wieder hierherkommen. Ich würde essen und schlemmen, wie ich es von mir kenne, und ich würde dicker und dicker. Ich habe mich noch nicht verpflichtet, irgendetwas zu tun. In diesem kurzen Moment vor Dr. Ablaßmaiers Tür schleudern Tausende von Gedanken durch meinen Kopf. Doch nichts und niemand kann mich nun noch aufhalten.

Nach meinem Klopfen öffnet mir ein Mann um die fünfzig die
Tür. Er lächelt und bittet mich einzutreten. Er weist mir einen
Platz an seinem Schreibtisch und ich setze mich. Nun habe ich
Zeit, ihn genauer zu betrachten – meinen Operateur. Er ist etwa
so groß wie ich, auf keinen Fall größer. Eher noch kleiner. Er sieht
nett aus. Blaue Augen, freundliches Lächeln. Kurzes, blondes
Haar und riesengroße Geheimratsecken. Ein Denker also. Gut.
Er hat feine Hände. Eher klein. Ich glaube, dass er mit diesen
Händen besonders gut operieren kann. Und das beruhigt mich.
In seinem weißen Arztkittel sieht er strahlend rein und sauber
aus. Darunter trägt er eine weiße Hose, ein weißes Hemd und
eine Krawatte. Gepflegt sieht er aus. Im Zimmer befindet sich
mir gegenüber ein erschlagend großes Wandregal mit unzähligen Büchern und Publikationen. Dazwischen ein gerahmtes Bild
einer Frau mit drei Jungs unterschiedlichen Alters. *Seine Familie,*
rate ich in mich hinein. *Seine Frau und seine drei Söhne.* Alles ganz
sympathisch hier. Ich fühle mich wohl.

Auf dem Schreibtisch liegen Operationsinstrumente. Schätze
ich. In einem Karton befinden sich lange metallische Röhrchen.
Ganz dünn und beweglich. In ihrem Inneren kann ich deutlich
mehrere, noch dünnere Kabel erkennen. Ich bin mir sicher: Das
ist OP-Besteck. Am Ende des ersten Instruments ist eine klitzekleine Zange befestigt. Das andere Besteck hat winzige Schnei-
deblätter, wie die einer Minischere. Ein passender Deckel zum
Karton liegt direkt daneben. Er hat kleine Löcher. Und da ist
auch noch ein Ring mit langem, schlauchähnlichem Fortsatz,
glatt und glänzend. Sieht aus wie einer dieser Kabelbinder, nur
größer eben.

Nachdem er mich begrüßt und sich vorgestellt hat, fragt er, ob ich
denn wisse, was das auf seinem Schreibtisch sei. Ich verneine. Er
lächelt, gibt mir den Ring inklusive Schlauch in die Hand und er-

klärt, dies sei ein *MINIMIZER-Band*. Dieses justierbare Silikonmagenband, sagt er stolz, würde er mir einsetzen. Es gäbe auch andere Versionen von Magenbändern, aber dies sei das einzige Band, das am Magen direkt fixiert werden könne, um ein Verrutschen zu verhindern. Außerdem sei dieses Band von außen einstellbar. Es brauche deshalb keine weitere Operation mehr. Und man könne es nach 20 Jahren oder auch später wieder entfernen, ohne den Magen verletzt zu haben. So lange soll ich das Band in mir tragen? Ich bin sehr erstaunt. So lange ich wünsche, lässt mich der Arzt wissen. Doch er rät dazu, es auf gar keinen Fall sofort nach der Abnahme entfernen zu lassen. Ich solle es am Magen belassen und damit leben lernen. Ich könne es jederzeit weiterstellen lassen, um die Nahrungsmenge zu vergrößern. Wenn ich dann mein Gewicht trotz normaler Essensmenge hielte, sei das perfekt, falls nicht, würde mein Band durch eine Injektion aufgefüllt und damit wieder enger gemacht. Die Gefahr einer erneuten Gewichtszunahme sei sonst zu groß, fügt er hinzu. Wie das denn genau funktioniere, will ich wissen, und wie die OP ablaufen würde. Wie ich sehen könne, sei am Band selbst ein kleiner Schlauch befestigt, der am anderen Ausgang in ein Reservoir, auch Port genannt, münde. Dieser Port würde mir ebenfalls implantiert. Mithilfe einer Spritze in diesen Port könne er Flüssigkeit in den dehnbaren Teil des Bandes zufügen oder entfernen und die Magenöffnung, *Stoma*, um die das Band befestigt sei, nach Wunsch verkleinern oder vergrößern. Und dies komplett ohne zusätzlichen chirurgischen Eingriff. Klingt ja schon mal ganz gut. Und die OP selbst, will ich wissen? Wie läuft sie ab? Er nimmt den bereitgestellten Karton zur Hand und sagt mir, ich solle mir vorstellen, dass dies mein Bauchraum sei. Um mich zu operieren, würde er zunächst meinen Bauch aufpumpen. Während einer Endoskopie werde ein CO_2-Gas in die Bauchhöhle geleitet. Ich würde also ganz bewusst aufgepumpt. So schaffe er genügend Platz im Inneren und könne besser sehen und uneingeengt operieren. Es werde dabei auch allerlei Gerät eingeführt. Die Optik zum Beispiel. Sie sei mit der Videokamera verbunden und übertrage die Bilder aus meinem Bauch direkt auf einen Bildschirm. Und das in High Definition. Die minimal-invasive Chirurgie sei der Überbegriff für Operationstechniken, bei denen ein chirurgischer Eingriff mit speziell dafür entwickelten Kameras und Instrumenten vorgenommen werde. Es würden dabei nur kleinste Hautschnitte durchgeführt. Diese Methode sei schonend und belaste den Körper nur minimal, da auf große Schnitte verzichtet werden könne. Er setzt den Deckel auf den Karton und schiebt die beiden Operationsinstrumente in die dafür vorgesehenen Öffnungen. Es würden fünf kleine Schnitte vorgenommen. Ein Schnitt oberhalb des Nabels, ein nächster unterhalb der rechten Brust. Einer links an der linken Flanke. Ein weiterer genau an der Magenöffnung, wo das Band sitzen werde. Und ein letzter, längerer, etwa vier Zentimeter großer Schnitt unterhalb der linken Brust. Dort werde der Port gelegt. Ob man die Narben später sehen könne, frage ich ihn. Die Schnitte seien so klein bemessen, dass man nach einiger Zeit gar nichts mehr erkenne. Er wisse von Patienten, die ihre eigenen Narben nicht finden könnten, weil sie so klein seien und gut verheilten. Witzbold. Er scheint ziemlich stolz auf diese, seine Operationsmethode zu sein. Er entschuldigt sich, dass er die Kamera nicht zur Hand habe, um mir genau zu zeigen, wie er in diesem Karton mit den Operationsbestecken hantiere. Aber, so erzählt er weiter, er könne durch diese Schnitte das OP-Instrument und die Kamera einführen, den Bereich um den Magen vorbereiten, anschließend das Band durch die Öffnung am Stoma durchziehen und um den Magen befestigen. Ob das Band denn nicht verrutsche, frage ich. Er verneint und meint, dass er alle Bänder fest am Magen annähen würde und somit ein Verrutschen ausgeschlossen sei.

Er erklärt alles genau und ich bin zufrieden und überzeugter als je zuvor: Diese Operation ist das, was ich will. Der Arzt ist toll und auch er passt genau in meinen Plan. Wie viel ich mit dem Band abnehmen kann, möchte ich noch wissen. Bis zu 40 oder 45 Prozent meines Gewichts, meint er. Das bringt mich zum Staunen. Das wären ja ... etwa 55 Kilogramm. Das ist viel. Wahnsinn. Ich bin überglücklich.

Plötzlich ermahnt mich der Doktor. Das Magenband sei kein Wunderheilmittel. Ich würde nicht von alleine abnehmen. Ohne mein Zutun gelänge mein Vorhaben nie und nimmer. Ohne Umstellung meiner Ernährung, ohne Sportprogramm und ohne regelmäßige Kontrollbesuche bei ihm in der Klinik würde diese OP ihr Ziel verfehlen. Ich solle mich damit auseinandersetzen und mir klar darüber werden, dass ich mich mit Einsetzen dieses Bandes konsequent und tagtäglich mit dem Abnehmen beschäftigen müsse. Nichts gehe von alleine. Und meine Kilos schon gar nicht.

Harte Worte, die ich da von meinem Operateur höre. Ich beruhige ihn, ich weiß ja, was ich tue, hab mich informiert und würde auch nichts dem Zufall lassen.

Gummibärchen, sagt er, würden problemlos den Weg durch das Band finden. Und Cola auch. Alles, was klein sei und dick mache, sei schlecht für den Erfolg meiner Abnahme. Keine Angst. Ich versuche ihn zu beruhigen. Ich würde auf alles achten, was dem Magenband und der Abnahme helfe. Ich würde zukünftig sogar Sport treiben. Und ich zeige ihm, dass es mir wirklich ernst und wichtig ist und dass ich alles zum Gelingen beitragen würde. Ich schütte ihm mein Herz aus und schaffe es, ihn zu überzeugen, dass ich die Richtige für diesen Eingriff bin und er der Richtige für mich.

Zum Schluss frage ich ihn nach den Kosten. Ich müsse mit 5500 Euro rechnen, antwortet er mir. Ob ich denn schon einen Kostenübernahmeantrag an meine Krankenkasse gestellt hätte?

Ich verneine. Er nennt mir sechs Kriterien, die ich erfüllen müsste, um die Krankenkasse zu überzeugen, denn diese übernehme nur Operationen, die medizinisch auch wirklich notwendig seien. Diese Kriterien seien folgende:

I.   BMI > 40 kg/m^2 oder BMI > 35 kg/m^2 mit schwerwiegenden Begleitkrankheiten

II. Scheitern konservativer Behandlungsmaßnahmen

III. OP-Risiko darf die bei anderen Wahleingriffen bekannten Risiken nicht übersteigen

IV. Ausreichende Motivation und vollständige Aufklärung des Patienten über Risiken

V.   Konsequenzen des Eingriffs sind bekannt

VI. Keine schwerwiegenden psychischen Störungen, keine Alkohol- oder Drogensucht, keine Demenz, keine Allergien, Entzündungen etc., die die Magenbandoperation unmöglich machen

Wir erörtern jeden einzelnen Punkt und er erklärt, dass ich dem Kriterium Nummer eins bei einem BMI von 48 bei Weitem entspräche. Mit oder ohne Begleitkrankheiten, wie etwa Gelenkschmerzen oder Atemnot, die ich beide problemlos aufweisen könne. Das sei nicht mehr relevant. Der erste Punkt also: erfüllt. Daraufhin fragt er mich, ob ich je versucht hätte, auf alternative Art und Weise abzunehmen. Ich berichte ihm von der Ernährungsberatung und meinen erfolglosen Diäten, dem daraus resultierenden Jojo-Effekt und meinem Sportprogramm, das auch ich irgendwann mal durchgezogen habe. Ob ich denn die Nachweise für meine vielen Versuche aufgehoben hätte. Nein, natürlich nicht, wie auch? Aber ich könne Einzelheiten über jede einzelne Diät, alle, was ich getan und versucht hätte, zusammenschreiben. Gut, somit würde ich auch Punkt Nummer zwei erfüllen. Dem dritten Kriterium scheint ebenfalls entsprochen zu sein, da das OP-Risiko sehr gering sei und das der anderen Eingriffe nicht übersteige. Punkt vier sei auch gegessen. Den hatten wir in unserem heutigen Gespräch zur Genüge geklärt. Ich bin ja auch schon fast vier Stunden hier. Auf die Konsequenzen des Eingriffs geht Dr. Ablaßmaier nochmals intensiver ein. Mir müsse klar werden, dass ich nach dieser Operation ein Leben lang ärztlich versorgt werden müsse. Ich würde also ab besagtem Zeitpunkt mit meinen Ärzten, also auch mit ihm, engen Kontakt halten müssen. Und das konsequent und stetig. Falls ich meinen Wohnort wechselte, müsse ich dafür sorgen, dass ich einen neuen Arzt mit der Nachversorgung meines Eingriffs konsultieren könne. Vollkommen verständlich. Also erledigt. Und der letzte Punkt? Nun ja. Ich habe definitiv keine psychischen Störungen, ich trinke kaum Alkohol und nehme keine Drogen. Ich leide nicht unter Demenz. Ich habe keinerlei Allergien und auch keine Entzündungen. Abgehakt.

Uns steht nun nichts mehr im Weg. Wir können loslegen. Er werde mir noch einen Arztbrief verfassen, fügt er hinzu, den ich doch bitte gemeinsam mit dem Antrag zur Kostenübernahme an die Krankenkasse schicken solle. Das mache ich gerne. Und wann nun? Wann wollen wir operieren? Ich will nicht mehr warten. Wir müssten warten, bis sich die Krankenkasse dazu geäußert habe, meint er.

Warum? Ich werde mich operieren lassen, egal, ob die Kosten des Eingriffs übernommen würden oder nicht. Wenn das so sei, dann stünde der OP tatsächlich nichts mehr im Wege. Mein

Operateur setzt sich an seinen Schreibtisch, sucht wild in verschiedenen Schubladen und kramt zu guter Letzt aus dem Regal seinen Kalender hervor. Er legt diesen dann wieder weg und sucht auf seinem Computer nach seinem vom Krankenhaus geführten Organizer. Ein bisschen verplant scheint er mir schon zu sein, der Doktor. Aber er soll in erster Linie gut operieren. Das ist das Wichtigste. Die Termingestaltung kann das Personal sicher besser übernehmen.

Wann ich denn Zeit hätte, will der Arzt interessiert wissen. Ab Mitte Juni hätte ich mich frei geblockt. Drei Monate wolle ich mir für die Heilung und die Gewöhnung ans Magenband geben. So viel sei gar nicht vonnöten, unterbricht er, aber er fände den Zeitrahmen trotz allem gut gewählt. Er schlägt mir den 27. Juni vor. Ich solle schon einen Tag vorher kommen und die notwendigen Voruntersuchungen machen lassen und würde dann am nächsten Tag in aller Frühe operiert.

Gut. Ich schlage ein. Er versorgt mich zum Schluss mit seiner Telefonnummer und E-Mail-Adresse und besteht darauf, bald wieder von mir zu hören. Ich möge ihn doch bitte in Sachen Krankenkasse auf dem Laufenden halten. Ich danke ihm für dieses sehr informative und lange Gespräch. Wir verabschieden uns und ich verschwinde durch seine Tür, schwebe durch den langen Gang, an den Aufzügen und der Eingangshalle und dann an der Pforte vorbei, schwebe weiter über den Parkplatz und steige schließlich glücklich und zufrieden in mein Auto.

Ich hab es geschafft. Nägel mit Köpfen. Ich hab es durchgezogen. Gebongt. Noch im Wagen sitzend, rufe ich umgehend Marc an und erzähle im haarklein jedes einzelne wichtige Detail meines Gesprächs mit meinem Operateur und es ist spät, als ich endlich in meinem Bett liege.

9

WIE AUS MIR EIN PSYCHO WURDE
(APRIL 2007)

Dr. Ablaßmaier hat mir den Arztbrief geschrieben. In diesem Attest bescheinigt er der Krankenkasse die *medizinische Notwendigkeit* meiner Magenbandoperation. Mein *BMI* wird genannt und verschiedene *Begleiterkrankungen*, unter denen ich leide. Weiter schreibt er, dass ich *prädestiniert* für diese OP sei. Ich sei *ausreichend motiviert* und hätte verstanden, was diese OP für mich bedeute. Er spricht über ein *tolerables Operationsrisiko eines Eingriffs*, dessen *Mortalität* im üblichen Sinne nicht gleich null sei, jedoch habe er circa 400 Magenreduktionsplastiken operiert und bestätige hiermit, dass bei seinen OPs noch nie jemand hops gegangen sei. (Mortalität? Was für ein wohlklingendes Wort für Tod auf dem OP-Tisch, ihm unter der Hand wegsterben.) Aber nicht bei meinem Doc. Er ist klasse. Außerdem, so steht es geschrieben, sei ich über die *Risiken und Konsequenzen eines solchen Eingriffs vollständig aufgeklärt* worden.

In einer beigelegten Notiz rät mir der Doktor zu weiteren Attesten und einer Aufzählung meiner vielen *erfolglosen Versuche* abzunehmen. Sportprogramme. Ernährungsberatung. Wenn ich ein *Ernährungsprotokoll* hätte, solle ich dies ebenfalls an die Krankenkasse schicken.

Nicht weiter schwierig. Zu Hause werde ich mich an meinen Schreibtisch setzen und ein Päckchen fertigstellen, das all diese Atteste und Nachweise enthält. Ich lege meine ganze Krankheitsgeschichte offen, das nehme ich mir vor. Meine unzähligen Versuche, die nichts brachten – außer noch mehr Kilogramm auf der Waage. Und dann werde ich über meine Schmerzen berichten und dass ich nicht gut atmen kann. Anschließend verschließe ich mein Päckchen sorgfältig und schicke es an die Krankenkasse. Das scheint mir ein sehr guter Plan zu sein.

5. April 2007: Ich habe nach einer Kontaktperson in Sachen Adipositas-Chirurgie bei meiner Krankenkasse gesucht und bin nun bereit, den Kostenübernahmeantrag an besagten Herrn zu stellen. Alles ist erledigt. Heute geht mein Antrag zur Kostenübernahme auf Reisen. Ich übergebe zuversichtlich und hoffnungsvoll dem Postbeamten meine kostbare Fracht. Ich habe an alles gedacht, habe Atteste und Nachweise gesammelt und beigelegt, habe alles sorgfältig ausformuliert. Egal, was kommen mag, wie auch immer sie sich entscheiden sollten, ob die Krankenkasse zahlt oder nicht – das alles ist mir gar nicht so wichtig. Denn ich werde mit Sicherheit in knapp drei Monaten unterm Messer liegen. Also, Augen zu und durch. In ein paar Tagen gehe ich für eine Woche auf Tour. Danach muss ich ins Studio und werde eine neue Sängerin coachen. Das steht jetzt im Vordergrund. Das ist jetzt wichtig. Alles andere wird passieren, wie es passieren muss.

Ich fahre anschließend zurück in die Schweiz, sehe endlich Marquis wieder und warte. Ich gehe eine Woche später auf Tour und merke, dass ich noch immer warte und gespannt bin. Ich verbringe Tage und Nächte im Studio, um Songs aufzunehmen, und ich warte immer noch. Nachts finde ich keinen Schlaf, weil ich warte und warte. Und morgens bekomme ich meine Augen nicht auf, weil ich die ganze Nacht gewartet habe. Und ich quäle mich

86

zu meinem Postfach und nichts! Kein Brief, weder Absage noch Zusage. Nichts. Keine Antwort weit und breit. Und es bleibt mir nichts anderes übrig – ich warte weiter.

Und nach über einem Monat, als ich das Warten schon aufgegeben habe, liegt ein Schreiben meiner Krankenkasse im Briefkasten.

Sehr geehrte Frau Gounaki,

... wir bedauern, Ihnen mitteilen zu müssen ...

Die Kostenübernahme für eine Magenreduktionsplastik zulasten der gesetzlichen Krankenkasse kann nicht medizinisch begründbar empfohlen werden ...

... es wurde bislang noch kein positives Votum, also keine Empfehlung für eine Magenreduktionsplastik abgegeben ...

... ein Ernährungsberater wird mit Ihnen in Kontakt treten ...

... wir empfehlen daher einen Klinikaufenthalt ...

... vierwöchige Widerspruchsfrist ...

Mit freundlichen Grüßen ...

Einen klitzekleinen Moment. Habe ich das richtig verstanden? Noch mal. Da steht: Die Kosten werden nicht übernommen, weil der Eingriff nicht medizinisch begründbar sei, und die Krankenkasse glaube auch nicht, dass ein Magenband erfolgsorientierte Resultate bringen könne. Aber man biete mir Lösungen an. Die eine: Ein Ernährungsberater würde mich kontaktieren. *Ja, das ist genau das, was ich brauche, hatte ich ja auch noch nie.* Und als zweite Möglichkeit biete man mir einen Krankenhausaufenthalt an.

Wissen die denn nicht, wie lange man im Krankenhaus verweilen müsste, um 50 Kilo abzunehmen? Wie lange soll ich da liegen? Zwei Jahre? Ich kann mich erinnern, als ich ein kleines Mädchen war, fuhr mein Vater eines Tages auf Kur. Für sechs Wochen. Die hatten dort einen richtig heftigen Diätplan. Während der sechs Wochen nahm mein Vater damals sage und schreibe sieben Kilo ab. Und das galt als super Ergebnis. Mein Vater war mächtig stolz auf sich. Entschuldige, Papa. Aber für mich wäre das ein Schuss in den Ofen. Ein kleiner Tropfen auf einen sehr heißen und enorm riesigen Stein. Und was würde mit meinem Job während einer so langen Abwesenheit passieren? Bin ich danach schlank und glücklich, aber arbeitslos? Wie stellen die sich das vor? Nein, nein. Ich zieh mein Ding durch. Ich werde mich so schnell nicht kleinkriegen lassen. Die wissen von meiner *massiven Adipositas*. Die wissen nicht erst seit meiner Antragstellung davon. Sie wird mir seit Jahren attestiert. Sie wissen von jeder verdammten Diätpille, die ich in meinem Leben genommen habe. Jeden einzelnen meiner Versuche, abzunehmen, kennen die. Meine Arztbesuche haben die schwarz auf weiß in ihren Akten vor sich liegen. Die wissen alles. Die wissen auch, dass ich bereits bei einer Ernährungsberatung war. Denn es war ihre eigene, von ihnen selbst empfohlene Ernährungsberatung. Und nun verlangt die Krankenkasse nach Rückschritten meinerseits, sie wollen, dass ich dorthin zurückkehre, wo ich vor Jahren schon einmal war? Ich soll Möglichkeiten angehen, die ich schon längst entdeckt, durchlebt, für schlecht befunden und somit abgehakt habe?

Niemals! Das werde ich nicht tun! Ins Krankenhaus gehe ich nur, um mir das Magenband einsetzen zu lassen. Alles andere ist für mich Kinderfasching. Sie geben mir ein Widerspruchsrecht? Okay. Sie bekommen meinen Widerspruch.

Ich muss mich beruhigen. Die Krankenkasse verbietet mir schließlich nicht die Durchführung der Operation. Sie will mich

nur nicht dabei unterstützen. Damit kann ich leben. Aber aufgeben werde ich nicht. In drei Monaten wird mir das Magenband
eingesetzt. Und ich werde widersprechen, heute noch.

Also setze ich mich erneut an meinen Schreibtisch und wider-
spreche. Und diesmal will ich es besonders gut machen und reise
nach München, um dort erneut mit meinen Ärzten zu sprechen
und neue Atteste vorzulegen. Bessere Atteste. Sie raten mir zu
einer psychiatrischen Bescheinigung, die ihrem Erachten nach
zwingend nötig ist, um die Kostenübernahme zu erhalten.

Wieso mache ich das eigentlich? Ist das mein derzeitiges Sportprogramm? Habe ich nichts Besseres zu tun, als mich um Unterstützung zu bemühen? Unterstützung, die ich gar nicht benötige.
Dieser Widerspruch kostet mich Zeit und Kraft und Mühe. Will
ich das alles geben? Aber ich höre auf meine Ärzte, dir mir dazu
raten. Die Krankenkasse sei verpflichtet, mein Vorhaben zu unterstützen. Ich solle denen nichts schenken.

Als dann nur noch das Attest eines Psychiaters fehlt, lasse ich
mir bei einem beliebigen, mir unbekannten Arzt einen Termin
geben. Heute werde ich zum ersten Mal in meinem Leben die
Praxis eines Psychiaters von innen begutachten dürfen.

Eigentlich sieht die Praxis ganz normal aus, dafür, dass es die
eines Psychoarztes ist. Etwas bunt vielleicht. Ich halte mich schon
seit Ewigkeiten in diesem Wartezimmer auf, umringt von unzähligen Menschen, die alle ganz normal zu sein scheinen. Eigenartig. Ich könnte auch im Wartezimmer eines Hautarztes oder eines
Allgemeinarztes sitzen. Nichts deutet auf Depressionen, Manie
oder gar Schizophrenie hin. Nichts auf all die fürchterlichen psychischen Erkrankungen, die es so gibt. Die Menschen erscheinen
mir hier wirklich alle topfit. Eigentlich kenne ich auch nieman-

den, der solch eine krasse Erkrankung hat. Nur aus Filmen wie etwa *Schweigen der Lämmer*. Hannibal Lecter war ja nun wirklich nicht ganz dicht. Vor ein paar Tagen wollte ich wissen, was man unter einer psychischen Erkrankung versteht. Und natürlich kam mir das Internet mal wieder zu Hilfe. Was wäre ich auch ohne? Da stand, dass auch die Angst vor dem Fliegen oder die Panik vor dem Zahnarzt psychische Störungen sind. Aber man meint damit nicht die Tatsache, dass niemand von uns gerne zum Zahnarzt geht. Man versteht echt krasse Panikattacken darunter. Das muss ganz schlimm sein. Es gibt wohl auch Menschen, die sich Krankheiten einbilden. Wahnsinn. Wer macht denn so was? Die im Wartezimmer hier sicher nicht. Und was heißt das schon: *normal?* Haben wir nicht alle kleine Macken? Na. Wahrscheinlich. Aber für einen Psychiater sollten meine Macken wirklich nicht ausreichen. Das ist sicher. Ich bin hier komplett fehl am Platz.

In einem Artikel, den ich über Google gefunden habe, wurden auch psychische Essstörungen aufgelistet. *Magersucht.* Und *Bulimie.* Das ist natürlich so gar nicht das, was ich haben könnte. Versteht sich von selbst. In einem anderen Onlinebeitrag wird ein ziemlich neues Phänomen mit dem Namen *Orthorexia nervosa beschrieben.* Dabei handelt es sich um den Zwang, möglichst gesund zu essen. Kann man sich das vorstellen? Ich glaube, man kann aus allem und jedem eine psychische Störung machen. Ich meine, mein komplettes Umfeld wäre krank. Wollen wir uns nicht alle besonders gesund ernähren? Witzig. Des Weiteren fand ich noch eine Essstörung, die man *Binge-Eating* nennt. Übersetzt heißt das so viel wie *Fressgelage.* Nun, bei aller Liebe, ein Fressgelage habe ich noch nicht abgehalten. Ich esse viel und gerne. Es passt auch viel in meinen Magen. Aber ein Fressgelage? Nein, definitiv nicht. Ich kann demnach jede dieser Erkrankungen mit hundertprozentiger Sicherheit ausschließen. Mein Ergebnis: Ich bin kein Psycho!!!

Vollkommen ruhig sitze ich also hier zwischen all den normalen und anormalen Menschen unserer ebenso nicht ganz so fitten und intakten Gesellschaft und warte darauf, endlich zum Arzt zu dürfen. Wohl wissend, dass ich kein Psycho bin!

Als schließlich mein Name aufgerufen wird, führt mich die Assistentin in ein hässliches Zimmer. Ein typischer Untersuchungsstuhl, Regale voller Bücher und Akten sowie ein schrecklicher Schreibtisch springen mir ins Auge. Unordentlich. Grau in grau. Ich wünsche mir den bunten Warteraum zurück, wo all die lieben und doch grundanständigen Menschen saßen und mit mir warteten. Egal, ob normal oder nicht!

Statt des Arztes kommt eine weitere Dame hinzu und legt mir einen Metallring um den Kopf. Zunächst müsse man mich neurologisch untersuchen, sagt sie. Meine Hirnströme sollten gemessen werden. Na gut. Wenn es denn sein muss, bitte. Etwas mulmig ist mir ja schon zumute. Ein Dutzend Kabel wird am Ring angebracht und Elektroden werden an Kopfhaut und Schläfen geklebt. Und nun soll ich mich nicht mehr bewegen und ruhig atmen, ordnet sie an. Hinter mir höre ich ein Gerät arbeiten. Einen Messschreiber, der das Elektroenzephalogramm auf Endlospapier festhält. Da sitze ich nun, ein paar Minuten höchstens, aber es kommt mir vor, als ob ich Stunden hier verbringen würde. Ich kann es hören. Wie die Nadeln des Messgeräts auf dem Papier kratzen. Wild und unkontrolliert. Hin und her. Kleine Wellenlinien, die sich scheinbar wie von selbst zeichnen. Und ich weiß, dass das meine Gehirnwellen sind. Sichtbar gemacht auf klein kariertem Endlospapier, das sich am Schreibtisch entlangschiebt und leise über die Tischplatte schabt. Bis es stoppt. Und wieder warte ich.

Nach einer Weile kommt die Arzthelferin und begleitet mich in den nächsten Raum. Ich solle hier warten, befiehlt sie unwirsch.

Ach? Wirklich. Was Sie nicht sagen. Also warte ich eine weitere halbe Stunde. Und ich gehe umher in diesem Zimmer. Ich schaue mir die Bücher etwas genauer an. Dicke Schinken über Anthropologie, Psychiatrie und Psychotherapie. Nichts, was mich jetzt auf Dauer ablenken könnte. Und ab und an schaue ich aus dem Fenster, doch auch dort ist nichts Interessantes zu erkennen. Ich setze mich auf einen Stuhl, stehe wieder auf und wandle erneut umher. Mir ist langweilig. Schrecklich, es gibt nichts Schlimmeres als Warten. Hätte ich es gewusst, hätte ich mir ein Buch mitgenommen.

Endlich! Der Arzt. Ich begrüße ihn und nenne meinen Namen. Ich hätte außerordentliche Gehirnströme, entgegnet er mir. Das sehe er selten, gibt er mir zu verstehen. Sehr schön. Danke. Er freue sich richtig. Was ich denn von ihm bräuchte, fragt der große Mann vor mir. Und auch ihm erzähle ich von meinem Übergewicht und meiner bevorstehenden Magenbandoperation. Und ich erzähle ihm von meinem ersten Antrag an die Krankenkasse und dass dieser abgelehnt wurde. Und ich hasse es, immer wieder das Gleiche erzählen zu müssen, aber brav, wie ich bin, lasse ich kein einziges Detail meiner bisherigen Anstrengungen aus. Und er fragt mich, ob ich unglücklich sei mit mir und ich verneine natürlich. Weil ich doch nur unglücklich bin mit meinem Gewicht. Nicht mit mir! Ob ich denn schon mal eine Psychotherapie wegen meiner Essstörung in Betracht gezogen hätte. Und ich sage ihm, dass ich keine Essstörung hätte, sondern einfach nur etwas mehr essen würde als andere. Ich gebe ihm ganz deutlich zu verstehen, dass ich weder esse, um mich zu beruhigen, noch weil ich traurig sei. Ich esse auch nicht, weil ich unglücklich sein könnte. Ich sei auch nicht depressiv oder sonst irgendetwas. Ich würde auch nicht heimlich essen. Ich stünde auch nicht nachts auf, um mir den Magen vollzuschlagen. NICHTS dergleichen. Ich wäre einfach *nur* zu dick.

Unser Gespräch endet im Vergleich zur vorausgegangenen Wartezeit äußerst schnell nach fünf Minuten. Ob er mir das Attest schreiben könne, frage ich ihn. Natürlich werde er das Attest verfassen und an die Krankenkasse schicken. Er sehe keinen Grund, warum ich die Operation nicht durchführen lassen sollte. Ich bedanke mich und verlasse zufrieden seine Praxis. Und auf dem Nachhauseweg finde ich, dass das doch alles gar nicht so schlimm war.

Da der Arzt das Attest selbst an die Krankenkasse senden wird, begebe ich mich samt meinem Kuvert, das neue Bescheinigungen, neue Nachweise und eine gehörige Portion neue Hoffnung beinhaltet, auf den Weg zur Post. Diesmal wird es klappen. Ich bin mir so sicher, wenn sogar der Psychodoktor kein Problem damit hat.

Und wieder warte ich. Ich kann es kaum fassen, wie viel Zeit Behörden brauchen, um sich zu äußern. Das Wetter wird besser, die Sonne stärker. Die Wolken verschwinden. Der Mai ist warm und wundervoll in diesem Jahr. Alles sprießt und blüht in tausend unterschiedlichen Farben. Und ich verbringe wartend meine letzten Wochen vor der OP.

Die Wochen vergehen und ich fülle mein Warten. Ich beginne das Internet nach neuer Mode zu durchforsten. Ich frage mich nun intensiver, was die Frau von heute trägt. Die Frau, die schlank ist. Die Schöne. Die Frau, die ihren Körper pflegt und zu kleiden weiß. Ich nehme mir ganz fest vor, eine dieser vielen schönen schlanken Frauen zu werden. Mit schöner Mode, die ordentlich nach Farben sortiert in meinem Schrank hängt. Und Accessoires. Oh, was freue ich mich darauf. Es gibt nichts Schöneres als die passende Kette zum richtigen Hemd. Die Wahl eines Gürtels, passend zu den Schuhen. Und die Taschen. Die vielen Taschen, die ich haben werde. Ich gerate so leicht ins Träumen neuerdings. Mein Blick auf Dinge verändert sich. Das spüre ich genau. Und immer noch wartend, male ich mir die Person aus, die ich zukünftig sein werde. Diese Neue wird ihr Haar lang tragen, stelle ich mir vor, mal gelockt, mal glatt und glänzend. Je nachdem, wie das Sonnenlicht die im Haar schimmernden Farbtöne reflektiert. Effektvoll wird sie selbiges bei Spaziergängen durch die Stadt leicht schwingen lassen. Hin und her. Und mit jeder Bewegung versprüht sie einen Duft aus zarter Frische ihrer morgendlichen Pflege. Um den schmalen Hals kann man deutlich eine aus kleinen, bunten Perlen mit makelloser Oberfläche geknüpfte Kette erkennen, die sich zwischen ihren wohlgeformten Brüsten fängt. Hip ist sie. Hip und modern. Sie trägt ein eng anliegendes Shirt, das die grazilen Rundungen ihres Körpers präzise abzeichnet. Mit jedem Schwung ihrer Hüfte streift es über den eng ihr Becken umschließenden Nietengürtel. Und Jeans. Sie trägt Jeans. Wie lange habe ich schon keine Jeans mehr getragen. Aber sie, diese Frau, trägt Jeans. Eng. Hauteng. Ihre Beine wirken lang in dieser Jeans, die in kniehohen schwarzen Stiefel mit High Heels stecken. Und während sie da so durch die Stadt geht, nein, schwebt, kann niemand den Blick von ihr abwenden. Niemand, der sich nicht fragt, wer die Schöne, die Neue ist. Und ich rufe meinen Namen und ich bin mir sicher, dass sie ihn alle hören und dass alle sehen, dass ich es bin. Und dann höre auch ich sie rufen. Mein Name hallt durch die Straßen der Stadt, durch das ganze Land. Und ihre Stimmen werden lauter und lauter. Und ich höre sie. Wie sie mir ins Ohr schreien. Ziemlich laut! »*Artemis! Artemis! Die Krankenkasse hat geschrieben.*«

Brutal werde ich aus meinem wunderschönen Tagtraum zurück in das wahre Leben gerissen. *Endlich!* Inzwischen ist ja auch schon Juni. Das wird die Zusage sein. Ich bin mir sicher.

Ich öffne den Brief, diesmal mit Zusatzschreiben des MDK, des medizinischen Dienstes der Krankenversicherung, und lese still. Meine Augen sind weit aufgerissen. Mein Atem wird schneller. Mein Blick rennt die Buchstaben entlang. Ich kann kaum fassen, was dort geschrieben steht. Das ist schlimmer als alles, was ich je in meinem Leben über mich gehört, gesehen oder gelesen habe. Niemand zuvor hat mich so beleidigt wie meine Krankenkasse in diesem Schreiben. Das ist unfassbar. Unverschämt. Ich bin empört und gedemütigt vom Inhalt des Briefs.

Im Schreiben heißt es: Der Psychiater habe mir eine *emotional instabile Persönlichkeitsstörung vom Borderline-Typ* attestiert, er meinte, ich hätte *Essattacken bei sonstigen psychischen Störungen (Krankheitsbilder: Bulimie oder Binge-Eating)*. Außerdem läge bei mir eine *»rezidivierend depressive Störung«* vor. (Was heißt denn *rezidivierend* schon wieder?) Der Psychiater rate deshalb zu einem *Magenballon*. Diesen Magenballon würde mir die Krankenkasse nun als *mögliche Therapie vorschlagen*.

Die Krankenkasse sei demnach der Meinung, bei mir existiere eine *psychiatrische Grunderkrankung*. Anzuraten sei deshalb eine *ambulante Psychotherapie* und gegebenenfalls eine *stationäre Reha-Maßnahme in einer Fachklinik für psychosomatische Erkrankungen*. Eine *erfolgreiche Abnahme aufgrund einer Magenreduktionsplastik würde aus vorliegenden Gründen scheitern*.

Ist das zu fassen? Unglaublich. Der Psychiater, der mich in seinem Leben genau fünf Minuten gesehen hatte und sich über außerordentlich gute Hirnströme freute, der Psychiater, der meinte, es gebe nichts gegen eine Magenbandoperation einzuwenden, dieser Psychiater hat mich durch ein vollkommen aus der Luft gegriffenes, komplett falsches und mit Unwahrheiten gespicktes Attest zu einem psychiatrischen Krankheitsfall gemacht. Frechheit. Der hat mich verwechselt. Etwas anderes kann ich mir nicht vorstellen. Ich bin kein Psycho!!!

Im Schreiben der Krankenkasse steht weiter, dass ich gegen diesen zweiten Entscheid nicht mehr widersprechen könne. Einzige Möglichkeit *sei der Widerspruch vor dem Sozialgericht.* Und dies bedeutet: Ich müsste meine Krankenkasse verklagen.

Ich überschlage nochmals. Ich möchte mir ein Magenband implantieren lassen. Die Kosten dafür belaufen sich auf 5500 Euro. Ich habe einen Antrag auf Kostenübernahme an meine Krankenkasse gestellt. Für eine Zusage muss ich sechs Kriterien erfüllen. Diesen sechs Punkten entspricht meine Situation eindeutig. In der ersten Ablehnung wurden die Punkte auch alle anerkannt. Doch die Krankenkasse sah keine Notwendigkeit für einen medizinischen Eingriff. Nun sieht man plötzlich die Notwendigkeit eines Magenballons, von dem niemand zuvor gesprochen hatte. Und einer der sechs anerkannten Punkte ist auf einmal hinfällig, weil ich durch einen Psychiater nach fünfminütigem Gespräch in seiner Praxis zum Psycho gemacht wurde. Es reicht also, dick zu sein, um als psychisch krank angesehen zu werden. Dick bedeutet: krankhaft gestörtes Essverhalten. Dick heißt: Essattacken. Dick sind nur Menschen, die an Binge-Eating leiden. Dick ist nur jemand, der auch krank ist. *Übrigens: Auch Raucher sind somit psychisch krank!* Das ist eine ungeheuerliche Unterstellung.

Mein Entschluss steht fest: Ich verklage meine Krankenkasse! Zugegeben, aus dem anfänglichen Antrag auf Kostenübernahme ist nun ein persönlicher Kampf um Recht und Richtigstellung geworden. Jetzt geht es nur noch darum, dass eine Unverschämtheit, eine unglaubliche Frechheit zurückgenommen werden muss. Es geht um einen Psychiater, der heftig was auf die Mütze kriegen muss. Und es geht darum, dass niemand aus mir einen *psychischen Krankheitsfall* machen darf, nur weil ich dick bin! Ich werde klagen. Ich erhoffe mir nichts. Dafür sind Krankenkassen zu groß und ich zu klein. Aber ich will zumindest einmal kräftig laut meine Meinung gesagt haben.

An das Sozialgericht München

Rechtsstreit gegen Krankenkasse

Sehr geehrte Damen und Herren,

gerne nehme ich zum Schreiben der Krankenkasse und zum MDK-Bericht Stellung.

Schreiben des MDK Bayern

1. Mir ist bewusst, dass das Vorliegen einer krankhaften Adipositas vom MDK aufgrund einer eindeutigen Befundlage mit einem BMI von über 48 kg/m² zu keinem Zeitpunkt infrage gestellt werden konnte. Dieser eindeutige BMI-Wert ist nun einmal der einzige Zahlenwert, der hier nicht zu diskutieren ist.

Nachdem jedoch der BMI-Wert nur eine von sechs Voraussetzungen ist, denen ich für eine Magenbandoperation zu entsprechen habe, und ich mich gegen die Ablehnung der Krankenkasse gewehrt und um ein persönliches Vorsprechen, um eine Untersuchung gebeten habe, hätte mich meiner Meinung nach der

MDK persönlich sehen und hören sollen. Die Ärzte des MDK hätten sicherlich erkannt, dass ich nicht manifest psychisch erkrankt bin. Ein Besuch beim MDK hätte uns allen viel erspart. Davon bin ich fest überzeugt, denn alle Ärzte, die mich bisher gesehen und mich vernünftig untersucht haben, waren für eine Magenbandoperation.

2. Der MDK erkennt die Ausschöpfung meiner ambulanten Therapiemöglichkeiten an und widerspricht diesen auch nicht.

Weight-Watchers 1994, Ananasdiät 1995, Hypnosetherapie 1996, Ernährungsberatung mit speziellem Sportprogramm Februar bis November 1998, Heilfastenkur 16 Tage 1999, Mayo-Diät 1999, Ernährungstagebuch Februar bis November 1998 und drei Monate im Jahr 2000, Xenical, Slim Fast Juli bis Dezember 2002, Ernährungsberatung mit speziellem Sportprogramm Mai bis Juli 2003, letztes Essen vor 17 Uhr April bis Mai 2004, Trennkost 2004, Kohlsuppendiät Mai 2004, Fitnesscenter Mai 2003 bis Januar 2006, Low-Fat, Atkins-Diät Januar bis April 2005, WeightWatchers April bis Mai 2005.

Der MDK rät jedoch zu einer ambulanten/stationären psychotherapeutischen Behandlung, was ich gelinde gesagt als unglaublich und empörend empfinde.

Ich bin kein Arzt, versuche jedoch, die mir hier vorgeworfenen und unterstellten Krankheitsbilder – konkret eine *Bulimie-* oder *Binge-Eating-Störung* – zu verstehen, um mich dazu zu äußern.

Unter einer *Binge-Eating-Störung* versteht man offenbar Folgendes:

• mindestens zwei Essanfälle pro Woche über einen Zeitraum von mindestens sechs Monaten

- Kontrollverlust während der Nahrungsaufnahme mit Verlust des Sättigungsgefühls

- sehr hohe Kalorienzufuhr bei einem Essanfall

- extrem hastiges Essen (Schlingen)

- Essen bis zu einem starken Völlegefühl

- der Essanfall wird nicht durch starken Hunger ausgelöst

- nach dem Essanfall treten Schuld- und Schamgefühle auf, teilweise bis zur Depression

- die Betroffenen leiden unter den Essanfällen

Ich empfinde es als ungeheuerlich, dass bei mir ein solches Krankheitsbild vermutet wird. Hier sind meine Anmerkungen zu den einzelnen Punkten:

- Ich habe weder zwei noch drei noch irgendwelche »Essanfälle« in der Woche, im Monat oder im Jahr. Ich esse einfach nur zu viel.

- Ich habe definitiv keinen Kontrollverlust während meiner Nahrungsaufnahme. Ich weiß, was ich esse und wann und wie ich esse. Ich esse höchst normal. Mit dem Unterschied, dass ich mehr esse als andere und nur deshalb übergewichtig bin.

- Ich unterstütze die Aussage, dass meine Kalorienzufuhr höher als bei anderen dünnen Menschen ist, denn sonst wäre ich nicht dick. Doch deshalb habe ich keinen Essanfall!

- Ich esse langsam und sehr genüsslich, denn ich liebe gutes Essen und die Gemütlichkeit dabei. Mit Menschen an einem Tisch zu sitzen und den Moment zu zelebrieren. Niemals würde ich hastig essen oder, wie es hier genannt wird, »schlingen«.

- Ich esse, bis für mich das Gefühl der Sättigung eintritt, allerdings bin ich noch nie vom Tisch aufgestanden und habe mich übel gefühlt, weil ich »überfressen« war. Niemals!

- Ich habe weder Schuld- noch Schamgefühle, auch leide ich nicht unter Depressionen. Wieso sollte ich das? Weil ich gegessen habe? Ich esse wie jeder andere Mensch auch, nur sicherlich mehr, sodass ich eben dicker werde.

- Nun mag sein, dass Menschen mit Essanfällen unter diesen auch leiden. Ich kann dazu nichts sagen, weil ich keine Essanfälle habe. Wenn Sie mich fragen wollen, ob ich unter meiner Art zu essen leide, dann muss ich das verneinen! Ich esse genüsslich, wohlerzogen, ich schmatze nicht und ich kaue auch nicht mit offenem Mund. Ob ich unter meinem Übergewicht leide? Nun, ich bin eine durchaus attraktive Frau, die in der Welt viel rumgekommen ist und viel gesehen hat, ich leide nicht unter meiner Art zu essen. Ich werde älter und mein Übergewicht strapaziert meine Gesundheit. Um nun nicht darunter leiden zu müssen und um zukunftsorientiert mein Übergewicht zu ändern, strebe ich diese Magenbandoperation an.

Unter einer Bulimie versteht man dagegen

- wiederkehrende Episoden von Essanfällen

- Essensaufnahme in einer kurzen Zeitspanne (bis zu zwei Stunden)

- Kontrollverlust während des Essanfalls

- selbst induziertes Erbrechen

- exzessive sportliche Übungen

- Essanfälle und unangemessene Kompensationsmechanismen treten im Schnitt mindestens zweimal wöchentlich für drei Monate auf

- die Selbstwahrnehmung ist unangemessen durch Figur- und Gewichtsbeeinflussung

- andauernde Beschäftigung mit Essen, unwiderstehliche Gier nach Nahrungsmitteln

- Essattacken, bei denen in kurzer Zeit sehr große Mengen an Nahrung konsumiert werden

- bei Diabetikerinnen kann es zur Vernachlässigung der Insulinbehandlung kommen

- krankhafte Furcht, dick zu werden

Um Sie nicht mit übermäßigem Lesestoff zu quälen, möchte ich hier deutlich äußern, dass ich **keinem** dieser Punkte entspreche. Ich sage dies mit reinem Gewissen!

3. Der MDK spricht von einer »psychogenen Essstörung«. Auch hier habe ich mich schlaugemacht, da ich nun kein Arzt bin. In einer Patienteninformation fand ich auch hierzu eine Beschreibung:

Was sind psychogene Essstörungen?

Essen und Trinken werden normalerweise durch Gefühle von Hunger und Durst gesteuert und dienen der Sättigung oder der Durststillung. Wenn Menschen über das Sättigungsgefühl hinaus Nahrung zu sich nehmen, um Zustände innerer Anspannung und Traurigkeit oder innerer Leere zu beeinflussen, spricht man von einer psychogenen Essstörung, die oft mit massivem Übergewicht einhergeht. Andere Formen psychogener Essstörungen sind die Magersucht und die Ess-Brech-Sucht.

Ich habe keine psychogenen Essstörungen. Ich esse weder aus Frust noch aus Zuständen innerer Anspannung. Ich bin definitiv kein trauriger Mensch. Das Gefühl der inneren Leere kenne ich nicht mehr oder weniger als der Rest der Menschheit. Natürlich bin ich weder magersüchtig noch habe ich eine Ess-Brech-Sucht. Wenn Sie mich fragen, ob ich mich mit Essen beruhige, tröste oder mich gar glücklicher fühle, dann muss ich das definitiv verneinen! Ich esse gerne und ich esse viel, oft eben zu viel.

Ich bin nicht psychisch krank, ich habe Übergewicht – und ich betone, ich bin bereit, einen unabhängigen Psychiater aufzusuchen, der ein seriöses Gutachten erstellt und nach meiner Ansicht zur selben Diagnose kommen müsste. Ich habe keine psychogene Essstörung und keine »manifeste psychische Erkrankung«. Ein Magenband ist für mich die einzige Lösung, langfristig abzunehmen.

Nach Ansicht des Gutachters vom MDK ergeben sich keine neuen medizinischen Aspekte gegenüber der letzten Stellungnahme. Da diese Stellungnahme aufgrund eines zweifelhaften Gutachtens erarbeitet wurde, sehe ich sehr wohl medizinische Aspekte, die zu untersuchen wären. Und was ein tatsächlich seriöses psychiatrisches Gutachten über meine »Erkrankung« ergibt. Die daraus folgenden Erkenntnisse wären sicherlich auch wichtig für die Krankenkasse und den MDK bei ihrer Entscheidungsfindung zu meiner Magenbandoperation.

Mit freundlichen Grüßen...

Das Sozialgericht hat mir geschrieben. Und ja, es wird meinen Fall verhandeln, und ja, ich werde unabhängige Psychiater aufsuchen müssen, die mich untersuchen und weitere Atteste ausstellen. Und nein, ich werde mich jetzt nicht weiter darum kümmern, weil ich in drei Tagen operiert werde.

11

DAS LETZTE ABENDMAHL
(JUNI 2007)

Die durchdringende Würze griechischer Speisen liegt in der Luft. Minze, Oregano, Thymian und Rosmarin. Gewürze, die mich ein Leben lang begleitet haben. Sie werden auch weiterhin meine Nase zärtlich kitzeln dürfen. Ihr Duft wird mich auch morgen noch betören und mich auch in Wochen, Monaten und Jahren bezirzen. Aber niemals wieder gepaart mit Unmengen an gutem Olivenöl. Niemals wieder werde ich das schmackhafte, selbst gebackene Weißbrot meines Lieblingsgriechen in das gute kretische Olivenöl tunken, um es dann, triefend nass und vollgesogen, mit all den begehrten Kräutern zu bestreuen und genüsslich zu verzehren. Ich werde lernen müssen, auf Moussaka zu verzichten, dessen so gesunde Zutaten liebevoll in stundenlanger Vorbereitung frittiert, geschichtet und letztendlich mit einer Haube prächtig dicker und reichhaltiger Béchamelsoße überbacken wurden. Statt des fetthaltigen griechischen Joghurts, der, umringt von gutem griechischen Honig – aus Feldblumen, Wildkräutern und Pinienbäumen mithilfe Tausender glücklicher griechischer Bienen gewonnen – und bestreut mit frischen griechischen Walnüssen, kann, nein, darf es ab jetzt nur noch der nullprozentige sein, den ich mir leider ohne Honig und leider auch ohne Walnüsse, egal, ob griechisch oder nicht, einverleibe. Das ist schmerzhaft. Und Lamm. Ja, Lamm. Im Holzofen über Stunden bei mäßiger Hit-

ze geschmort, gehört ihm meine ganze Zuneigung. Man soll das
Lamm nicht hetzen, sagte meine Mutter immer. Nur so könne es
seinen unwiderstehlichen Geschmack entwickeln. Nur so würde
es später auf der Zunge zergehen. Nein, nicht auf meiner Zunge.
Natürlich nicht, aber auf all den Millionen anderen Zungen dieser Welt. Das ist noch viel schmerzhafter, als ich erwartet habe.

Ich leide. Ich bin nach München geflogen. Und leide. Morgen
früh rücke ich ein. Und ich spüre nur Leid. Eigentlich wäre heute
ein Tag, an dem ich glücklich durch die Welt spazieren könnte.
Die Sonne scheint. Das Warten hat ein Ende. Meine Operation
steht nun endlich vor der Tür. Aber ich? Ich leide. Dabei ist es so
einfach, so menschlich. Mein Verlangen. Ich will sie noch ein Mal
spüren, diese grenzenlose Freiheit der Nahrungsauswahl. Nur
noch ein einziges Mal den Kopf ausgiebig in die Speisekarte meines Lieblingsrestaurants stecken. Nur noch ein Mal die verbotene
Zone betreten. Dort, wo nur Herr Koch den Löffel wie das Zep-
ter eines Königs schwingen darf. Dort, wo all die schmackhaften
Gaumenschätze, die mein Magen so begehrt, darauf warten, von
mir entdeckt, erkämpft und erobert zu werden. Zur Küche, die
tief im Inneren des Restaurants im Verborgenen liegt. Noch ein
Mal verstohlen in die laut vor sich hin brutzelnden Töpfe lugen,
um mich dann gar überwältigt von Dampf und Duft der hier dar-
liegenden Speisen kraftlos zu ergeben und danach zu schmach-
ten, wonach mir so sehr gelüstet – hervorragend schmackhaftes
griechisches Essen! Und dazu ein guter Tropfen Rotwein.

Ist das zu viel verlangt? Ist das etwa die Sünde, die ich niemals
begehen darf? Mein ganz persönlicher Sündenfall? *Nicht der Apfel
war ihr Ende. Nein! Es war die Vorspeise beim Griechen, die sich ihr darbot ...*
und die ich nicht diszipliniert ablehnen konnte. Ich bin schwach.
Schwach klein und hilflos. *Sie muss sich dem hingeben. Nur noch dieses
eine letzte kleine, klitzekleine Mal.* Ich ergebe mich. Ich erliege meiner

Gier. Diesem gierigen, in mir reißenden und kläffenden Hunger. Ich ergebe mich kampflos. Ab morgen wird sich alles ändern. *Nur heute nicht.* Nein, heute nicht. Ich werde meinen Gelüsten nachgeben. *Und nicht kämpfen, nein.* Ab morgen erst. Dann ändere ich mein Leben.

Es ist früher Nachmittag, als ich einen guten Freund anrufe und ihn zum Essen einlade. Einen Mann! Man geht nur mit Männern essen. Wenn du *essen* willst, dann gehe nie mit Frauen. Die schauen dir nur auf den Teller. Und wundern sich über die Portionen, die dein Magen aufnehmen kann. Also Frauen? Ein ganz klares *Nein.* Männer? Ja. *Nun, das stimmt nicht ganz, nicht alle Frauen essen wie kleine Vögelchen.* Zumindest ist mir nur eine Frau bekannt, die noch mehr essen kann als ich. Und dabei, wie unverschämt, gerade mal 56 Kilo wiegt. Dieses Glück hätte ich auch gerne. Sie betitelt sich selbst als *Futterneider.* Also isst sie immer mehr als ich. Und das schafft sie locker. Einmal zum Frühstück hat sie sogar sieben Paar (!) Weißwürste verdrückt. Problemlos. Da muss sogar ich mich übergeben! Na ja, tut auch nichts zur Sache jetzt. Willst du also essen? Dann geh nur mit einem Mann. Willst du dann noch essen, was du willst, ohne dass der Typ seinen Geldbeutel mit aller Kraft umfasst, ihn schützend zusammenhält und mit Bauchkrämpfen zusammenbricht, dann ist es am besten, *du* lädst ihn ein. Selbst ist die Frau. Zahle selbst, iss, was du willst, nimm einen Kerl mit, der dich nett unterhält, und alles ist gut. Allein essen zu gehen, ist dagegen komplett verboten. Das tut man als Frau nicht. Also muss ein Mann her. Meiner ist in der Schweiz. Er muss arbeiten. Demnach wird mich besagter guter Freund begleiten.

Wo wir hingehen? Ganz klar. Zum besten Griechen der Stadt. Bei mir um die Ecke. Mein Leben war trist, bevor *er* kam. Aber von dem Moment an, als dieses griechische Restaurant, keine

50 Meter von meiner Wohnung entfernt, eröffnete, wurden meine Tage hell. Und bezaubernd. Wie in einem Schlaraffenland. Geschmackvoll! Griechisch essen, griechisch trinken, griechisch feiern bis in die Morgenstunden und dazu noch Griechisch reden. Ohne Punkt und Komma. Laut. Durcheinander. Und über alle Tische hinweg. Reden. Erzählen. Sprechen. Brüllen. Schreien. Ab morgen wird das zu meinem vorherigen Leben gehören. Aber heute werde ich Abschied feiern.

Ich nehme natürlich einen Nichtgriechen mit. Das ist lustiger. Die vertragen nicht so viel Ouzo. Und der Kopf hängt ihnen am Tag darauf zwischen den Knien. *Ha! Selten so gelacht.* Außerdem verstehen sie auch nicht jedes Wort. Und das ist noch viel lustiger, denn man stelle sich vor: Ouzo, viel Ouzo. Dazu viele Griechen, die alle laut sind. Und alle durcheinanderreden. Und dann wird alles noch viel lauter. Und alles dreht sich schließlich, wegen des Ouzos, und man versteht nur jedes zehnte Wort. Und dann, irgendwann spät, kommen die Knie zum Einsatz und der Kopf dazwischen und der arme Kerl, der sich die Seele aus dem Leib ... na, lassen wir das besser. Ha. Der gemeine Grieche ist natürlich immer kavaliersmäßig und zuvorkommend. Er ist gastfreundlich und bietet gerne an. Aber er hat zugegeben eine wirklich bombastische Riesenportion Schalk im Nacken. Und den genau will ich am heutigen letzten Abend um mich haben. So soll mein Abschiedsessen sein. Und so soll heute auch gleich mein Magenband begrüßt werden, denn danach geht das sicher nicht mehr. Heute Abend will ich feiern. Laut. Lustig. Und sehr griechisch! Mit allem, was dazugehört. *Ups! Vorsicht! Vielleicht braucht ja auch jeder Grieche einen Psychiater, weil er isst und isst und noch mehr isst und dabei auch noch so glücklich ist.* Ich lach mich tot. Heute gehört der Abend mir.

Es klingelt. Hetze auch das Kind nicht, sagte meine Mutter immer, also begebe ich mich sehr gemächlich an die Tür und öffne.

Da steht er. Ben. Und ich kann erkennen, dass er genau weiß, was ihn an diesem Abend erwartet. Denn mit einem kleinen verstohlenen Lächeln gibt er mir gleich zu verstehen, dass er diese Nacht maximal zwei kleine Ouzos trinken wird, mehr nicht. *Soll ich gleich lachen oder später?* Er sagt das mit Nachdruck. Er ist der festen Überzeugung, dass es auch genau so sein wird. Na, wir werden sehen, was passiert.

Als wir die Taverne betreten, werden wir auch gleich überschwänglich begrüßt. Ein Küsschen hier, eins dort. Was ich denn mache? Und wo ich denn gewesen sei, all die Zeit? Und dann wird umarmt und gedrückt und nochmals geknutscht und der Koch kommt und zieht mich sogleich in sein Reich.

»Schau, was ich gekocht habe. Als ob ich gewusst hätte, dass du kommst. Kannst du es riechen?« Oh ja, und wie ich es riechen kann. Lamm. Lamm in zarter Zitronensauce mit viel Knoblauch und ganzen Zwiebeln geschmort. Dazu Rosmarinkartoffeln und Zaziki. Ein Traum. Meine Erinnerungen an zu Hause werden in solchen Momenten wachgerüttelt. Meine Mutter kochte dieses Gericht auch. Und meine Tante natürlich. Und die Oma. Ach, alle. Ich glaube, ich aß das schon, da hatte ich gerade mal einen Zahn. Und hast du keinen? Dann kriegst du es eben als Brei. Griechisches Lamm mit gesundem Gemüse und guten Kartoffeln und alles in viel gesundem Olivenöl. Und dazu gutes, gesundes Weißbrot. Du magst kein Lamm? Egal. Dann bekommst du das Weißbrot mit drei, vier, fünf großen Esslöffeln Honig. Das ist auch gesund. Man soll doch groß und stark werden. Und ja. Groß und stark – das bin ich geworden.

»Ich habe ganz frisches Taramas gemacht heute. Und Auberginensalat. Den magst du doch so gern. Und wenn du willst, mach ich dir noch Tintenfisch als Vorspeise.« Oh Gott, ich seh schon.

Das wird heftig heute. Lass dir viel Zeit beim Essen. Der Koch
heißt Sokrates und ist Kreter. Nun, Kreter trifft auf Kreterin.
Was wird passieren? Ich werde mich hinsetzen und warten, bis
mir Sokrates das Essen bringt. Was dann auf den Tisch steht,
wird gegessen. Ohne Widerrede. Er bringt. Ich esse. Das heißt:
wir. Denn auch mein Gast muss sich meinem kretischen Lieb-
lingskoch fügen.

»Setz dich an einen schönen Tisch. Ich komme gleich mit den
Vorspeisen.« Ja. Sofort, Maestro. Griechisch essen ist besonders. Man bestellt nicht eine Vorspeise oder eine Hautspeise. Es
kommt einfach alles auf den Tisch und dann nimmt man sich –
von allem. Man isst, was einem schmeckt. Und so viel man will.
Dutzende von Gabeln und Löffeln tauchen in die lecker ange-
richteten Vorspeisen ein. Und im Nu sind sie weg. Gegessen.
Aber das ist nicht weiter schlimm. Denn mit einem Wink kommen weitere Portionen der geliebten Speisen. Das Lamm wird
gewöhnlich nicht als Portion serviert, sondern abgewogen und
je nach Gewicht auf riesigen Servierplatten zu Tisch gebracht.
Das ist hier, in Nichtgriechenland, natürlich anders. Hier kann
man selbstverständlich seine eigene Portion bestellen, wenn man
möchte. Aber auch nur, wenn der Koch dir nicht persönlich das
Essen zusammenstellt und dieses an den Tisch begleitet.

Ich verlasse die Küche, ein Schälchen Oliven in der einen, eine
kleine Portion Feta-Käse in der anderen Hand. Die musste ich
mitnehmen. Die Vorvorspeise quasi.

Ben sitzt an einem der gemütlichen Holztische, man kennt sie,
naturbelassen mit einer Kerze obendrauf, und erwartet mich. Vor
ihm steht bereits das erste Fläschchen Ouzo. Man fängt immer
sehr klein an. Die Fläschchen werden später natürlich größer.
Neben ihm steht Jannis. Ein Kellner. Er brachte den Ouzo. Also

wird er ihn auch mit uns trinken. Nicht irgendeinen Ouzo, sondern den besonders guten. Besondere Gäste bekommen eben besonderen Ouzo. Den teureren. Und das auf Kosten des Hauses. Der Heimat sei dank. Später werden dann Costas und Pandelis und Petros, die anderen Kellner, die nach und nach wachsenden Fläschchen, gefüllt mit feinem Traubensud, herbeibringen. Und auch sie werden ihn mit uns trinken. »Stin igiá mas.« Wir prosten uns zu und zack, ist der erste schon weg.

Jannis geht, um die nun bereitstehenden Vorspeisen zu bringen, und schon nach wenigen Minuten wird unser Tisch von einem Meer an feinen Leckereien unterschiedlicher Größen überschwemmt. Der Grieche nennt sie liebevoll Mezedakia. Kleine, schmackhafte, sehr nett angerichtete Gaumenfreuden, die uns nun vor der Nase liegen. Mit Zwiebeln sauer eingelegte warme Linsen. Tirokafteri, ein Schafskäsemus, das ziemlich scharf und würzig daherkommt. Gegrillter Oktapus in Öl und Essig. Mit Feta gefüllte Paprika. Zaziki. Taramosalata, meine liebste Fischrogenpaste. Skordaia, ein pures Knoblauch-Öl-Gemisch, das löffelweise auf Brot gegessen besonders gut mundet und noch einen Tag später Dutzende um dich herumstehende Menschen wegrennen lässt. Melizanosalata, die Auberginencreme. Und schließlich auch Pita, ein mit Olivenöl bestrichenes und mit Knoblauch und Salz bestreutes Fladenbrot. Der Normalsterbliche wäre dank dieser Mengen – also der kleinen griechischen Vorspeisen – pappsatt. Nicht wir! Für Ben und mich sind das Appetizer, die den Magen für weitere delikate griechische Speisen öffnen und vorbereiten sollen. Man wünscht uns guten Appetit, und wie sonst soll dies geschehen als mit einem weiteren Glas Anisschnaps? »Stin igiá mas.« Wir prosten uns zu und zack, ist der zweite weg.

Habe ich erwähnt, dass ich kaum Alkohol trinke? Und habe ich auch erwähnt, dass ich, wenn ich dann doch mal Alkohol trinke, diesen gar nicht gut vertrage und auf fürchterlich peinliche Art und Weise beginne, das Mobiliar zu zerstören? Nein, das soll heute nicht passieren und ich entschließe mich, das nächste Glas langsam und in kleinen Schlückchen über den ganzen Abend verteilt zu genießen. Quasi schummeln. Legal schummeln.

Und wir essen und reden und wippen mit unseren Füßen zum Takt griechischer Klänge, die durch die Lautsprecher dringen. Und trinken und essen wieder und wir lehnen uns gegen den Stuhl und ja, der Magen wird gefüllt.

Pandelis kommt an unseren Tisch und wir erzählen von alten Zeiten. Als ich noch ein Hexenhäuschen in Feldkirchen bei München besaß. Er arbeitete damals in einer griechischen Trattoria. Wo auch sonst. Sie lag knapp zehn Minuten Fußmarsch von mir entfernt. Ich kaufte dort gerne ein. Täglich. Es gab auch so viel: leckere, in Olivenöl ertränkte griechische Köstlichkeiten. Mezedakia eben. Und Pandelis und ich, wir kamen ins Gespräch und wurden Freunde und verloren uns von diesem Moment an nie wieder aus den Augen. Nun arbeitet er hier. Im Restaurant bei mir um die Ecke. Und jeder Besuch wird zum Treffen alter Freunde. Und wie soll man darauf sonst anstoßen als mit einem weiteren Gläschen besonders gefährlichem, direkt ins Gehirn vordringendem und graue Zellen vernichtendem, nicht jugendfreiem, hochprozentigem Anissaft. Auf Kosten des Hauses. »Stin igiá mas.« Wir prosten uns zu und zack, ist der dritte weg.

Nein, nicht ganz. Denn ich habe es durchgezogen und habe an meinem nur leicht genippt. Und wie es sich gehört für eine Dame, die ganz legal schummelt, stelle ich das Glas fast unberührt wieder vor mich auf den Tisch. Ben merkt das nicht. In einem Zug hat er das Glas geleert, und ich kann in seinem unkontrolliert wirkenden Blick erkennen, dass der Vorsatz, nicht zu trinken, für den nächsten Besuch beim Griechen gelten soll.

Als die Hauptspeise an unseren Tisch getragen wird, sind wir schon längst nicht mehr hungrig. Der Magen ist voll. Ben sticht für einen kurzen Moment in seine Dorade ein, bevor er anfängt, den Fisch zu entgräten und ihn unter lautem Schmatzen zu verputzen. Es scheint ihm zu munden. Auch wenn Ben zu platzen droht. Und ich? Mich quälen für genau fünf Sekunden die bösen scharfen Bisse meines Gewissens. Soll ich, soll ich nicht? Dieses wunderbar riechende, zarte und saftige Lamm an Rosmarinkartoffeln. Ich kann jedoch diesem verlockenden Duft von ofenfrischem Fleisch, der in meine Nase emporsteigt, nicht widerstehen und esse daraufhin meinen Teller ratzfatz leer. Wäre mein Bauch von Haus aus flach, würde man nach einem solchen Essen eine starke Wölbung erkennen können. Das ist sicher. Doch mein Bauch ist seit Langem schon kugelrund und es fällt mir schwer zu entdecken, ob er nun noch runder ist als zuvor. Wir reden währenddessen kein einziges Wort. Wir sind beschäftigt. Mit Essen. Und Kauen. Und Trinken. Wir schieben uns eine Gabel nach der anderen in den Mund. Und wir lieben es. Wie soll man dazu auch Nein sagen können.

Der Abend schreitet voran, viele Fläschchen wurden geleert. Die übrigen Gäste sind gegangen. Und wir haben unseren Tisch verlassen. Eigentlich hatten wir vor, zu gehen, nachdem ich mich doch in aller Frühe im Krankenhaus einfinden musste. Aber man hat darauf bestanden, dass wir bleiben. Jetzt gehe es richtig los, sagt Costas. Und so sitzen wir nun an einem anderen Tisch nahe der Tür, durch die wir eigentlich hätten gehen wollen. Mit uns am Tisch: die Kellner und der Koch und Teller. Unzählige Teller voller unterschiedlicher Desserts. Die köstlichsten Süßspeisen mit Obst und Nüssen ersaufen in einem See von Sirup und warten darauf, endlich verdrückt zu werden. Ich kann nicht mehr. Beim besten Willen. Aber wir ja haben Zeit. Und so werden nach und nach die Löffelchen mit quietschenden Lauten über die Teller gezogen und mit unwiderstehlichem Nachtisch gefüllt, der in unsere Mägen wandert.

Wir sitzen am Tisch und leeren die Teller. Und sind diese leer, so leeren wir Gläser und aus Fläschchen werden Flaschen. Und auch diese sind bald leer.

Das Schlimme am Alkohol ist, dass man ihn erst dann richtig bemerkt, wenn man sich vom Tisch erheben möchte. Und jetzt spüre auch ich ihn. *Böses, böses, flüssiges Gift.* Ich hatte aufgehört zu schummeln, um mit all den anderen gemeinsam anzustoßen. Lange zuvor. Es ist schlimm, betrunken zu sein. Ich weiß. Aber noch schlimmer ist es, nüchtern zwischen glücklich Betrunkenen zu sitzen.

Ich sollte nun wirklich gehen. Jetzt sofort. Aber in meinem Kopf dreht sich alles. Drunter und drüber. Auch scheint es mir, als säßen nun noch viel mehr Menschen am Tisch als zuvor. Sicher doppelt so viele. In vier Stunden muss ich aufstehen. Das Magenband wartet. Wie, bitte, soll dieses Magenband eng um eine volle, pralle Kugel gezurrt werden? Wie soll das funktionieren? Und vor allem, wie soll ich mich in meinem jetzigen Zustand unter die Augen von medizinischem Personal begeben? Mein Operateur wird mich hochkant rausschmeißen. Ich versuche Ben zum Gehen zu bewegen. Aber das ist schwierig. Ich stehe mit einem Ruck auf und tue so, als ob ich noch total fit sei.

»Wir müssen jetzt gehen.« Ich versuche mein Lallen zu unterdrücken. »Morgen wird ein harter Tag und ich habe einiges zu erledigen.« Noch immer habe ich niemandem außerhalb meines engsten Freundeskreises von meinem Vorhaben erzählt. Und so soll es auch bleiben. Zumindest hoffe ich das. »Ach, bleib doch noch. Die Nacht ist noch jung!« Oh nein. Darauf gehe ich nicht mehr ein. Ich kann meinen Körper kaum noch bewegen. Ich sehe Ben, wie er sich noch einen allerletzten Schnaps in den Rachen schüttet. Mit einem festen Handgriff packe ich ihn an der Schulter: *»Gehen! Sofort!«* Das hat Ben verstanden. Er findet Halt und mit letzter Kraft schafft er es, aufzustehen und mit mir gen Tür zu wanken. Wir verabschieden uns, versprechen, bald wiederzukommen. Und nur ich weiß, dass ein Abend wie dieser für sehr lange Zeit tabu sein wird. Zumindest für mich. Aber ich bin glücklich. Denn ich hatte das beste Abschiedsessen. Heute. Das letzte Essen für lange Zeit. Denn ab morgen wird alles anders.

12
NÜCHTERN (27. JUNI 2007)

Mein Wecker klingelt. Laut und durchdringend. Ich hasse dieses Geräusch. Wie es mich nervt! *Lass mich schlafen.* Schmerzen, fürchterliche Schmerzen peinigen meinen Hörnerv. Es klopft und hämmert und will nicht enden. Draußen ist es noch dunkel. Leise und zart, fast durchsichtig leicht, kann ich etwas in den Windungen meines Gehörgangs erkennen. Undeutlich. Ich tue mir schwer. Eine Stimme? Ja. Ganz klar eine Stimme. Ein Wort. Aber welches Wort? Was will mir diese Stimme so sanft in meinen Kopf flüstern? Ich kann nichts verstehen. Ich kann es nur erahnen. *Sprich lauter, Stimme. Sprich lauter zu mir. Magenband! Magenband! Magenband!*

Oh nein. Ich wäre imstande, meine eigene Operation zu verschlafen. Im Nu sind meine Augen offen. Mit einem Sprung stehe ich aufrecht neben meinem Bett. Alles dreht sich. Alles ist unscharf. *Mist.* Ich kann ihn fühlen, wie er durch mein Blut strömt, lang anhaltend und penetrant unnachgiebig. Der Restalkohol. Schande über mein Haupt.

In zehn Minuten wird der Taxifahrer vor meiner Tür stehen und heftig die Klingel betätigen. Diesem schrillen, ohrenbetäubenden Ton möchte ich entgehen. Duschen? Kann ich im Krankenhaus auch. Aber Zähne putzen, das muss sein. Und dann schnell an-

ziehen. Ein kleiner Koffer steht fertig gepackt neben der Woh-
nungstür. Noch eine Jacke überziehen und samt Köfferchen hur-
tig die Treppe nach unten jumpen.

Erst im Taxi bemerke ich trotz andauernder Betäubung meiner Sinne eine stetig wachsende Nervosität. Aufregung. Stress.
Spannung. Ungeduld. Lampenfieber. Ja. Lampenfieber, das
scheint mir der perfekte Ausdruck. Ich will, dass es endlich los-
geht, aber Angst habe ich trotzdem. Ich bin ungeduldig, ich kann
es kaum noch erwarten, aber trotz allem fürchte ich mich vor
dem Moment, in dem ich in einen sterilen OP-Saal geschoben
und schließlich aufgeschnitten werde. *Wir haben das schon zehn Mal
durchgekaut. Nicht noch einmal. Du weißt, warum du das tust. Und du
weißt, dass du es tun musst. Also. Beruhige dich. Du wirst deine Kräfte an-
derweitig benötigen.* Stimmt.

Im Krankenhaus angekommen, schiebe ich meinen beschwips-
ten und übernächtigten Körper in die Aufnahme. Ich nenne
meinen Namen und erkläre, dass ich heute operiert werden soll.
»Nein, natürlich nicht heute. Morgen früh«, stellt die Schwester
richtig. Gott sei Dank. Eine kleine Galgenfrist bleibt mir. Heute
ist wohl ein Tag diverser Tests, auch Bluttest? Ob die meinen
Alkoholspiegel messen können? *Frau Gounaki wurde mit etlichen
Promille eingeliefert.* Ich hoffe nicht. Nun, was soll schon passieren,
wenn ich gestehe. Besser ist es, eine Peinlichkeit zuzugeben, als
dabei erwischt zu werden oder sie sogar zu leugnen. Leicht ver-
schämt beichte ich der Schwester den gestrigen Abend. Sie lächelt. Menschlich, nicht wahr? Ja. Menschlich. Das denkt auch
sie. Ich solle mir keine Sorgen machen. Sie werde mich zunächst
in mein Zimmer bringen. Dort solle ich mich erst einmal einrich-
ten. Ich dürfe dann auch gerne noch ein Stündchen schlafen. Der
Anästhesist werde mit einem Fragebogen zu mir kommen, um
die OP-Vorbereitung und die Durchführung der Narkose zu be-

sprechen. Ja, Schlafen ist prima. Und wann kommt der Doktor? Mein Doktor. Er werde sich auf jeden Fall noch heute bei mir melden, um über den morgigen Eingriff zu reden.

Die Schwester führt mich in mein Zimmer im ersten Stock. Viel erwarte ich nicht. Es ist ein Krankenhaus. Was soll hier schon aufregend an einem Zimmer sein? Kahle, weiße Wände, ein typisches Krankenhausbett, ein Tisch. Ein Stuhl, ein Fernseher, der meist an der Wand befestigt ist, und ein Bad mit Dusche. Mehr nicht. Wir betreten das Zimmer und es ist das, was ich erwartet hatte. Nicht mehr und nicht weniger. Die Wände sind weiß. Eigentlich ist alles weiß. Bis auf den schwarzen Flimmerkasten. Und das Bett, dessen Gerüst unter Matratze und Bettbezug an manchen Stellen sichtbar metallisch hervorlugt. Eine riesige Fensterwand erhellt meine seitlich begrenzten drei restlichen Wände und natürlich habe ich einen Balkon. Groß und geräumig. Schön.

Ab jetzt bin ich krank. Mit allem, was dazugehört. Und so packe ich meinen Koffer aus, entleere meinen Kulturbeutel auf dem Bett und räume den Inhalt ins Bad. Handtücher lege ich in den Schrank, die Unterwäsche auch. Den Bademantel hänge ich hinter die Tür. Duschen wäre jetzt angesagt. Ich sollte Ärzten und Schwestern für etwaige Untersuchungen frisch und duftend bereitstehen. Alles andere wäre nicht zu dulden. Minuten später stehe ich unter dem auf mich einprasselnden Wasserstrahl und genieße. Ich muss mich allerdings an den Wänden der Dusche abstützen. Mein Gleichgewichtssinn scheint nicht im Geringsten hergestellt, so schwanke ich in der Nasszelle hin und her und bei geschlossenen Augen ist es gar schwierig, mich aufrecht zu halten. Kurz danach wickle ich mich in meinen übergroßen Bademantel und insgeheim wünsche ich mir, diesen schon bald gegen einen sehr viel kleineren eintauschen zu können. Ordentlich, wie ich bin, lege ich meine Straßenkleidung in den Koffer, stelle die Schuhe daneben und ziehe mir ein Nachthemdchen über, das ich mir extra für diesen Aufenthalt besorgt habe. Ich will gut aussehen, wenn ich mein Leben neu starte. Und so lege ich mich auf das klinisch frische Bett und horche Sekunden später intensiv und tief in mein Kissen.

»Frau Gounaki, der Narkosearzt würde gerne mit Ihnen sprechen.« Eine Schwester flüstert mit zarter Stimme. Ich bin doch wach. Und bereit. Ein Blick auf die Uhr verrät mir, dass ich ganze zwei Stunden ins Land der Träume eingebrochen bin, um dort meinen Rausch auszuschlafen. Jetzt fühle ich mich besser. Alles dreht sich schon viel langsamer. Ein junger, gut aussehender Arzt betritt den Raum und stellt sich ans Ende meines Bettes. »Guten Morgen, Frau Gounaki. Ich würde mich gerne mit Ihnen über die morgige Narkose unterhalten. Ich hätte hierzu ein paar Fragen.« Ich greife nach meinem Bademantel und schlüpfe hinein, während ich aus dem Bett steige. »Wollen wir uns an den Tisch setzen?« Mit zwei Schritten, denn das Zimmer ist klein, bin ich am Tisch und setze mich. »Gerne doch.« Ich bin höflich, weil er es ist. Und weil er mir gefällt. Der junge süße schnuckelige Arzt ... er sieht wirklich gut aus, dieser charmante Anästhesist. »Legen Sie los. Was wollen Sie wissen?«

»Erstens brauche ich Ihr genaues Gewicht.« Mist! Da lernt man einen tollen Mann kennen, der auch noch Arzt ist, und das Erste, was er wissen will, ist mein Gewicht. Na super. Und tschüss. »139 Kilogramm«, antworte ich ihm leise, fast unverständlich. »Bei einer Größe von?«, oh Gott, ganz schön geschäftig, der Gute. »1,72 Meter«, entgegne ich ihm nun etwas lauter. »Wurden Sie schon einmal operiert?« Er hat tatsächlich einen Fragenbogen vor sich, den er Punkt für Punkt abhakt. »Nein, nicht wirklich. Einmal am Finger, aber der wurde nur örtlich betäubt.« Er schaut mich fragend an. »So weit ist das alles gut gelaufen damals. Nichts Nennenswertes.« Ich streiche ihn von der Favoritenliste. Der ist mir zu kühl. Hallo. Ich habe vielleicht Angst? Kannst du mal ein wenig freundlicher sein? »Leiden Sie an Herz- oder Kreislauferkrankungen? Erkrankungen der Atemorgane?« Nein, definitiv nicht! »Ist Ihnen eine Allergie bekannt?« Ah, da war doch was. Wie hieß das noch? »Ja, Nickel.« Das scheint ihm wohl nicht spektakulär genug. Nickel, was ist das schon? »Nehmen Sie regelmäßig Genussmittel wie etwa Alkohol, Nikotin oder Drogen zu sich?« Ups. Jetzt hat er mich. Ich wusste, das würde kommen. Jetzt muss ich ihm von meinem Fress- und Saufgelage von vergangener Nacht erzählen. Man stelle sich vor, man wacht während einer OP auf und kriegt alles mit, weil die Narkose nicht mehr wirkt. Man hat Schmerzen und merkt, wie einem der Bauch aufgeschnitten wird. Nein. Nein. Peinlich ist das. Okay. Den süßen Doktor sehe ich sowieso nie wieder in meinem Leben. Also. »Eigentlich trinke ich nichts. Aber gestern Nacht war ich mit Freunden beim Feiern und hab dann ganz schön über die Stränge geschlagen. Sie würden es sicher jetzt noch in meinem Blut messen können. Und ja, ich rauche. Ziemlich viel. So etwa ein Päckchen am Tag, manchmal noch mehr.« Wenigstens kann er nett lächeln. Auch wenn er scheinbar das alles gar nicht gutheißen kann.

Danach fragt er mich noch nach Rückenproblemen. Natürlich habe ich die. Wegen meines Gewichts. Und wir reden kurz über das Magenband, was er natürlich auch gut findet, und schließlich beendet er sein kleines Fragensammelsurium mit einer letzten Frage. »Sind Sie schwanger?« Und auch wenn er Arzt ist, so lässt mich so eine Frage immer ein wenig rot werden. Und ich beantworte sie mit einem klaren Nein. Nicht etwa, dass ich nicht schwanger werden könnte. Ich habe einen Mann und verdammt guten Sex. Aber schwanger bin ich deshalb nicht!

Er bedankt sich für meine Geduld und schüttelt mir die Hand zum Abschied. Bevor er geht, fragt er: »Haben Sie noch andere Piercings als die in Ihrem Gesicht?« Oh, ja. Die habe ich, aber was haben sie mit der bevorstehenden OP zu tun? Ich solle darauf achten, alle Piercings vor dem Eingriff zu entfernen. Und ich frage mich warum. Denn ich werde doch am Magen operiert. Meine Piercings sind weit vom Magen entfernt. Ich wünsche ihm einen schönen Tag, bevor er geht.

Als er weg ist, bemerke ich die Schwester, die immer noch im Zimmer steht. Ich war so konzentriert auf die mich durchleuchtenden Fragen des Herrn in Weiß, dass ich sie gar nicht wahrgenommen habe. Sie hat ein nettes Gesicht und kennt mich wohl aus verschiedenen TV-Sendungen, denn die Art, wie sie mit mir redet, ist nicht die einer Autorität, der man Folge leisten muss. Sie ist die eines Mädchens, klein und unschuldig, die mich fast zurückhaltend informiert. »Das Frühstück wird um 7.45 Uhr serviert. Mittagessen um 11.30 Uhr und Abendessen gibt es um 17 Uhr. Achten Sie bitte darauf, dass Sie nach dem Abendessen weder trinken noch essen. Sie müssen morgen nüchtern sein.« Während sie spricht, klebt ihr Blick am Boden. »Wollt ihr mich quälen?«, erwidere ich laut scherzend. So früh habe ich das letzte Mal während meiner Schulzeit gefrühstückt. Und sie wirkt fast erschrocken, und es tut mir leid, weil sie doch eigentlich sehr nett ist. Ich versuche sie auf andere Gedanken zu bringen. Sie soll sich vollkommen frei fühlen neben mir. Und so frage ich nach Nebensächlichkeiten und mache Small Talk. Ob es hier üblich sei, die Piercings rauszunehmen, frage ich. Und sie gesteht, keine OP-Schwester zu sein und es nicht zu wissen. Aber sie glaubt, dass im Operationssaal mit elektrischen Geräten hantiert werde und das Metall deshalb vom Körper entfernt werden müsse. Sichtlich gelockert und größer als zuvor verabschiedet sie sich. Sie müsse noch zu anderen Patienten. Doch bevor sie endgültig die Tür hinter sich schließt, fragt sie schüchtern wie ein junges Reh nach einem Autogramm. Und ich verspreche ihr, nicht zu gehen, bevor sie eins bekommen habe. Auf welchen Namen ich es denn schreiben soll? Und sie sagt: »Anna.«

Nach einem kurzen Klopfen treten zwei Personen in mein Zimmer. Ein Mann, grün gekleidet, mit einem Tablett in der Hand, und eine in Hellrosa gekleidete Schwester, die während der ganzen Zeit für ihn still die Zimmertür offen hält.

»Hallo, ich bin Norbert, Ihr Pfleger. Ich bringe Ihnen das Mittagessen.« Mit dieser vollbrustigen Stimme scheint er eher ein Mann der Tat zu sein. Und so hievt er mit einem kraftvollen Griff die ausziehbare Tischplatte aus dem Nachtkasten neben dem Bett, stellt das Tablett darauf und schiebt diesen über meine Hüfte, die wohlbehütet und versteckt unter der Bettdecke ruht. »Guten Appetit«, wünscht er und erwähnt beim Rausgehen noch, dass mein Doktor bald auf Visite vorbeikommen werde. Er sei schon auf dem Weg.

Ich nehme die Glocke von meinem Tablett und bin gespannt auf das, was sich darunter versteckt. Es ist nicht etwa, dass ich Hunger habe. Der gestrige Abend hat meinen Magen problemlos für Tage gefüllt. Aber es ist die Gier, die aus mir spricht. Und somit erwäge ich, die vor mir liegende lauwarme Roulade mit Kartoffelpüree und Rotkraut restlos zu verputzen. Runter damit. Ist nicht viel, was da vor mir liegt. Aber es schmeckt. Ich gebe zu, es ist besser als das, was ich von einem Krankenhausmenü erwartet habe. Als Nachtisch kann ich unter schützender Klarsichtfolie eine helle Creme mit roter Grütze erkennen. Und auch dieses Schälchen ist nach wenigen Momenten leer gegessen. *Brav, mein Mädchen. Morgen wird das Wetter gut.*

In meinem Einbettzimmer langweile ich mich schnell. Ich muss es schaffen, dass ich stetig Schwestern und Pfleger um mich habe, die mich unterhalten. Das ist nicht weiter schwer, aber es ist definitiv noch zu früh für solch eine Spielart.

Ohne die leiseste Vorwarnung öffnet sich die Tür meines Zimmers — und endlich kommt auch Dr. Ablaßmaier zu mir. Nach Dutzenden Telefonaten, gerne auch nachts nach 22 Uhr, er kann da einfach freier reden, verbindet uns nun fast schon eine freundschaftliche Arzt-Patienten-Beziehung. Offen, tabulos und innig. Er ist einfach der Beste. Manchmal vollkommen verplant mit riesigem Mitteilungsbedürfnis, schafft er es, mich stundenlang ans Telefon zu fesseln, ohne dass ich einen Hauch von Langeweile verspüre. Und nun ist er hier, endlich, und er weiß und ich weiß, dass er mich nicht nur zur Visite besuchen wird.

»Hallo!« Ein riesiges Lächeln quer über mein ganzes Gesicht zeichnet ein Bild meiner großen inneren Freude, die ich bei seinem Anblick verspüre. »Kommen Sie rein. Setzen Sie sich hier hin.« Ich ziehe meine Beine an, sodass er gemütlich auf der Bettkante Platz nehmen kann. Er darf das. »Wie geht es meiner Lieblingspatientin?« Ihm kann ich frei raus erzählen, dass ich gestern gesoffen und geschlemmt habe und nicht vor zwei im Bett war. Und er freut sich für mich und findet mich cool, weil er weiß, dass das mein letztes Mal war. Und er ist sich sicher. »Morgen geht's los, junge Dame. Sind Sie bereit?«

»Oh ja, das bin ich.« Mehr, als er sich vorstellen kann. Es ist, als würde ich am Ende eines Weges stehend, den Anfang neu begehen dürfen. Als Einzige bekomme ich diese Chance. Und ich ergreife sie, weil ich bereit bin. Ich will es so sehr. Mehr als alles andere. Ich bin bereit. »Ich werde Sie morgen in aller Früh operieren. Ich denke, es wird gegen acht Uhr sein. Davor müssen wir noch eine Magenspiegelung machen. Wissen Sie, was das ist?« Nein, nicht wirklich, aber das klingt ja ekelig. Wird da etwa ein Schlauch durch meine Speiseröhre geführt? Was für eine Vorstellung, das geht nicht, ich müsste mich sofort übergeben. Ich kann nicht so ein Ding schlucken, das geht nicht. »Ich werde Sie betäuben, davon kriegen Sie nichts mit. Okay?« Genau so will ich das. Er geht auf mich ein. Er nimmt mich ernst und hört auf meine Wehwehchen. Er hat nur kurz Zeit, will aber nach seiner nächsten OP direkt nochmals bei mir vorbeischauen. Doch ich halte ihn auf. Es brennt mir auf der Zunge. Ich muss ihn fragen. »Herr Dr. Ablaßmaier, der Narkosearzt meinte, ich müsse alle meine Piercings rausnehmen, und das geht nicht, weil ich sie danach nie wieder reinbekommen könnte. Das ist also vollkommen unmöglich.« Und er beruhigt mich und fragt, an welchen Stellen ich diese denn hätte. Und ich zähle ihm alle auf. Und lächelnd sagt er mir, ich müsse mir keinen Kopf machen. Ich könne sie dort belassen, wo sie seien. Denn er persönlich werde jeden einzelnen Ring und Stecker abkleben. Das versichert er mir – hoch und heilig. Was für ein Schlawiner!

Mit dem Abendessen wird ein Schild neben dem triangelförmigen Aufrichter meines Bettes gehängt. *Nüchtern,* steht darauf in großen Buchstaben geschrieben und wenn ich ehrlich sein soll, kann das unmöglich die exakte Beschreibung meines jetzigen Zustands sein. Vielleicht morgen.

13

JETZT GEHT'S LOS!
(28. JUNI 2007)

Mein Doktor hat mich wie versprochen kurz vor dem Abendessen nochmals besucht. Er hat mir eine gute Nacht gewünscht
und mir kurz erklärt, wie die Operation ablaufen wird. Es dauere
nicht lange, meinte er. Ein Stündchen vielleicht. Er hat dann noch
ein paar Witzchen gemacht und mir empfohlen, früh zu schlafen.
Eine Nachtschwester werde mir eine Schlaftablette bringen, falls
ich diese bräuchte. Aber nein, ich nicht. Ich würde schlafen wie
ein Baby. *Sicher doch.*

Mein Abendessen ist leicht. So kenne ich es gar nicht. *Kalte Platte* heißt
das wohl. Etwas Brot, auch dunkles mit verschiedenen Körnern, neben ein paar Scheiben Aufschnitt und etwas Käse. Es füllt nicht wirklich meinen Bauch. Der beigelegte Joghurt ist dünn, fast flüssig, und
die darin enthaltenen Spuren an Früchten kratzen auf der Zunge.
Ich bin noch hungrig, nachdem ich das Tablett leer auf den Betttisch
zurückgestellt und diesen von mir weggeschoben habe. Die Schwester wird gleich kommen, um das Abendessen wegzuräumen.

»Hat Ihnen das Essen geschmeckt?« Ich bejahe taktvoll. Natürlich
war es zu wenig, nichts Besonderes. Nichts, was ich je so verspeist hätte. Aber ich bin eben rücksichtsvoll. Sie kann auch nichts dafür. Also
lächle ich sie an. Und bedanke mich. »Die Nachtschwester beginnt

ihre Schicht um 18 Uhr. Sie wird Ihnen dann eine Schlaftablette bringen. Dann können Sie leichter einschlummern. Ist das gut?« Eigentlich brauche ich doch keine, aber wenn sie meinen, dann soll das eben so sein. Ich werde noch etwas fernsehen. Meistens schlafe ich dabei ein. Das Fernsehen ist die beste Schlaftablette. »Falls Sie noch etwas brauchen, dann drücken Sie einfach auf den Nachtschalter.« Sie öffnet die oberste Schublade des Nachtkästchens. Darin liegt eine Fernbedienung, die durch ein dickes Kabel mit einer Dose in der Wand verbunden ist. »Damit können Sie Ihren Fernseher an- und ausschalten und die Programme anwählen. Und wenn Sie hier drauf drücken ...«, sie zeigt mir einen rot leuchtenden Knopf auf dem Controller, »... dann können Sie zudem die Schwester rufen.« Na, das ist doch mal eine wichtige Info. *Zappen* wie zu Hause. Ich bin ganz Ohr. Die Schwester werde ich nicht brauchen. Den roten Knopf kann ich also getrost vergessen. Schön. Ich bedanke mich, sie wünscht mir eine gute Nacht, dann lässt sie mich allein.

So. Was läuft denn da? Ganz gespannt glotze ich auf den Kasten, der an der Wand mir frontal gegenüber hängt und dessen schwarze Bildfläche sich umgehend mit vielen bunten Bildern füllt. Nein, nichts für mich. Nächstes Programm. Doch auch diese Sendung kann mich nicht dazu bewegen dranzubleiben. Und ich zappe weiter, doch wieder nichts. Nichts kann mich halten, nichts kann mich fesseln. *Einfach nur Schrott im Fernsehen heute.* Um diese Uhrzeit ist es auch schwierig, ein geeignetes Programm zu finden. Es ist noch nicht mal sechs Uhr. Die Mittagssendungen sind gerade vorbei, das Abendprogramm liegt noch in weiter Ferne. Ich ärgere mich. Ich langweile mich. Und so mache ich den Flimmerkasten aus und stehe auf, um mir die Beine zu vertreten. Ich öffne die Balkontür und gehe ein wenig an die frische Luft. Ein lauer Sommerabend. Kein Blatt bewegt sich. Es ist schwül. Am Tag zuvor hat es geregnet und die Feuchtigkeit liegt immer noch in der Luft. Vor dem Krankenhaus ist richtig was los. Ich beobachte die Menschen, die das Haus verlassen. Ein paar sehen glücklich aus, mit zufriedenen Gesichtern. Sicher haben sie einen Angehörigen besucht und verlassen nun mit guten Aussichten das Krankenhaus. Andere gehen bedrückt ihrer Wege und ich kann nur ahnen, dass ihre Hoffnung noch auf sich warten lässt.

Ich dagegen bin hoffnungsvoll und guter Dinge. Zwar gelangweilt und genervt, weil ich mal wieder kein Buch eingepackt habe. Aber es geht mir gut und ich freue mich auf mein Magenband.

Ich schließe die Balkontür und lege mich wieder ins Bett. Ich könnte mit Marc telefonieren. Dann noch mit Ben. Ich weiß ja nicht einmal, ob er überlebt hat. Ha. War ziemlich hart gestern für ihn. Und dann könnte ich meinen Bruder anrufen. Meine Vertrauten, die Eingeweihten. Niemandem sonst habe ich bislang erzählt, was ich am morgigen Tag vorhabe.

»Ben? Alles klar bei dir? Ich bin's, Art. Bist du noch unter den Lebenden?« Ein gequältes Seufzen kommt mir entgegen. Sonst Stille. »Ah, ich verstehe. Du kannst noch nicht reden. Aber du lebst. Das wollte ich nur wissen. Na, dann bis morgen. Melde dich.« Er ist am Ende, der Arme. Noch komplett im Vollsuff. Dann räuspert er sich, um die trägen Stimmbänder zu erwecken, und krächzt: »Viel Glück morgen. Ich drück dir die Daumen. Ich melde mich.« Wenigstens hat er es nicht vergessen. Schlaf weiter. »Hey, Stephano. Ich bin jetzt hier in der Klinik. Morgen früh geht's los.« Er lacht und freut sich. Das ist mein Bruder. Ich kenne ihn nicht anders. »Super, dann toi, toi, toi. Und mach dir keinen Kopf. Alles wird gut. Ich würde es auch machen. Das musst du immer wissen!« Das gibt Kraft. Das tut gut. »Ich komme dich morgen besuchen. Wann wirst du ansprechbar sein?« Und ich berichte ihm, dass ich frühzeitig unters Messer käme und dass er doch am besten am Nachmittag kommen solle. Er fragt mich, ob ich nervös sei. Und ich antworte ihm, dass es sich in Grenzen halte, dass man mich bald mit Drogen zum Schlafen bringen werde und ich deshalb keine Möglichkeit hätte, über den Eingriff nachzudenken. Und er lacht und glaubt mir kein Wort.

Und er hat recht, mein kleiner Bruder. Natürlich denke ich nach und habe ich Angst und ja, wenn ich es zulasse, könnte ich die ganze Nacht darüber brüten, ob dieses Magenband auch tatsächlich richtig ist. Aber ich will nicht mehr nachdenken, ich will loslassen, denn ich habe mich entschieden und ich werde es tun.

Kurz nach 18 Uhr kommt eine stämmige Schwester mit krausem Haar in mein Zimmer. Sie heißt Melanie und ist die Nachtschwester. In ihrer Hand hält sie einen durchsichtigen Plastikbecher mit verschiedenfarbigen Pillen. »So, Frau Gounaki, ich bringe Ihnen Ihre Tabletten. Diese blaue nehmen Sie bitte etwa zehn Minuten, bevor Sie schlafen wollen. Und die anderen beiden nehmen Sie morgens direkt nach dem Aufstehen. Ich wecke Sie um sechs Uhr. Da Sie nüchtern sein müssen, empfehle ich Ihnen, die Pillen mit ganz wenig Wasser einzunehmen. Das geht. Falls Sie heute Nacht noch irgendetwas benötigen sollten, dann klingeln Sie bitte nach mir.« Leg dich nicht mit dieser Schwester an. Sie ist anders als die restlichen hier. Die hat Power. Die kann dich nachts wahrscheinlich mit einer Hand durch die Gänge schleppen, wenn nötig. Mit ihr ist nicht zu spaßen. Also sag kein Wort und mach, was sie sagt. Sonst kann die richtig bockig werden.

Verschüchtert lasse ich mich auf mein Kissen zurückfallen, warte, bis sie mein Reich verlässt, und wähle die Nummer von Marc.

»Hallo, meine Göttin. Ist alles okay bei dir?« Er weiß, wenn ich anrufe, weil ich die Einzige bin, deren Nummer auf seinem Handydisplay nicht angezeigt wird. »So weit ist alles gut. Mein

Zimmer ist ganz schön. Die Schwestern und Pfleger sind alle sehr hilfsbereit. Und bei dir?« Wir reden darüber, wie schade es ist, dass er nicht Teil unserer griechischen Nacht war, ich erzähle vom Narkosearzt und der Nachtschwester und dass in aller Früh bei mir eine Magenspiegelung vorgenommen wird. Und er erwidert, dass er immer bei mir ist und an mich denkt und dass wir uns lieben und er mich mehr als ich ihn und dass unsere Liebe alles überstehen wird. Dann wünscht er mir ein Dutzend Mal Glück. Und er wird der Letzte sein, der von mir hört an diesem Abend. Denn ich werde sie nehmen, diese Tablette. Ich will schlafen, um nicht warten zu müssen. Ich will nicht daliegen und ungeduldig auf den Morgen warten müssen. Also schlucke ich die kleine Pille, obwohl es noch nicht mal richtig dunkel ist. Meinen letzten Gedanken gebe ich Marquis – und dann bin ich weg. Richtig tief weg. Verschwunden. Und ich weiß nicht, wie mir geschieht.

»Frau Gounaki, nehmen Sie Ihre Tabletten. Und gehen Sie ins Bad. Wir holen Sie in einer halben Stunde zur Magenspiegelung ab. Sie dürfen gerne duschen und sich die Zähne putzen, aber achten Sie darauf, nicht zu viel Wasser zu trinken.« Zu viel Information auf einen Schlag. »Frau Gounaki, hören Sie. Es wird Zeit. Sie werden bald operiert!« Ich versuche, meine Augen zu öffnen. Ja. Die Tablette hat reingehauen. Die hat gewirkt. Ich kann meine Gedanken noch nicht wirklich ordnen, schäle mich aus dem Bett und begebe mich blind ins Bad. Ich putze mir die Zähne und dusche anschließend und irgendwie passiert das alles automatisch. Hände bewegen sich wie angelernt, ohne mein Zutun. Der kleine Roboter wurde darauf programmiert, nach einem bestimmten Muster festgelegte Aufgaben zu erfüllen. Oh nein. Ich habe die Tablette vergessen. Ich sollte sie sofort nach dem Aufstehen nehmen. Also beeile ich mich, trockne mich ab, gehe zu meinem Bett, nicht weniger blind als zuvor, und nehme die für mich bereitgelegten Tabletten mit einem Schluck Wasser.

Was ist das? Auf dem Bett liegt ein Nachthemd. Weiß mit blauem Muster. Es ist das OP-Hemd. Die Schwester hat es wohl gebracht, während ich im Bad war. Ich ziehe es über, verschließe es
mit zwei vorgesehenen Bändern im Nacken und bemerke, dass es
hinten offen ist und bei meinem Umfang auch bleibt. Und jetzt?
Man hat mich aufgeweckt und ich stehe hier wie bestellt und
nicht abgeholt. Meine Beine sind schwer. Sie tragen mich noch
nicht. Das ist alles viel zu anstrengend.

Also lege ich mich wieder hin und starre die Tür an, in der Hoffnung, dass sich irgendetwas bewegt. Aber gar nichts tut sich. Und
während ich starre und starre, überkommt mich erneut ein tiefer
fester Schlaf.

»Frau Gounaki. Hallo. Wie geht es Ihnen?« Dr. Ablaßmaier
strahlt mich gut gelaunt an. »Oh, entschuldigen Sie. Ich bin
wieder eingeschlafen. Geht's jetzt zur Magenspiegelung?« Er
lächelt so nett, dieser Halbgott in Weiß. »Die ist schon längst
vorbei. Alles ist in Ordnung. Es geht gleich los. Ich setze Ihnen gleich das Magenband ein.« Ich habe die Magenspiegelung
verschlafen. Aber das stört mich gar nicht. Ich hatte ja einigen
Bammel davor gehabt. »Machen Sie es recht eng, das Band.
Damit auch nur kleinste Portionen durchkönnen. Okay?« Er
sagt noch irgendwas, aber ich kann es nicht verstehen. Alles
sehr eigenartig gerade. Und wieder drückt es mir mächtig die
Augenlider runter.

Ich rolle. Genauer gesagt, das Bett rollt. Gemeinsam rollen wir
den Gang entlang und bleiben vor dem Aufzug der Klinik stehen. »Was ist? Habe ich nun auch meine Magenband-OP verpasst?« Ich versuche mich aufzusetzen, um genau sehen zu können. »Nein, nein. Wir sind auf dem Weg zum Operationssaal.«

Gott sei Dank. Ich will nicht noch mehr verpassen. Nach einem gut hörbaren *Ping* zu meinen Füßen öffnen sich die Türen des Aufzugs und verschwinden zu beiden Seiten in der Wand. Die Schwester gibt meinem Bett einen Schubs und gemeinsam steigen wir zu. Ich rollend und sie zu Fuß. Von meiner Warte aus sind die Innenwände des Aufzugs grün. Tiefgrün und dazwischen sehe ich einen gelben Klecks. *Ob nur ich ihn sehe?* Möglich. Nach den vielen Drogen, die man mir verabreicht hat, könnte es sein, dass ich an verschiedenen Stellen auf Wand, Stuhl, Schrank und Tisch Farbkleckse entdecke, die gar nicht da sind. Ich gebe besser nicht zu viel darauf, was ich momentan sehe.

Die Aufzugtüren öffnen sich erneut und wieder rollen wir durch einen Gang, dann durch den nächsten, bis wir endlich vor einer großen, undurchsichtigen und mit Metalldrähten durchzogenen Glastür stehenbleiben. Darauf steht für jeden erkennbar: *Zutritt nur für OP-Fachpersonal gestattet.* Wir sind also da. Es geht nun definitiv los. Kein Zurück mehr. Die Schwester klingelt. Die Tür öffnet sich und ich werde samt Krankenbett an eine Dame in Blau übergeben. Sie trägt einen Mundschutz und ihre Haare unter einer Haube. Ihre Schuhe sind mit Plastik überzogen. Und auch dieses ist blau. Sie fährt mich nun durch einen weiteren Gang und durch mehrere sich automatisch öffnende Türen. Dann stoppt sie und drückt das Krankenbett gegen eine Glaswand zu meiner Rechten. Ich solle kurz warten, sagt sie. Es komme gleich jemand. Und ich warte gespannt.

Und während ich warte, fällt mir auf, dass es nicht viele Momente in meinem Leben gab, die etwa vergleichbar mit diesem hier sind. Es ist kalt hier und sauber, sehr sauber, alles ist weiß. Es ist kühl und steril. Zu steril für mich, wenn ich mich dazu äußern dürfte – es ist so leblos. So kalt. Und ich fühle mich alleine. Angst kommt in mir auf. Doch bevor ich in Panik verfallen kann, werde ich erlöst. Rechts von mir öffnet sich fast unsichtbar wie von selbst die Glaswand und schiebt sich hinter die Wand an meinem Kopfende.

Endlich Farben. Der Boden ist aus grünem PVC. Ich denke, es ist PVC. Die Wände sind gekachelt, gelb mit einer Zierleiste auf Augenhöhe. Medizinische Gerätschaften stehen an den Wänden. Stühle ohne Rückenlehnen aus Leder und auf Rollen sind seitlich ordentlich zusammengestellt. Und Lampen. Riesengroße Strahler, die das Herzstück, das Zentrum des Raums erhellen lassen. Dort steht eine Liege. Auf dieser werde ich wohl schon bald aufgeschnitten und wieder zusammengenäht werden. Der Anästhesist ist bereits an seinem Platz und wartet darauf, mir die nächste Dröhnung in die Adern zu drücken. Und dort ist auch mein Operateur, der gerade mit den OP-Schwestern ein kleines Schwätzchen hält. Als er mich sieht, kommt er auf mich zu und verhilft mir auf die Liege.

»Sie haben doch nicht etwa Angst vor dem Eingriff?« Nein, alles in Ordnung. Ich fühle mich wohl. Legen wir los. Heute ist der 28. Juni 2007. Heute bekomme ich mein Magenband. Ich freue mich. Mein Arzt verschwindet nochmals kurz, um sich steril zu machen, wie er sagt, und ich bleibe zurück mit dem gut aussehenden Narkosearzt, dessen Namen ich nun auch erfahren habe, Dr. Eugen Spirk. Und der Mann mit dem lustigen Namen beugt sich über mich und macht dabei einen wirklich sehr liebevollen Gesichtsausdruck. »Ich werde Ihnen gleich ein Anästhetikum verabreichen. Zuvor erhalten Sie von mir lustiges Lachgas, und während ich das tue, zählen Sie von zehn abwärts. Schaffen Sie das?« Was denkt er sich, er kennt mich nicht. Ha! »Ich bitte Sie, natürlich schaffe ich das. Das wirkt sowieso nicht bei mir. Sie werden sehen, ich werde, bei eins angekommen, immer noch nicht weggetreten sein. Wetten?« Und er schlägt ein. Da erscheint eine

Maske, die mir der Arzt über Nase und Mund hält, ich verspüre ein Zischeln und wie es sich auf mir und in mir breitmacht und ich fühle mich leicht, so leicht wie noch nie. Nichts kann mir passieren, nichts kann mir irgendetwas antun. Totale Glückseligkeit.

Und ich zähle.

»Zehn. Neun. Acht ... Sie ... b ...«

NACHHER

2007 – 2009

Mir ist kalt. Schrecklich kalt. Wo bin ich? Bin ich nackt? Hallo? Hallo!? Ist da jemand? »Frau Gounaki, Sie haben die Operation überstanden. Bleiben Sie noch liegen. Sie sind im Aufwachraum. Soll ich Ihnen eine Wärmedecke bringen?« Ja. Bringen Sie alles, was Sie haben. Mir ist so kalt. Oh ja, schön, Wärme. Das tut gut. Und nun lassen Sie mich schlafen. Ich will noch nicht aufwachen. »Frau Gounaki, Sie werden nun zurück auf Ihr Zimmer gebracht. Sind Sie bereit? Geht es Ihnen gut? Haben Sie Schmerzen?« Nein. Schmerzen habe ich nicht. Ich bin nur müde, unendlich müde. »Ruhen Sie sich heute noch aus. Morgen sind Sie dann ganz die Alte.« Die Alte? Bitte nicht! Wie viel Uhr ist es? Es geht mir gut. Ich bin fit. Ich kann auch alleine auf mein Zimmer gehen. »Das lassen wir schön, Frau Gounaki. Bleiben Sie liegen! Ich fahre Sie.« Wann kommt mein Arzt? Wo ist er? Wollte er nicht bei mir sein, wenn ich aufwache? Hallo?! »Der Doktor wird später zu Ihnen kommen.« Okay. Dann los. Fahren Sie mich in mein Zimmer.

15

MEIN NEUER MITBEWOHNER
(30. JUNI 2007)

Ich habe den gestrigen Tag komplett verschlafen. Zwei Menschen haben mich besucht und ich habe sie mit keiner Faser meines Körpers registriert. Nachts hatte ich Schmerzen. Die Wunden taten weh. Die Nachtschwester hat mir daraufhin eine Spritze gegeben. Seitdem bin ich schmerzfrei. Alles so weit gut. Ich habe versucht, das Magenband zu spüren. Ich meine, da ist doch etwas Fremdes in meinem Körper. Das sollte ich doch fühlen können. Oder etwa nicht? Aber ich spüre *es* nicht. Gegessen habe ich auch noch nichts. Ich weiß also noch gar nichts über meinen neuen Mitbewohner, den ich mir so sehr gewünscht habe. Ich weiß nicht, wer er ist oder was er haben will. Wie er behandelt werden will. Ich kenne auch keine seiner Eigenarten. Wie lange er bleiben will. Werden wir uns vertragen? Und vor allem, was wird er tun, wenn ich nicht tue, was er will? Ich weiß einfach rein gar nichts über ihn. Ich werde ihn wohl erst langsam kennenlernen müssen. Meinen neuen Mitbewohner.

Ich habe versucht, meinen Bauch im Liegen anzuschauen, aber er ist geschwollen und größer als zuvor. Ich kann nichts erkennen. Doch ich muss einfach sehen, wie es aussieht. Und ich muss endlich aus diesem Bett aufstehen. *Langsam, langsam, junge Frau. Halte dich gut am Bettgeländer fest. Und dann langsam ins Bad. Schritt für Schritt.*

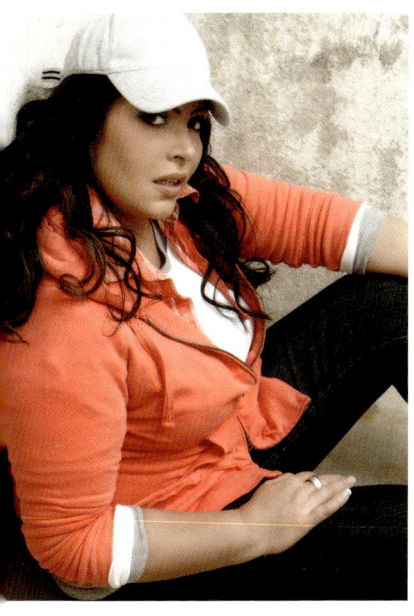

Februar 2008. Cool! Yeah, checker ...
Und seit der Operation ca. 47 Kilo
leichter.

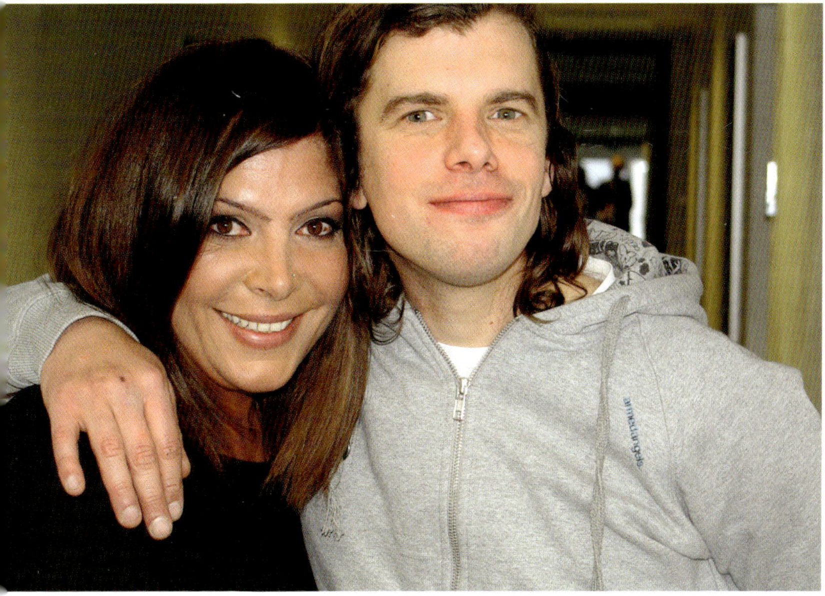

ezember 2008. Die Männerbrust – Rüde von den Sportfreunden.

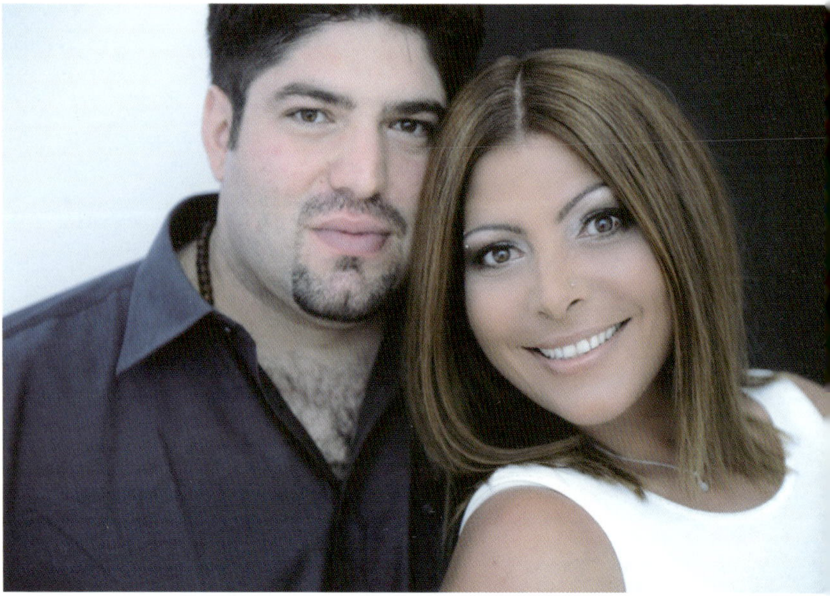

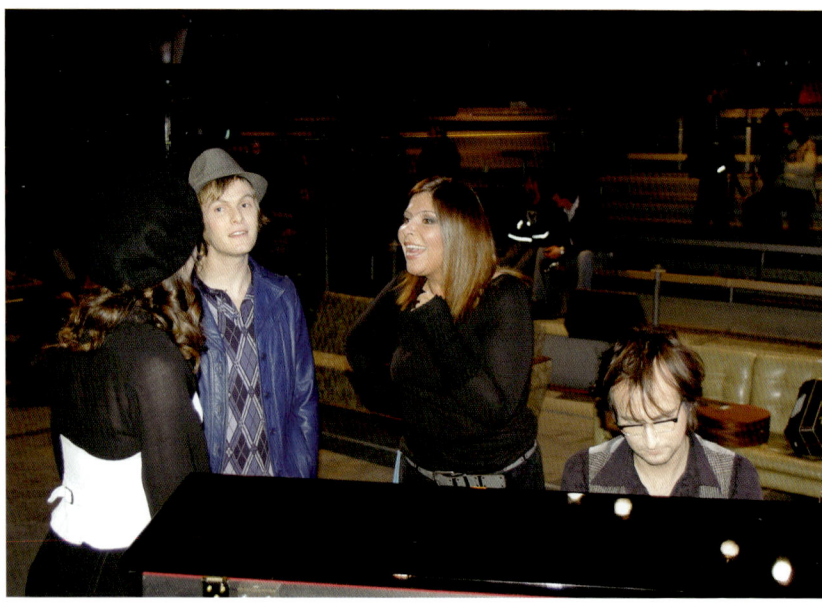

Mein Brudi, der beste Manager der Welt.

Dezember 2008. Ja, da hängt der Bauch noch etwas, aber die Stimmbänder sind
straff. Vocalcoaching mit Peter Balboa (Sportfreunde Stiller), Meret Becker und Pianist
Dave Anderson.

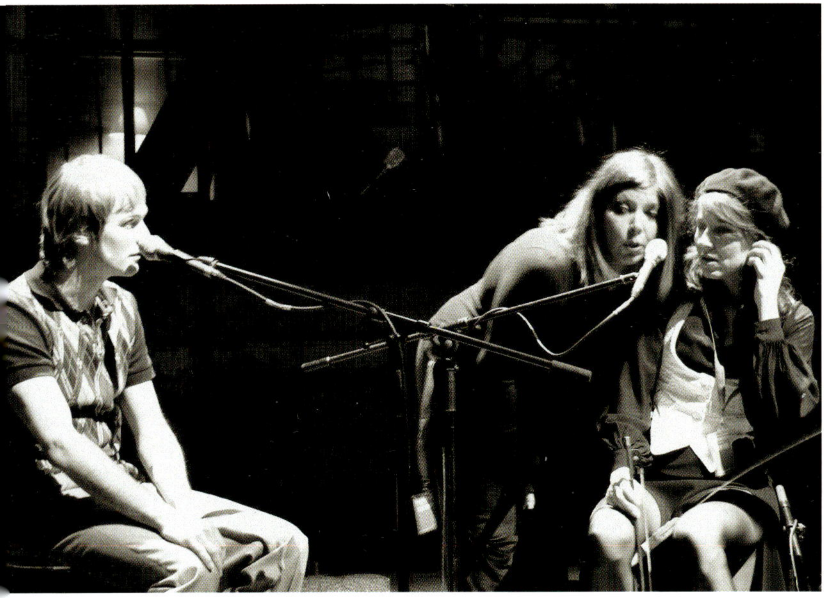

...ezember 2008. Huuuuhuuhuuu ... und das voll konzentriert.
...eter Balboa, ich, Meret Becker.

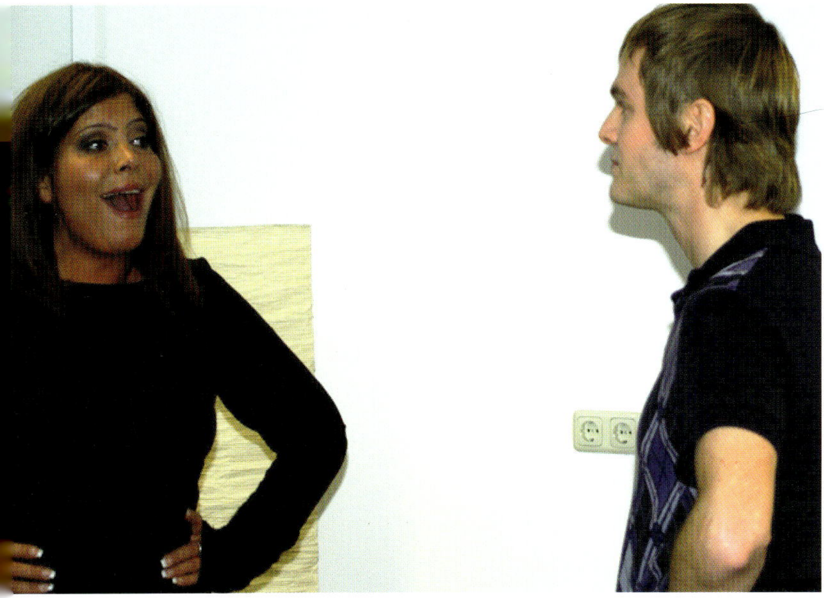

...ezember 2008. »Und Spannung und Mund auf!« Bauchatmung mit Peter.
...hr sexy mit knapp 88 Kilo.

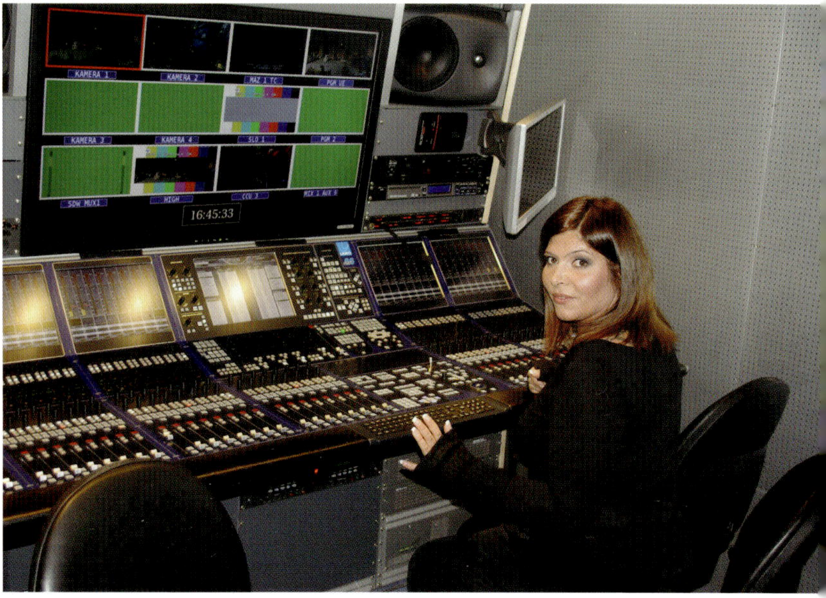

Dezember 2008. Im Regieraum an den Reglern, Yeah!
MTV Unplugged, Sportfreunde Stiller.

März 2009. Nette Jurymitglieder vergeben Bestnoten.
MusicStar (SF1): Roman Kilchsperger, Fabienne Heyne und ich. © Schweizer Fernsehen.

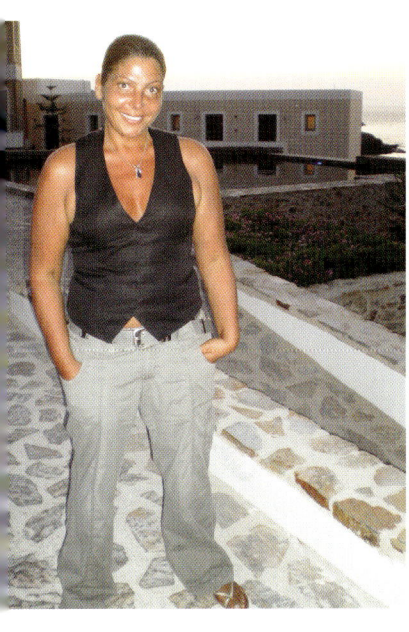

Oktober 2009. Im Urlaub auf meiner Heimatinsel Kreta. Da zeige ich auch schon ziemlich viel Haut ...

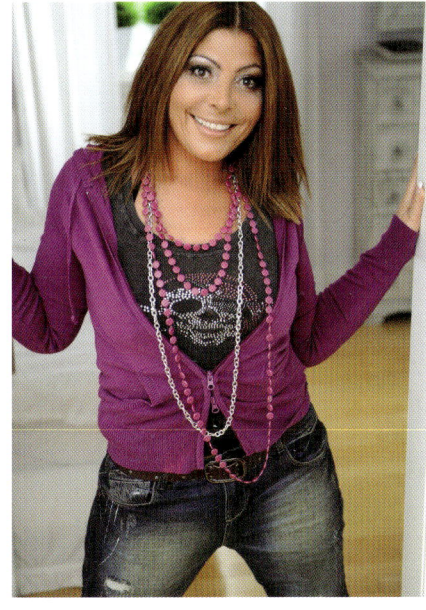

November 2009. Wahnsinn, bin ich stolz auf mich. Der erste Fototermin, bei dem ich eigentlich schon richtig schlank bin und unfassbar glücklich.

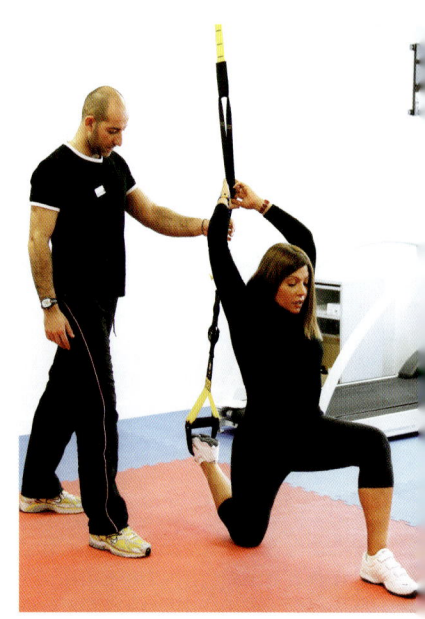

Januar 2010. »Die Neue, da kommt sie, seht her!« Hier mit meinem Personal Coach Archie und meinem verhassten Dinosaurierfreund TRX.

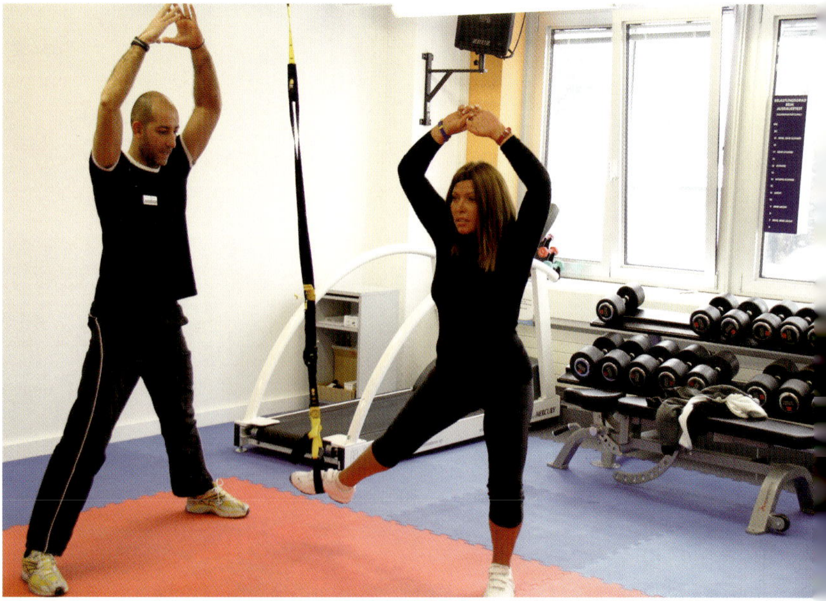

Januar 2010. Und hoch das Ärmchen! 71 Kilo und eine echt gute Figur. (Mit Archie und dem Trainingsgerät TRX).

Lass dir Zeit. Ich stehe in der Badezimmertür und stütze mich am Türpfosten ab. Dann starre ich gespannt in den Spiegel. Ich stelle mich auf die Zehenspitzen, um endlich einen ersten Blick auf meinen operierten Bauch erhaschen zu können. Und ... *Das sieht ja voll krank aus! Igitt. Was ist das denn? So, ich bin wach. Scheiße. Ich werde nie wieder einen Bikini tragen können. In meinem ganzen Leben nicht mehr.* Der arme Bauch ist ganz blau und aufgeschwollen, als ob man ihn stundenlang als Punchingball benutzt hätte. Und dann diese Narben. Hässlich und groß. Von wegen »klein und kaum erkennbar«. Große, ekelhafte Geschwülste. Fleischige, widerliche Würmer, die mit etlichen Pflastern auf meiner Bauchdecke festgeklebt wurden. So sieht das aus. Wahnsinn. Ich könnte heulen! Ich bin außer mir. So sauer. Wieso hat mir das niemand vorher gesagt? Ich greife nach meinem Telefon. Ich brauche sofort jemanden, den ich anbrüllen kann. Sofort. Marc. *Nein! Nicht Marc! Er hat 17 Mal angerufen gestern. Du hast alle seine Anrufe verschlafen. Den kannst du unmöglich anschreien.* Dann bleibt noch mein Bruder. *Nein, das geht auch nicht. Der putzt dich runter, bevor du drei Worte geschrien hast.* Und Ben? Auch nicht möglich. Der war sicherlich gestern mit meinem Bruder zusammen hier und hat vergeblich versucht, mich zu besuchen. *Und statt einer glücklichen Artemis, die jetzt endlich ihr Magenband hat, sollen sie nun eine Furie erleben?* Lieber nicht.

Es klopft an der Tür. *Versuch es auf die nette Art! Nicht brüllen!*

»Guten Morgen Frau Gounaki. Wie geht es Ihnen heute?« Schwester Anna bringt das Frühstück. Dieses zarte Wesen kann ich ebenfalls nicht anbrüllen. »Es geht mir heute schon sehr gut. Danke. Den gestrigen Tag kann ich ja wohl getrost aus meinem Kalender streichen.« Sie grinst. »Sagen Sie, Anna, die Operationsnarben sehen ja schrecklich aus. Bleiben die etwa so?« Sie legt das Tablett auf die ausziehbare Tischplatte und sieht mich mitfühlend an: »Aber nein, Frau Gounaki. Alles an Ihrem Bauch ist noch geschwollen und von der Operation überreizt. Sobald die Blutergüsse verschwunden sind, sich die Narben geschlossen haben und alles zu heilen beginnt, dann wird sich auch alles nach und nach zurückbilden. Wenn Sie Ihre Wunden dann noch mit Narbencreme pflegen, sind sie im Nu weg.« Ganz fürsorglich sieht sie aus, während sie mich zu beruhigen versucht – und in der Tat, es gelingt ihr ziemlich gut. »Da fällt mir ein Stein vom Herzen. Ich dachte, ich kriege diese Dinger gar nicht mehr los.« Ich drehe mich zur Seite, um mein bereitstehendes Frühstück genauer zu betrachten. Ich nehme die Haube weg. Und? Was ist das? Kein Brei? »Nein, Sie essen von Beginn an feste Nahrung. Keine sechswöchige Brei- und Suppenphase.« Ich bin ganz erstaunt. »Kann ich das denn schon essen?«, frage ich etwas ängstlich. Ich will mein Magenband nicht kaputtmachen. »Essen Sie langsam und in kleinen Bissen. Kauen Sie gut. Und hören Sie auf, wenn Sie das Gefühl haben, dass Sie satt sind. Dann klappt das.«

Da sitze ich nun auf meinem Bett, mit einem Tablett voll mit Brot und Butter und Wurst und Käse und Marmelade. Und Joghurt gibt es auch. Und ich versuche zu essen und es klappt gut und ich esse und kaue und esse und kaue und schlucke ... und bin satt. Pappsatt. Ich schaue auf meinen Teller und darauf liegen immer noch Brot und Butter und Wurst und Käse und Marmelade. Und den Joghurt gibt es auch noch. Der Teller ist kaum geleert. Er ist fast unberührt. Ein, zwei Bissen habe ich zu mir genommen. Aber das war's dann auch. Und ich bin glücklich, stolz und zufrieden, decke das Tablett schnell wieder zu und stelle es weg. Wahnsinn. Ab heute nehme ich ab. Das weiß ich.

Mein Mitbewohner braucht nicht viel, scheint mir. Der macht einfach zu, wenn er genug hat. Ich kann richtig spüren, wenn es ihm reicht. Und wählerisch ist er zudem auch. Brot mag er gar nicht. Das ist ihm wohl zu trocken. Tomate ist schon eher sein Ding.

Und Käse lässt er lieber rein als Wurst oder Schinken. So-so. Er spricht mit mir. Ich muss ihm nur genau zuhören. Dann werden wir Freunde. Ich rufe Marquis an, um ihm die Neuigkeiten zu erzählen. Ich bin so glücklich. Jeder Bissen ist ein Gespräch wert. Und die Narben werden auch weggehen. Ich bin mir sicher.

Eine Stunde später kommt mein Arzt zur Visite vorbei. »Sie sehen schon viel schlanker aus, Frau Gounaki. Fühlen Sie sich denn auch so?« Was für ein Charmeur. Aber ich muss zugeben, dass ich mich tatsächlich leichter fühle. Wenn auch nur, weil ich mich zum Frühstück nicht vollends überfressen habe. Das erste Mal seit sehr, sehr langer Zeit wohlgemerkt. »Wann kann ich denn wieder nach Hause, Herr Doktor?« Ich glaube, er hatte die Frage nicht so schnell erwartet. Ich wurde doch auch erst gestern operiert. »Sie wollen uns schon verlassen? Gefällt es Ihnen hier nicht?« Doch, hier ist alles prima – aber ich will so gerne nach Hause. »Wir sehen uns doch schon bald wieder. Machen Sie sich keine Sorgen.« Ab jetzt habe ich ein Magenband und meinen Doktor somit gleich mit an der Backe. Aber das sehr gerne. »Sie sind frisch operiert, Frau Gounaki. Lassen Sie Ihrem Körper etwas Zeit, sich zu erholen. In zwei, drei Tagen sollten Sie fit genug sein, das Krankenhaus zu verlassen.« Ich fühle mich doch fit. Bitte. Lieber Herr Doktor. Aber nein, er lässt nicht mit sich handeln, und wenn das der Doc sagt, dann wird das auch seine Richtigkeit haben. Er lächelt wie immer freundlich und verabschiedet sich bis zur nächsten Visite.

Also fange ich an, darauf zu warten, dass ich mich besser fühle und kräftiger werde. Und ich langweile mich den ganzen Tag. Das Essen kommt und ich esse wie ein Vögelchen. Und von Tag zu Tag werde ich energischer und zugegeben verspielter. Und ich wage mich auf die Treppen und renne sie hoch und runter, einfach nur, um mich zu bewegen. Ich blättere durch die Zeitschriften, die der kleine Kiosk im Erdgeschoss des Krankenhauses verkauft. Dann besuche ich die Schwestern in ihrem Zimmer und wir halten ein nettes Schwätzchen und ich spüre diese Leichtigkeit in mir aufkommen, die ich seit Langem vermisste. Und ich liebe, was da in mir aufkommt.

So vergehen die Tage und es geht mir gut. Mein Arzt kommt zur Visite und ist mehr als zufrieden und letztendlich sieht er keinen Grund mehr, warum ich nicht nach Hause gehen sollte. Nur Minuten später packe ich meinen kleinen Koffer und bin bereit zu gehen. Ich habe mich wohlgefühlt. Ich wurde gut umsorgt. Aber jetzt will ich heim. Zurück in die Schweiz. Zurück in mein Leben. Zurück zu Marquis.

Ich will noch eines machen, weil es mir wichtig ist, und so hinterlasse ich ein Autogramm mit einer Widmung für Anna, die mir besonders ans Herz gewachsen ist. Meinem Doktor werde ich auf ewig dankbar sein, das weiß er. So gehe ich und fühle mich leichter als zuvor. Ich weiß nur noch nicht, wie viel leichter.

16

WILLKOMMEN IM LEBEN
(JULI 2007)

Endlich bin ich wieder in der Schweiz. Ich habe mein Leben wieder. Ich solle mich schonen, sagte der Arzt noch, bevor ich die Klinik verließ. Ich hab also aufgepasst. Ich hab nichts Schweres getragen und mich auch nicht gebückt. Eigentlich habe ich nichts gemacht. Meine liebe, mich umsorgende, für mich die Wohnung in Ordnung haltende Maria hat mir noch am gleichen Tag in München meine Koffer gepackt. Sie meinte, ich solle mich nur gemütlich – *oder auch faul* – auf das Bett legen, ihr sagen, was ich für meinen Aufenthalt in der Schweiz bräuchte, und sie würde dann jedes einzelne Stück in den Koffer legen. So durchorganisiertes Gepäck hatte ich noch nie. Sie hat, man stelle sich vor, beim Zusammenlegen meiner Shirts und Blusen tatsächlich Papier dazwischengelegt. Wahnsinn. Bei mir sieht das so aus: Kleidung nehmen, reinstopfen, fertig. So geht das. Mit meiner ganzen Habe bin ich dann zum Flughafen. Also ich meine, ich habe alles an den Flughafen in München bringen lassen und bekam drei Stunden später meine Koffer fein säuberlich sortiert auf einem Gepäckwagen am Zürcher Flughafen wieder. Luxus pur. Von dort aus hat mich dann Marc abgeholt. Er hat sich nicht getraut, mich zu umarmen, der Süße, er dachte, er tut mir weh. Dabei kann ich nicht über Schmerzen klagen. Die gibt es nicht. Gut, auf den Bauch einprügeln sollte man wohl wirklich nicht, aber Schmerzen? Nö.

Er wollte mir dann auch beim Einsteigen ins Auto helfen und kam mit 180 ums Auto zu meiner Tür gerannt, hielt sie auf und wollte mich stützen. Das war so zuvorkommend, so beschützerisch. Die letzten Tage waren wohl auch für ihn nicht besonders leicht, scheint mir. Er hat ganz schön gelitten. Immerhin konnte er mich nicht nach München begleiten. Ich wollte das nicht. Ich musste die Sache einfach allein durchziehen. Und nun, da ich bei ihm bin, frisch operiert, ist er überfürsorglich. Ich hab mich wahnsinnig darüber gefreut. Wirklich gebraucht habe ich das allerdings nicht. Okay, bei manchen ungeschickten Bewegungen können die Wunden schon noch ziehen. Aber solange ich achtsam bin und, wie mein Arzt schon sagte, mich schone, spüre ich nicht viel. Als wir dann losfuhren, fragte er alle zehn Sekunden, ob er zu ruppig fahre, es vielleicht zu stark wackle oder ob er langsamer fahren solle und ob mir irgendetwas wehtue. Als wir dann zu Hause ankamen, war er fertiger als ich. Die 20 Meter vom Parkplatz zur Haustür hat er sich ganz fest bei mir eingehakt. Er dachte wohl, ich würde umkippen, wenn er das nicht täte. Ich frage mich nur, wie ich es seiner Meinung nach schaffen konnte, ganz allein von München nach Zürich zu fliegen. So ganz ohne *Einhaken*. Als wir dann endlich die Tür hinter uns schlossen und ich zu Hause war und mich frei bewegen wollte, hat er mich kurzerhand auf das Sofa ins Fernsehzimmer gelegt, mir eine Decke übergeworfen und mir die Fernbedienung in die Hand gedrückt. Ich solle mich von der *anstrengenden Reise* ausruhen. Von diesem Moment an wurde ich betüdelt, umsorgt, bekocht und verpflegt. Seit drei Tagen geht das nun so. Er lässt mich auch nicht allein Treppen steigen. Beim Duschen hilft er mir. Vor der Toilette wartet er, ob ich Hilfe brauche. Ich frage mich nur: wofür? Wenn er dann einkaufen geht und ich für kurze Zeit alleine bin, dann renne ich die Treppe hoch und runter. Immer wieder. Ich gehe nach oben ins Büro, checke meine E-Mails und surfe im Internet. Aber das weiß er nicht. Bevor er zurückkommt, lege ich mich wieder ganz brav auf die Couch.

Langsam bekomme ich die Krise. Aber eigentlich macht er das ja auch so verdammt gut. Also lasse ich ihn. Noch.

Mein Bauch ist geschwollen und aufgebläht. Das ist normal. Meinen Doktor kann ich damit nicht beeindrucken. Mir wurde während des Eingriffs Kohlendioxid in die Bauchhöhle geleitet. Und das muss jetzt erst mal wieder raus. Das heißt, wahrscheinlich ist es schon längst draußen, aber die haben mich zur Riesenkugel aufgepumpt und dieses Gefühl der Dehnung bleibt jetzt erst mal noch. Für meinen Doktor war das wohl nötig. Mich nervt das. Ich komme mir vor, als sei ich ein Fußball auf Beinen. Nur noch größer. Noch runder. Noch praller. Ich versuche einfach, nicht in den Spiegel zu schauen. Ändern kann ich es momentan sowieso nicht. Es wird wohl auch noch ein paar Tage dauern, bis sich mein Bauch wieder normal anfühlt. Ob das dann wohl besser ist? Groß ist er ja schon seit Längerem. Auch ohne Pumpen.

Außerdem tut mir mein Hals weh. Ich kann schlecht schlucken. Und er kratzt. Belegte Stimmbänder habe ich auch. Das kann nur vom Tubus herrühren, der während der OP in meine Luftröhre eingeführt wurde. Intubation nennt man das. Man wird bei jedem operativen Eingriff künstlich beatmet, hab ich gegoogelt. Das spüre ich nun auch. Als ob ich heiser wäre. Meine Stimmbänder sind gereizt. Beim Singen fallen mir die hohen Töne auch definitiv schwerer als die tiefen. Das liegt sicher daran, dass so ein Tubus durch die Stimmlippen hindurch in die Luftröhre gebracht wird. Das geht nicht ohne Spuren vonstatten. Ich meine, Stimmbänder halten schon viel aus, aber die mögen auch nicht alles. Die Mutter eines Freundes hatte noch monatelang nach ihrer Operation einen rauen Hals. Aber ich glaube, dass da Metzger am Werk waren. So lange kann und darf das nicht dauern. Ich brauche meine Stimme. Gesund und wohlklingend. Und das schnell. Ich gebe meinem Hals noch drei Tage und dann muss es besser sein.

5. Juli 2007: Vor einer Woche wurde ich operiert und heute ist der Tag, an dem ich mich zum ersten Mal seit der Operation auf die Waage stellen werde. Ich weiß, dass ich abgenommen habe. Auch ohne blinkende Ziffern. Ich kann es fühlen. Meine Hose etwa, die noch vor einer Woche straff meine Hüfte umfasste, sitzt nun schon viel lockerer. Mein Bauch ist zwar noch aufgebläht, aber trotzdem, sein Umfang ist kleiner als zuvor. Nicht viel, aber ein bisschen eben. Am Rücken, bemerke ich, ist eine der vielen Fettfalten, die noch zu meinem Körper gehören, flacher geworden. Das kann ich deutlich erkennen. Außerdem gibt es da einen Ring, den ich seit zwei Jahren nicht mehr tragen konnte, weil meiner Hand damals schlagartig Wurstfinger entwuchsen. Und der passt auch wieder. Alles zusammen deutet doch ganz klar auf eine Gewichtsabnahme hin, oder?

Überhaupt habe ich das Gefühl, dass ich momentan so unfassbar viel Neues an mir bemerke. Alles dreht sich ja auch nur noch um mich. Ganz bewusst um mich. Ich habe nur noch Augen für *meine* Haut, *meine* Beine, *meine* Arme, *meinen* Körper, *meine* Haare, *mein* Gewicht, *meine* Ernährung, *mein* Magenband; eben alles, was sonst noch zu *mir* gehört. Das ist mir komplett neu. Früher hatte ich nur Augen für andere Frauen. Für deren Schönheit, deren Grazie, deren schlanke, lang gezogene Körper, deren Beine, die bis zum Hals reichen, und deren wunderschöne lange Finger. Ich hab das beglotzt und auf eine gewisse Art und Weise beneidet. Aber jetzt sind mir die anderen völlig egal geworden. Mir geht es nur noch um mich, um mich und nochmals um mich.

Was auch bedeutet, dass ich mein Magenband inzwischen viel besser kennengelernt habe. Ich achte ja auch unentwegt drauf. Ich habe dieses kleine Ding in mir *vermenschlicht*. Ich hab *es* zu einem ausgewachsenen Kerl gemacht, der eine eigene Meinung hat, denken und entscheiden kann und mich vor allem andauernd rumkommandiert. Wir bewohnen meinen Körper nun gemeinsam. Also besteht er auf sein Mitspracherecht. So mag *er* keine rohen Karotten. Ich dagegen liebe rohe Karotten. Darauf hin haben wir uns gezofft. Heftige Kämpfe und Krämpfe haben wir ausgestanden. Bis er dann gewonnen hat. Natürlich. Und er hat mich dann umgehend aufs stille Örtchen geschickt. Dort war es danach gar nicht mehr so still. Raus, raus, raus. Was er nicht will, muss raus. Und das sofort. Manchmal kann er schon ziemlich bockig sein. Er mag zum Beispiel sein Steak auf gar keinen Fall *durch*. Das ist ihm wohl zu trocken. Eigentlich bevorzugt er ja auch lieber Filet. Und das *medium*, zartrosa eben. Gerne auch leicht blutig. Mein kleiner Gourmet. Er will, ich tue. So hat sich inzwischen unsere Beziehung gefestigt. Wir vertragen uns ganz gut, solange ich nachgebe und er gewinnen kann.

An meinem Kühlschrank hängt jetzt ein großer Zettel. Ich habe nämlich vor, meine Ernährung komplett umzustellen. Ich habe mir geschworen, tatsächlich etwas zu verändern. Sofort und auf lange Sicht hin. Ich werde nicht nur darauf warten, bis sich mein *Mitbewohner* aufbäumt und auf den Tisch haut und rumbrüllt. Nein. Ich will richtig nachhaltig etwas verändern. Damit das alles nicht umsonst war. Ich hab nämlich in dem Forum gelesen, dass viele, die sich haben operieren lassen, gar nicht abnehmen oder nicht so viel, wie sie es sich erwünscht haben, und darauf hab ich keine Lust. Es soll nicht umsonst gewesen sein. Ich will schlank werden. Mein Zielgewicht habe ich mit 85 Kilogramm festgesetzt. Da will ich hin. Ich lasse mir gerne dabei Zeit, aber das ist mein Wunschgewicht. Das will ich wiegen. Und mein kleiner Freund, mein mit mir wohnender Gourmet soll mir dabei helfen. Also habe ich diesen Zettel und auf dem steht, was ich essen darf und soll, bei welchen Zutaten ich vorsichtig sein muss und welche ich komplett vermeiden sollte. Und das geht ganz gut so weit.

146

Ich esse wirklich lecker und bin konsequent. Auch bin ich ziemlich hart mit mir. Neben der Liste hängt nämlich noch ein wunderschönes kleines Foto, auf dem ich komplett nackt bin. Ein Bildnis aus alten Zeiten. Wenn ich das sehe, bleibt der Kühlschrank automatisch geschlossen. Solange dieses Bild an meinem Kühlschrank klebt, wird mein Magen durch krampfartige Bewegungen alles aus sich rausbefördern wollen, was ich zuvor mühevoll in ihn reingebracht habe. Beim Betrachten dieses schönen Bildes von mir denke ich sofort an den Blondschopf und gebe ihm insgeheim recht. Es ist so unfassbar hässlich, was da vor meinen Augen abgebildet ist. Ein Berg von Fleisch. Widerwärtiges, in Rollen gelegtes Fleisch mit Haaren. Nein, das bin ich nicht mehr. Und ich will auch niemals wieder so sein.

Mein Happi-Happi pro Tag nach Ampelsystem

GRÜN 1. Obst und Gemüse

2. Fleisch/Fisch/Geflügel/Eier
30–45 g Fleisch, Fisch, Geflügel oder ein Ei pro Tag essen
Sichtbares Fett vollständig vom Fleisch entfernen, Haut vom Geflügel abziehen
Zubereitungsarten: grillen, dämpfen, garen in der Mikrowelle oder schonend kochen

3. Getränke
Tee oder Kaffee, (Mineral-)Wasser, klare Brühe

GELB 4. Brot und Getreideprodukte
1–2 Scheiben Vollkorn- und/oder Roggenbrot pro Tag

5. Milchprodukte
Milch und Joghurt gelten als flüssige Kalorien und sollten vermieden werden.
Erlaubt sind maximal 500 ml entrahmte Milch oder fettarmer Joghurt und 30 g Käse pro Tag.

ORANGE 6. Fette
Fettverzehr einschränken auf 3 Teelöffel Margarine, Butter oder Öl pro Tag.
Erlaubt sind fettarme Salatdressings und Mayonnaisen in mäßiger Menge

ROT Diese Nahrungsmittel sind VERBOTEN
Zucker, Getränke mit hohem Zuckeranteil (Cola, Fanta), Zuckerersatzstoffe (Cola Light, Cola Zero), Sirup, Kuchen, Kekse, Süßigkeiten, Konfitüre, Schokolade, Pommes frites, Pasteten, Gebäck, alkoholische Getränke jeder Art und Säfte vorerst komplett vermeiden.

Auf diese Art esse ich gesund. Dreimal täglich. Morgens ein kleines Stück Brot mit Käse und einer leckeren, scharfen Peperonicreme darauf. Zu Mittag darf es dann ein wenig Rinderfilet mit Gemüse, Zucchini, Champignons oder Artischocke würzig abgeschmeckt sein und am Abend esse ich Fisch und Salat. Und das in kleinen Mengen. Mehr bekomme ich nicht runter. Der Anfang war schon schwer. Als ich aus dem Krankenhaus entlassen wurde und mich mit all den so leicht zu kaufenden Nahrungssünden konfrontiert sah, kam ich mir vor wie eine Mutter zweier Kinder, die sich stets darüber ärgert, dass Regale mit Süßigkeiten immer auf Augenhöhe der Kleinen aufgestellt werden, und auch höllisch darauf aufpassen muss, dass ihre kleinen teuflischen Bengel nicht heimlich die Marsriegel auf das Laufband der Kasse legen. Schokolade gab es auf einmal überall. Egal, wohin ich sah, da waren Bonbons, Gummibärchen und Chips. Ich entkomme ihnen einfach nicht. Aber ich bin dann doch stärker. Gerade, weil ich auch noch die

Operation in meinem Nacken habe und alles noch nicht lang her ist. Und natürlich, weil ich fest vorhabe abzunehmen. Ich meine, ich zahle doch nicht einen Haufen Kohle für nichts und wieder nichts. Na, und dann habe ich eben diese Liste entwickelt, mit den guten und schlechten Nahrungsmitteln. Was darauf verboten ist, esse ich nicht. Man kann das Band nämlich schon umgehen, wenn man es schlau anstellt. Theoretisch könnte ich nämlich statt dreimal zehnmal am Tag essen. Immer in ganz kleinen Mengen. Das wäre dann eine Diät komplett für die Katz. Ich könnte auch, also nur theoretisch, ganz viele weiche Sachen essen. Zum Beispiel Pudding, Torten, Pralinen, leckere Rumkugeln und Marzipanpralinchen, oh mein Gott, wie schön das alles klingt, aber *würde* ich das essen, dann gäbe es keine Gewichtsreduktion. Niemals. Wahrscheinlich würde das Gegenteil eintreten und ich würde zunehmen. Das Problem ist nämlich, das mein lieber kleiner Freund da drinnen wahnsinnig auf dieses Zeug steht. Dagegen kann er auch nichts machen. Er mag klein, weich und flüssig. Er liebt Pudding, fette Joghurts, Plätzchen. Er stirbt für Cola und Fanta und all die süßen Getränke. Also muss ich hart sein. Dann ist er es auch. Es hat ja wenig Sinn, mich selbst zu verarschen.

Heute ist also der Tag, an dem ich mich zum ersten Mal seit langer Zeit auf die Waage stellen werde. Sieben Tag sind vergangen. Oder auch 168 Stunden bzw. 10 080 Minuten, seit ich nicht mehr allein bin. Nicht mehr alleine gehe, stehe, schlafe, esse oder trinke. Er ist in mir und ich um ihn rum. Und wir verbringen die Zeit ganz gut mit miteinander. Wir haben Spaß. Täglich entdecken wir neues Obst und Gemüse, das ich essen kann und gut vertrage, oder anderes, was er mir sprichwörtlich vermiest. Äpfel liebe ich ja, er wohl auch. Gestern wollte ich dann einen essen. Ging leider gar nicht. Erstens mag *er* den Apfel nur ohne Schale und zweitens ist ihm ein ganzer zu viel, also wird geschält und halbiert. Was passiert, wenn ich ihn übergehe, habe ich an der Karotte gemerkt. Er lässt mich dann einfach alles wieder auskotzen. Nicht so nett, aber wer nicht hören will, muss eben fühlen. Also höre ich auf ihn. Auf mein Magenband. Er ist gut zu mir, wenn ich gut zu ihm bin. Wir achten aufeinander. Er ist mein Freund. Und ich achte auf meine Freude.

Als Nächstes suche ich mir ein richtig gutes Fitnessstudio. Noch darf ich keinen Sport treiben, erst in fünf Wochen etwa, aber ich hab mich schon mal umgehört und schlaugemacht. Ich hab mich über Sportprogamme, Gruppentrainings und alle möglichen Sportarten informiert. Entscheiden kann ich mich in ein paar Wochen, aber eins weiß ich bereits jetzt: Sport muss sein! Ohne geht es nicht. Und das an meinen beiden Wohnorten. Ich werde also in München wie auch in der Schweiz ein gutes und funktionierendes Fitnessprogramm benötigen. In München hab ich schon etwas gefunden, gleich bei mir um die Ecke. Es ist ein reines Frauensportstudio. Das finde ich gar nicht schlecht. Und hier in Winterthur gibt es die *Banane*. Allein schon wegen des Namens sollte ich dort trainieren. In der *Banane* werde ich mit einem Personal Trainer zusammenarbeiten und ich werde mich vertrauensvoll in seine Hände begeben. Er ruft mich in den nächsten Tagen sicherlich an. Ich bin gespannt, wie der so drauf ist. Am Ende ist er ein mich rumscheuchender und mich anbrüllender *Drill Sergeant*. Der wäre dann definitiv der Falsche für mich. Aber wir werden sehen. *Wieso? Wenn er es schafft, dass du ohne Widerworte die Übungen machst, die er dir vorschreibt, und dich damit zum Erfolg führt, dann ist das doch genau das, was du willst. Du brauchst einen Trainer, der sich nicht von dir um den Finger wickeln lässt. Also, wenn er streng ist, ein Drill Sergeant, wie du sagst, dann ist er gut für dich. Versteht er auch noch was von Ernährung, dann ist er umso besser!*

Ich hab mir eine neue Waage gekauft. Eine *Schweizer* Waage. Mal schauen, ob sie feinfühliger ist als meine in München. Es ist zehn Uhr. Ich werde mich täglich um zehn Uhr wiegen. Das nehme ich mir hiermit vor. Ich ziehe mich aus, um ein möglichst exaktes Ergebnis unter immer gleichen Voraussetzungen zu erhalten. Nackt. Kein Höschen, kein Strümpfchen, nichts. Ich bin nicht aufgeregt. Ich bin ja sicher, dass ich weniger bin. Ich weiß nur nicht, wie viel. Also stelle ich mich ohne großes Rumgemache auf die Glasplatte und wieder blinkt es und wieder spielen die digitalen Striche auf dem Display verrückt. Und dann bleiben sie stehen. Und zeigen 128,3 Kilogramm. Moment mal. Ich muss überlegen. 139 minus ... Oh. Das wären ja 10,7 Kilo weniger als noch vor sieben Tagen! Wow! Kann das wirklich sein? Ich gehe von der Waage runter und stelle mich nochmals darauf. Ich warte und bin gespannt. Doch nein, alles richtig. 128,3 Kilo steht es dort geschrieben. Klar und deutlich.

Ich muss mich setzen. Das ist mir alles zu viel. Und wie ich da so sitze und ich meine Waage so ungläubig und verwundert anstarre und sie zu lieben beginne, weil sie so gut zu mir ist, übermannt mich ein unbeschreibliches Gefühl und ich fange an zu weinen. Da ist Stolz, Glück, Hoffnung und Zuversicht, das Wissen, richtig entschieden zu haben. Endlich ist die Lösung gefunden, endlich bin ich auf dem so lang ersehnten und erwarteten richtigen Weg. Ich habe viel probiert in meinem Leben, wollte so gerne abnehmen, nichts hat gewirkt. Ich habe aufgegeben, habe mich mit meinem Gewicht, meinem Aussehen abgefunden, mich beleidigen und immer wieder verletzen lassen und ich konnte mich trotz alledem ein letztes Mal motivieren. Ein allerletztes Mal wollte ich es versuchen, nach dieser einen Möglichkeit suchen, um sie dann endlich zu finden. Ich bin über alle Maßen glücklich. So glücklich kann ein Mensch nicht sein, wie ich mich gerade fühle. Und ich danke meinem Freund, der sich da fest um meinen Magen krallt, und bitte ihn, nein, ich flehe ihn an, mich so schnell nicht im Stich zu lassen.

Das letzte Mal flossen Tränen dieser glücklichen Art bei der Geburt meines Sohnes. Seitdem nicht mehr. Und nun sitze ich hier auf meinem Bett und heule richtig, dicke, fette, glückliche Tränen. Wie ein Schlosshund, genauso laut.

17

PICKELALARM (JULI 2007)

Seit 15 Tagen bin ich jetzt schon in Winterthur. Mir geht es prächtig, mein rauer Hals ist genesen, das Gas aus meinem Bauch ist entwichen und die Pfunde scheinen einfach wegzuschmelzen. Inzwischen bin ich *nur noch* 120,4 Kilo schwer. Mein Traum erfüllt sich Schritt für Schritt, Tag für Tag. Bislang sind es also nun 18,6 Kilogramm, die von mir abgefallen sind. Das ist ein Haufen Fett! Oder netter ausgedrückt: 18,6 Kilo wiegt in etwa ein Kleinkind. *Ein Kleinkind ist also bereits von dir abgefallen. Na, das ist doch sehr viel netter!* Ich ernähre mich gesund und regelmäßig, meine Liste stets im Auge behaltend.

Was ich jedoch heute, am 19. Juli 2007, kurz nach dem Aufstehen zu sehen bekomme, kann ich fast nicht glauben. Mein Spiegel scheint in tausend Stücke zu zerbersten, weil er es allem Anschein nach auch nicht glauben kann. Meine Pubertät ist zurückgekehrt. Kleine rote Pickel haben sich über meinem ganzen Gesicht verteilt. Pusteln. Rot und pink. Große, hässliche Poren, so weit das Auge reicht. Röteln? Es könnte sogar *das* sein. Eine Kinderkrankheit, die sich nur und ausschließlich auf meinen Wangen, auf meiner Stirn, dem Kinn und dem halben Hals breitmacht. Wenn ich nicht wüsste, dass ich bereits als Kind *gerötelt* habe, würde ich die Krankheit in die nähere Auswahl nehmen. Kann aber nicht sein! Aber was ist das dann? Das ganze Gesicht ist eine Pickelwiese und irgendwie wärmer als sonst. Diese Berge und Krater, wie auf dem Mars, rote Berge, rote Krater. *Fliegen Sie nicht zum Mars, fliegen Sie zu Artemis' Gesicht.* Ha, ha. Scherzkeks. Je schlanker ich werde, desto schärfer werden die Kommentare meiner inneren Stimme. Also noch mal. Pickel. Überall Pickel. Woher kommen die? Ich ernähre mich doch jetzt sehr vernünftig und außergewöhnlich gesund. Also was passiert da mit meiner sonst glatten und feinporigen Haut?

Ich versuche, im Internet ein paar Antworten zu finden. Aber nichts. Hier steht nur, dass nach einer Ernährungsumstellung meist ein viel besseres Hautbild zu erwarten ist. Mein Hautbild dagegen präsentiert sich ausnahmslos als riesige Pickellandschaft. Das muss was anderes sein. Ich sollte einen Hautarzt kontaktieren. Also wähle ich die Nummer eines beliebigen Arztes in Zürich und klage ihm mein Leid. Er beruhigt mich sofort und betont, dass eine Ernährungsumstellung nicht immer ein gutes Hautbild bewirke. Das sei ein Ammenmärchen. Gerade weil ich mein Essverhalten verändert hätte, könne es sein, dass mein Körper momentan verrückt spiele. Zudem hätte ich einen großen Eingriff durchführen lassen, der ein kolossaler Einschnitt in meine normalen Lebensgewohnheiten darstelle. Ob ich denn rauche, fragt er dann. Und ich erzähle ihm, dass ich zum letzten Mal am Tag vor meiner OP geraucht hätte. Ob ich denn viel geraucht hätte? Ich gestehe die 20 Zigaretten täglich. Für ihn scheint die Ursache gefunden zu sein. Ich würde doch gerade eine Komplettveränderung durchmachen. Es sei sogar so, dass ich meinen Körper ein Stück weit überlaste, weil ich ihm von einem Tag auf den anderen alles wegnähme, was er zuvor im Überfluss bekommen habe. Alles an mir sei im Umschwung. Für ihn sei das nicht weiter verwunderlich. Ob ich denn nun immer schlechte Haut haben würde, will ich noch wissen. Das glaubt er nicht. Mein Körper benötige Zeit, um sich neu einzustellen, und schließlich werde sich mein Hautbild auch wieder bessern. Ich solle es beobachten. Das würde schon werden. Ich solle nur dranbleiben, damit sich die Umstellung festige. Das hätte ich vor, betone ich mit Nachdruck.

18

DAS GRAS WÄCHST NICHT SCHNELLER, WENN MAN DARAN ZIEHT (JULI 2007)

22. Juli 2007: Mein Sohn braucht mich. Also bin ich gestern Hals über Kopf zu ihm geflogen und werde die nächsten Tage mit ihm verbringen. Bevor ich Winterthur verließ, habe ich mich morgens noch ein letztes Mal gewogen und die Waage zeigte grandiose 119,9 Kilogramm an. Somit ist die Zwei nach der Eins eliminiert. Ich kann mich aber gar nicht darüber freuen. Ich bin schon seit zwei Tagen genervt und extrem reizbar. Meine Haut wird immer schlechter. Ich dachte, der Ausschlag würde schneller verschwinden. Der Arzt klang doch so zuversichtlich, oder etwa nicht? Und irgendwie finde ich alles scheiße. Die Waage bei meinem Sohn Phoenix funktionierte nicht und ich hatte keine Lust, noch eine zu kaufen, also hab ich eine total veraltete und eingestaubte, aber scheinbar funktionierende Waage Baujahr 1971 aus dem Keller geholt. Außerdem hab ich Herzrasen.

23. Juli 2007: Phoenix muss das Gleiche essen wie ich, das haben wir abgesprochen. Er bekommt jedoch größere Portionen. Wir kochen außerdem gemeinsam, das findet er *voll fett*, wie er seinem Alter entsprechend gerne sagt. Weniger *voll fett* findet er meine andauernde schlechte Laune. Mit seinen fast 13 Jahren lässt er

sich die Launen seiner Mutter nicht mehr gefallen und blökt beizeiten auch ziemlich lautstark zurück. Aber er freut sich, dass ich abgenommen habe, und findet aus dem Grund das Magenband auch *voll fett* und *oberkrass*.

24. Juli 2007: Heute Morgen hab ich mich auf dieses vorsintflutliche Ding gestellt und es zeigte sofort ein Kilo mehr an. Ich war noch genervter als zuvor. Aus mir schossen Blitze und knallte Donner. Ich war komplett außer mir. Weltuntergangsstimmung pur. Phoenix hat dann versucht, mich aufzubauen. Die Waage sei doch viel zu alt, fast schon eine Antiquität. Außerdem sei sie anders geeicht. Ich solle mich einfach nicht mehr draufstellen. Trotz seiner Mühen, mich zu besänftigen, blieb ich genervt. Ich könne doch meine Waage nicht auf all meinen Reisen mitnehmen, brüllte ich. Kann nicht jede Waage das Gleiche anzeigen? Eins kam dann zum anderen und Phoenix gab's mir extrem hörbar zurück. Dann hab ich wieder geschrien und er war umso lauter. Und dann wieder ich und dann er. Und dann knallten Türen. Und, na ja ... mein Tag schien gelaufen.

Es war Phoenix, der kurze Zeit später die rettende Idee zur Versöhnung hatte. Zu Beginn fand ich seinen Einfall gar nicht so rettend. Er beschloss nämlich, dass wir beide was gegen unsere schlechte Haut tun sollten, und gemeinsam mit mir wollte er Waschgel, Peeling, verschiedene Wässerchen und eine Pflegecreme gegen unreine Haut kaufen gehen. Da wir beide pubertär aussähen, könnten wir auch die gleichen Pflegeprodukte benutzen, meinte er. *Der Apfel fällt nicht weit vom Stamm, kann ich dazu nur sagen. Immer tief und fest in die Wunde drücken und dann drehen, den Finger. Hätte von dir sein können.*

Wir stiefelten los und es wurde beinah lustig, als wir im Kaufhaus vor diesem riesigen Regal voller Pickelcremes und Abdeckstiften standen und nicht wussten, was wir nehmen sollten. Wir haben dann Unmengen gekauft. Einfach mal zum Ausprobieren. Später standen wir vor dem Spiegel und schmierten alles Mögliche auf unsere Gesichter. Erst das Reinigungsfluid, dann die Maske, danach das Wässerchen und eine Creme mit Zink obendrauf. Zu guter Letzt wurden die Rötungen unter reichlich Abdeckstift versteckt. Danach hab ich mich noch mit Make-up zugekleistert. Phoenix hat das sehr genau beobachtet. Ich sah aus wie eine von diesen viel zu alten, viel zu oft gelifteten amerikanischen Superstars, die mit einer Tonne Schminke versuchen, ihre Narben zu kaschieren. Und er konnte sich vor Lachen nicht mehr halten. Schrecklich. Ich hab's dann wieder abgewaschen. So kann ich mich nirgends blicken lassen.

Spät ist es geworden, Phoenix ist längst im Bett, und ich sitze frustriert und nach wie vor genervt vor dem Fernseher und messe meinen Puls, der mit einem Wert von 94 viel zu hoch ist. Dagegen ist der Wert meines Blutdrucks mit 115 zu 70 optimal. Ich mache mir Sorgen. Ich weiß nicht, was das bedeuten soll. Ich bin gereizt, kann an meinem Hals deutlich das viel zu schnelle Pochen meines Herzschlags fühlen, habe dieses nicht verschwinden wollende Pickelschlachtfeld in meinem Gesicht und fühle mich seit geraumer Zeit zittrig. Ich friere, obwohl Hochsommer ist, und kann mich nicht über meine Abnehmerfolge freuen. Immerhin sind das seit der OP sage und schreibe 19,1 Kilo. Das sollte mich doch Luftsprünge machen lassen? Aber nein! Ich bin schlecht gelaunt und wehe dem, der mich darauf anspricht. Ich sollte zu meinem Arzt gehen. Es wird Zeit. Zu viele eigenartige Dinge spielen sich in meinem Körper ab.

25. Juli 2007: Phoenix ist in der Schule. Ich kann es kaum fassen, dass er es schafft, täglich um 6.30 Uhr *nachts* aufzustehen. Das wäre nichts mehr für mich. Ich hab ihm dennoch Frühstück be-

reitet. Zu meiner Schande blind und im Halbschlaf wandelnd. Aber immerhin hab ich es geschafft, mein Kind gesättigt in die Schule zu schicken. Nun bin ich bereit für meinen Tag und somit auch für das Schrottding von Waage. Auch wenn sie mehr als meine Heimwaage anzeigt, kann sie mir hoffentlich einen einigermaßen genauen Verlauf meiner Gewichtskurve wiedergeben. Dieses zuvor im Keller verrottende Ding hat natürlich keine Digitalanzeige, sondern einen 1971 üblichen Drehzeiger. Wenn ich mich draufstelle, dreht sich die Scheibe wilder als jedes Frisbee, um dann endlich zum Stillstand zu kommen. Dann erst erfahre ich mein Gewicht, das heute ... 122 Kilo beträgt. Bitte? Was habe ich falsch gemacht? Wieso mehr als gestern? Ist sie etwa so ungenau oder ... kaputt? Das kann doch nicht normal sein. Ich esse wirklich wenig und halte mich an alle Vorgaben. Ich esse keine verbotenen Nahrungsmittel. Ich trinke viel Wasser. Wieso wandert der Drehzeiger dann in die falsche Richtung?

Um schnelle und medizinisch belegte Antworten zu erhalten, wende ich mich an meinen Arzt und versuche, mir von der Dame am Empfang einen Termin geben zu lassen. Natürlich will ich diesen Termin noch heute. Am besten sofort! Dabei ist es immer wichtig, den eigentlichen Sachverhalt deutlich zu übertreiben. Ohne auch nur im Geringsten etwas von mir preiszugeben. Schluchzend Sätze wie: »Etwas stimmt nicht mit mir«, helfen dabei ungemein. Die Arzthelferinnen wollen darauf gerne Genaueres wissen, um scheinbar wichtige Vorinformationen an den Doktor weiterzugeben. Dies muss mit einer Aussage wie etwa: »Ich kann es nicht erklären, anfänglich dachte ich, es geht schon weg, dann jedoch wurde es immer schlimmer, ich kann es kaum noch aushalten«, umgangen werden. Das klappt eigentlich immer. Und so kann ich nahezu jeden von mir gewünschten Termin in meinem Kalender einschreiben, noch bevor der Arzt, der zweifelsohne wichtig für ein gemeinsames Treffen ist, davon erfährt. Ich habe meinen Termin heute um 14 Uhr, nach der Mittagspause, noch schnell, bevor ordentliche Patienten mit ordentlichen Terminen kommen. Also quasi keine Wartezeit.

Ich bin pünktlich und werde auch direkt ins Zimmer meines Doktors gebracht. Was denn mein Problem sei, will mein Arzt nach einem kurzen, aber gut gelaunten »Hallo« wissen. Und da sprudelt es förmlich aus mir raus: »Können Sie ihn denn nicht sehen, den Streuselkuchen, der sich über mein Gesicht gelegt hat? Es wird immer schlimmer statt besser. Es geht mir schlecht, ich kann mich nicht mehr freuen, ich bin immer gereizt, brülle nur noch rum. Und dann dieser hohe Puls. Und ich zittere. Außerdem rührt sich nichts auf meiner Waage. Gar nichts! Und das schon seit zwei Tagen.« Jetzt ist es raus. Und jetzt mach mal, du Doc. Rette mich! »Frau Gounaki, das, was Sie mir erzählen, war doch alles zu erwarten. Jetzt setzten Sie sich erst einmal hin und beruhigen Sie sich.« Ich folge brav. »Ihr Körper arbeitet momentan auf Hochtouren. Maximaldrehzahl, wenn Sie verstehen. Ihr Herz pumpt und strengt sich übermäßig an. Der Puls ist also erhöht. Da passiert gerade so viel in Ihrem Körper. Die Hormone spielen verrückt. Alles stellt sich um, deshalb auch die schlechte Haut und Ihre Gereiztheit. Wie viel haben Sie denn bislang abgenommen?« 20 Kilo sind es bislang, sagte ich das nicht? Aber ich kann mich nicht darüber freuen. Außerdem war's das wahrscheinlich auch schon. Auf der Waage tut sich nichts mehr. Blödes Ding! »Nur die Ruhe, Sie müssen geduldig sein! 20 Kilo in dieser kurzen Zeit, das ist ein unfassbarer Erfolg. Seien Sie vorsichtig. Übertreiben Sie es nicht. Achten Sie darauf, dass Sie nicht zu wenig essen. Versuchen Sie, auf etwa 1000 Kalorien zu kommen. Und essen Sie das Richtige zu regelmäßigen Zeiten. Wenige Kohlenhydrate, viel Eiweiß und noch mehr Gemüse und Obst. Und es ist vollkommen normal, dass es während einer Diät zu Pausen kommt, sogenannte Stillstände. Das kann fünf oder auch sechs Wochen anhalten, bevor sich wieder was bewegt, aber ziehen Sie es trotzdem durch. Mag sein, dass sich während dieser Zeit nichts an Ihrer Waage ablesen lässt, aber Ihr Körper formt sich während des Stillstands neu und das können Sie Tag für Tag mitverfolgen. Also halten Sie durch und seien Sie geduldig!« Was heißt das? Was formt sich? Ich bin doch zur Genüge geformt. »Ihr Körper hat sich durch Ihre massive Adipositas in Haltung und Form verändert. Sie wissen doch gar nicht mehr, wie Ihre tatsächliche Figur aussieht. Sie werden zukünftig Phasen der Abnahme und Phasen der körperlichen Veränderung ohne Abnahme haben. In beiden Fällen werden Sie Ihre Veränderung bemerken. Das kann Ihnen helfen durchzuhalten. Wenn Sie geduldig sind und weiter an Ihrem Ernährungsplan festhalten, dann schaffen Sie das. Motivieren Sie sich!« Motivation? Ich könnte alles hinschmeißen. So fühle ich mich gerade. »Ich werde Ihnen ein paar Beruhigungstropfen aufschreiben. Dann geht es Ihnen gleich besser.« Er kramt in seinem Schreibtisch: »Und nehmen Sie diese Salbe gegen Ihren Ausschlag, morgens und abends nach der Reinigung. Aber er wird verschwinden, sobald sich ihr Hormonhaushalt normalisiert hat. Wie geht es denn Ihren Narben? Könnte ich einen kurzen Blick darauf werfen?« Ich stelle mich vor meinen Arzt und hebe mein Shirt. »Na, die sehen doch prima aus. Die Verdickungen sind verschwunden. Sehr schön. Sie können nun anfangen, Ihre Narben mehrmals täglich mit einer Salbe namens Kelofibrase einzureiben. Das macht sie weicher und nach und nach heller. Also nochmals: Seien Sie geduldig, Frau Gounaki! Das wird! Vergessen Sie das Reiben nicht!« Grins.

Geduld ist ein Fremdwort für mich. Ich war noch nie geduldig. Alles, was ich anfange, bringe ich sofort zu Ende. Es macht mich wahnsinnig, länger als nötig an einer Sache zu sitzen. Lieber arbeite ich Tag und Nacht, verbrauche alle meine Energiereserven und sacke nach getaner Arbeit vollkommen fertig, aber auch zufrieden zusammen, bevor ich so was wie *Geduld* lernen muss. Was mein Arzt von mir verlangt, ist eine Qual. Wie kann ich geduldig sein, wenn Geduld für mich nie präsent war, nie normal war? Ich wurde ohne diese Fähigkeit, warten zu können, erzogen. *Willst du was haben, dann hole es dir*, sagte mein Vater immer. *Willst du es sofort, dann hole es dir auch sofort.* Kraft und Anstrengung. Intelligenz und Fleiß, Schnelligkeit und Umsetzungsvermögen. Das war für mich allgegenwärtig. Geduld kenne ich nicht. Und nun soll ich das lernen? Ich? Mein Doktor hat natürlich recht mit dem, was er sagt. Aber Geduld? Ich muss versuchen, etwas zu finden, was das umgeht und mich trotzdem ans Ziel bringt. Ich werde hart an meinem Körper arbeiten, werde kräftig und zielbewusst sein und mich anstrengen, meine schwachen Momente mit Intelligenz und Fleiß zu umgehen, um dann schnell voranzukommen. Und das, weil ich es umsetzen kann. Das ist mein Plan. Die 85 Kilo Zielgewicht habe ich ständig im Visier. *Erkennen – begehren – planen – erarbeiten – umsetzen – meins – wann? – sofort!* Das ist mein Plan. Das ist meine Form der Geduld! Nein. Was der Arzt will, bekommt er. Mag sein. Aber definitiv nicht von mir.

Die Pickelsalbe nehme ich trotzdem. Dann packe ich noch mein Rezept ein, verabschiede mich dankend und gehe voller ungeduldiger Motivation meiner Wege.

19

BRINGDIENST (JULI 2007)

29. Juli 2007: Meine Haut wird besser. Endlich! Die Salbe, die mir mein Arzt gegeben hat, wirkt. Ich bin so glücklich darüber. Meine Narben stehen ebenfalls unter *Dauerbecremung*. Von Gesicht bis Bauch ein Salbenmeer. Sieht nicht so toll aus, aber ich kann stolz behaupten, dass ich wieder viel besser drauf bin. Außerdem bin ich lockerer. Das liegt wohl an den Beruhigungstropfen. Die machen mir mein Hirn so schummrig. Ich bin zwar meistens ziemlich müde, aber ich beschwere mich nicht. Ich brülle auch nicht mehr.

Ich fliege nach Rostock, weil ich einen Job angenommen habe. Eine Sängerin will ihre CD aufnehmen. Ich wollte eigentlich meine Auszeit durchhalten, aber die Produktion ist so verdammt gut bezahlt, dass ich nicht Nein sagen konnte. Es dauert auch nur drei Tage.

Das Problem, das sich mir hier im überschaubaren Rostock stellt, kommt unerwartet. Ich habe das dummerweise nicht bedacht. Hätte ich nur einen kleinen Moment früher darüber sinniert, hätte ich Schwierigkeiten aus der Welt schaffen können. Aber nein. Zu spät! Ich habe komplett vergessen, dass ich hier doch auch essen muss. Nur was? Hotels sind der Tod. Die haben in allen ihren Speisen diese versteckten, bösen und hinterhältigen Fallen. Soßen über Soßen. Und Omeletts, die in besonders viel Fett gebrutzelt wurden. Das geht nicht. Also werde ich mich Tag ein, Tag aus aus der silbernen Obstschale an der Rezeption ernähren. Große, rote, auf Hochglanz polierte und geölte *Red Delicious* haben sie dort. Mitnehmen, essen, fertig. Na, ja, ganz so einfach ist es nicht, ich muss die Äpfel zuvor noch schälen. Das Messer lasse ich dann wohl mitgehen, aus dem Hotel. Die haben ja viele. Es wird ihnen ganz sicher nicht auffallen.

Und im Studio? Was esse ich dort? Tagsüber liegen Dutzende Brötchen, verschieden belegt und appetitlich angerichtet, aus. Der Lachs auf Meerrettichsahne-Brötchen liebäugelt ununterbrochen mit mir. Sehr verführerisch. Aber ich muss stark bleiben und begnüge mich mit der Dekoration. Radieschen und Kirschtomaten scheinen hier auf der Anrichte der Renner zu sein. Abends wird dann über den Bringdienst bestellt. *Bei aller Liebe, wie stark soll ich denn noch sein?* Das ist doch eine Qual. Hier kann man sogar Spargel mit Sauce Hollandaise und Kartoffeln bestellen, je nach Belieben mit Schinken oder Steak. Oh Gott. Ich sterbe bei diesem Anblick. Und sie essen es so gerne, die anderen. Ein Tontechniker lässt sich sogar zwei Portionen bringen mit extra viel Dip. Wieso ist dieser Mensch schlank? Wie ungerecht!

30. Juli 2007: Ich begnüge mich mit drei Salatblättern und zwei Stück gebratener Putenbrust. Das war's dann auch schon. Die anderen schlemmen. Böse, widerwärtige Menschen. *Schlemmer* entwickelt sich für mich immer mehr zu einem Schimpfwort. Was sind die anderen? Schlemmer! Was tun sie? Schlemmen! Es ist purer, unmenschlicher, niederträchtiger Hass, der da in mir aufkommt. Hatte ich schon gesagt, was ich hier esse? Mit was ich mich zufriedengeben muss! Fürchterlich. Ich hab mir vorgenommen, morgen getrennt von den Schlemmersäcken in einem anderen Zimmer zu essen. Das ist meine einzige Chance, die drei Tage Rostock zu überstehen.

31. Juli 2007: Ich habe Hunger! Ich bin auf einen einen Markt gegangen und habe mich eingedeckt. Mit leckeren Fressalien, die mich über den letzten Tag bringen sollen. Ich habe die letzten Tage definitiv zu wenig gegessen. Das mach ich nie wieder so. Da kommt man nur auf schlechte Gedanken. Ich habe mir einen Becher Müsli geholt für das Frühstück. Und mittags esse ich ein Glas Babynahrung ab 18 Monate, Tomatennudeln mit Biokalb. Das sättigt mich und hat wenig Kalorien. Für einen Tag geht das schon. Am Abend fliege ich dann wieder zu Phoenix, der die Tage bei meinem Bruder verbracht hat. Für zwischendurch hab ich noch ein paar Pflaumen gekauft.

Im Studio haben sich die *Schlemmer* über mich lustig gemacht. Säcke! Ich wollte mir das Gläschen Babynahrung warm machen. So, wie man das eben macht – in einem Wasserbad. Hab's dann gelassen und es kalt gegessen. War auch ganz gut. Und mein Gourmet mochte es wohl auch gerne. Fazit: Bringdienst bringt nichts. Daumen hoch bei Selbstversorgung. Und Babynahrung ist definitiv besser, als ich dachte.

Ich hab es überstanden. Nun stehe ich am Flughafen und trinke einen Kaffee. Ich gönne mir sogar den Keks, der neben der Tasse in Plastik verschweißt liegt. Übermorgen fliegt Phoenix zu meinen Eltern in seine lang ersehnten Ferien nach Griechenland. Dann kann ich wieder nach Winterthur. Für ein paar Tage. Zu meiner Waage, in meine Küche, zu meinem Mann. Freude!

20

HUNGER (AUGUST 2007)

4. August 2007: Mich quält der Hunger. Eigentlich fing das schon vor Rostock an. Ich hatte an meiner Ernährung nichts verändert, aber hungrig blieb ich trotz allem. Rostock war zwar dann die Hölle, brachte mich aber dennoch auf sagenhafte 116, 3 Kilogramm. Ich sollte also mit einem bisherigen Gewichtsverlust von 22,7 Kilo in knapp sechs Wochen mehr als nur zufrieden sein. Trotzdem: Ich habe Hunger. Und nicht nur das! Ich bemerke, dass mein Magen seit Neuestem viel mehr verträgt, als ich ihm gebe. Während er sich vorher mit den kleinen Portionen zufriedengab und sofort satt war, so knurrt und rumort er nun ständig beleidigt vor sich hin. Es ist, als wolle er meine Aufmerksamkeit stetig und unaufhörlich auf Hunger und auf eine daraus resultierende Nahrungsaufnahme lenken. Und er könnte es schaffen, mich zum Essen zu verführen, denn ich weiß nicht, wie lange ich seiner eigenwilligen Art noch widerstehen kann. Ich habe Angst, dass mich mein eigener Magen besiegen könnte, dass ich schwach werden könnte. All die Kilos könnten wieder zurückkehren. Und alles wäre umsonst. Panik! Wirkt mein kleiner Freund etwa nur so kurze Zeit? War es das jetzt?

Ich bin durch den Wind. Ich renne die Treppen hoch. Durch das Schlafzimmer, dann durch das Büro und wieder runter. In die Küche. Nein, nicht die Küche. Zu gefährlich. Ich fetze durch das

Haus. Ziellos und panisch. War es das jetzt? Kann ich verhindern, dass mich dieser mächtig starke Hunger übermannt? Und wenn ja, wie? Ich lasse mich auf die Wohnzimmercouch fallen und bleibe bewegungslos liegen. Vor mir spielen sich ganze Filme ab. Kinofilme, die mich als allesfressendes Monster zeigen. Ich sehe in tadelloser HDTV-Qualität, wie ich es schaffe, ganze Hühner, fette Enten und noch fettere Schweinehälften mit einem Bissen in mich hineinzuwürgen. Tellerweise haue ich mir die Spaghetti mit extra viel Soße rein. Um meinen Mund, von Nase bis Kinn, herrscht das reinste Soßendesaster. Der Filmsoundtrack besteht aus Schmatzen, stetigem, nicht zu überhörendem Schmatzen. Alles kann diese Frau in sich hineinstopfen. Alles! Wenn sie es nur will. Und sie will. Oh mein Gott. Ich will!

Marc folgt mir besorgt ins Zimmer. Er sieht mich auf der Couch liegen. »Was ist eigentlich los mit dir?« Und was soll ich ihm sagen, meinem süßen Marquis, wie er da im Türrahmen steht? Er kommt nicht allein. Nein. Ich kann es sehen, dieses dicke Fragezeichen über seinem Kopf. Was soll ich ihm also sagen als nur diesen einen, allumfassend erklärenden Satz: »ICH HABE HUNGER!« Männer. Sind doch alle gleich. Sie können die Sorgen einer Frau doch nicht verstehen, wenn es darauf ankommt. Ich habe eben Hunger. Ist das nicht Problem genug? Ganz verwundert sieht er mich an. So, als ob er gar nicht wüsste, wovon ich rede. Erbärmlich. »Na, dann iss doch was! Soll ich dir eine Pflaume bringen?« Geht denn das gar nicht in diese männlichen Spatzenhirne rein? Ich meine Hunger. Hallo? Richtigen Hunger. Der geht nicht weg von einer lächerlichen kleinen Pflaume. Noch nicht mal von einer großen! Ich habe Hunger! Und natürlich erkläre ich es meinem Mann. Bin ja als Frau so wahnsinnig viel sensibler. Wie jetzt? Er beschwert sich auch noch? Ich sei zynisch? Frechheit! »Du weißt es natürlich besser! Oder wie?« Na, komm. Dann erzähl doch. Was soll ich denn deiner Meinung nach machen? Was soll ich tun, damit ich wieder mit kleinen Portionen zufrieden bin? Was soll ich machen, damit dieser blöde Hunger verschwindet? »Du solltest dich vielleicht ... blocken lassen?« Richtig! Mir fällt es wie Schuppen von den Augen. Ja! Mein Doktor hatte mir doch erklärt, dass man das Band einstellen kann, auch im Nachhinein. Dass man es enger stellen kann, wenn man dies als notwendig erachtet. Das hatte ich glatt vergessen. Nicht blöd, dieser Marquis. Aber zugeben kann ich das nicht! So leicht lasse ich mich nicht beruhigen. Ich kann jetzt unmöglich zugeben, dass er die Lösung gefunden hat. Ich mach mich ja zum Deppen. Tatsächlich hatte er die Antwort auf all meine Fragen gefunden. »Na, denkst du etwa, dass ich das nicht weiß?« Gut gekontert. »Ich habe trotzdem Hunger. Ich werde einfach nicht mehr satt. Ich habe kein Sättigungsgefühl mehr, verstehst du? Wenn du jetzt gleich zur Arbeit gehst, dann plündere ich währenddessen die Küche. Das ist mein Problem. Dass ich mich blocken lassen kann, na, das weiß ich wohl schon längst. Ich bin ja nicht komplett bescheuert!« Jetzt fällt ihm nichts mehr ein. Gewonnen. Und tschüss. Aber nein. Was tut er jetzt? Er kommt zu mir rüber, setzt sich neben mich und präsentiert mir sogleich seine rettende Idee. »Na, dann ... geh jetzt in die Küche, bereite schon mal vor, was am heutigen Tag auf deinem Diätplan steht, decke es gut ab oder fülle es in Frischhaltebehälter und bring es raus aus der Küche. Bevor ich dann gleich weggehe, sperre ich die Küche zu. Stell das Essen von mir aus auf den Büroschrank, wenn es zu verlockend ist, um zu widerstehen. Oder verstecke es. Dann steht es nicht die ganze Zeit vor deiner Nase. Aber beeile dich, ich muss gleich los!« Yepp! Jetzt hat er mich. Gute Idee. Ich hasse es, wenn er immer Lösungen für all meine Probleme parat hat. Und das hat er so oft. Es gibt wirklich nichts, wofür er nicht sofort die passende Antwort anbieten kann. Das liegt wohl an seiner ruhigen und überlegten Art. Die *ich* ja wohl *nicht* habe. Jetzt schnell lächeln und ein sehr wohlwollendes, dankbares und liebevolles Gesicht machen, sonst schmeißt er mich hochkant raus. Und dann kann ich schauen, wo ich bleibe. Also grinse ich und finde seine Idee so unfassbar toll und lobe ihn.

Ich eile in die Küche, schmiere Tomatenmark auf ein Knäckebrot, belege es mit Käse und wickle es in Folie. Anschließend koche ich mir schnell zwei Eier. Die Kaffeemaschine stelle ich samt Milch ins Wohnzimmer. Jetzt noch eine Stange Sellerie, ein Drittel Karotte und zwei Pflaumen. Rein in einen verschließbaren Behälter und fertig ist die Maus.

Die Küche ist zu, der Schlüssel versteckt. Und Marc kann sich vor Lachen nicht halten. Was ist daran so witzig? Statt einer Antwort bekomme ich nur einen weiteren nett gemeinten Tipp: »Mach einfach nur einen Termin zum Blocken!« Dann geht er. Lauthals lachend. Super. Schlaumeier! Dem zeig ich's noch.

Zwei Minuten später hänge ich am Telefon. Ich rufe Dr. Ablaßmaier an. Und natürlich lasse ich mir einen Termin geben. Am nächsten Tag gleich. Umgehend buche ich den Flug. Morgens nach München, abends zurück. Das ist gut. Nicht lange rummachen. *Und Marc erfährt einfach nichts davon.* Wenn ich wiederkomme, werde ich geblockt sein. Ha. Dann kann er sehen, wer von uns beiden lacht!

21

BLOCKEN (AUGUST 2007)

Diese Spritze wird mich niemals durchbohren. Das erlaube ich nicht. Auf gar keinen Fall! Sie ist viel zu lang, dick und ungeheuerlich bedrohend. Hinweg damit! »Stellen Sie sich nicht so an! Es wird nicht wehtun. Ich verspreche es Ihnen. Sie werden kaum etwas spüren! Ich hab das schon oft gemacht. Ich kann das!« Das erzählt er doch allen seinen Patienten verschmitzt lächelnd. Der will tatsächlich damit in meinen armen, malträtierten Bauch stechen, und zwar in den Port, der an einer sensiblen Stelle zwischen meinen Rippen liegt. Das kann er vergessen. Never! »Frau Gounaki. Die Haut an dieser Stelle ist sehr dünn. Sie werden nichts spüren. Versprochen.« Zwei Milliliter Kochsalzlösung will er mir in den elastischen Teil des Magenbandes spritzen. Nicht viel für den Anfang. Einfach nur ein wenig, damit ich wieder satt werden kann. Der Magen hat sich nun von der Operation endgültig erholt. Er ist nicht mehr geschwollen und das Band sitzt dadurch etwas zu locker. So weit, so gut. Aber. Ich habe nicht gewusst, dass er das mit einem solchen Monstrum machen will. Er nennt diese Spritze auch tatsächlich nett *Huber*nadel. »Nun kommen Sie schon. Wir haben es gleich hinter uns gebracht. Versprochen. Danach schauen wir, ob der Durchlass groß genug ist. Okay?« Wehe, wenn es mir Schmerzen bereitet. Ich werde unkontrolliert auf ihn einschlagen. Das verspreche ich hiermit auch. »Gut, dann versuchen Sie es.«

Eine Schmerzgrimasse nach der anderen zeigt sich auf meinem Gesicht. Krumme, sich über das ganze Gesicht verziehende Lippen, mit aller Kraft zusammengepresste Augen, die mit Hunderten kraterartigen Falten umsäumt sind. Sie stellen nur eins dar – Schmerz. Gefahr. Ich bin in Alarmbereitschaft versetzt. Gleich schlage ich zu. Ohne Vorwarnung. Ohne Nennung irgendwelcher Gründe. Nichts. Einfach nur blinde, aus Schmerz gezeugte Wut. Gleich ist es so weit. Aber wann macht er denn das endlich? *Nun mach schon, du Doktor!* Wieso lässt er sich nur so lange Zeit? Findet er etwa den Eingang nicht?

»Erledigt!« Wie, erledigt? Ich habe nichts gespürt. Rein gar nichts. Ich war wohl so sehr auf die zu erwartenden Schmerzen und denn darauffolgenden Kampf konzentriert, dass ich nichts mitbekommen habe. Das kann nicht sein. Der veräppelt mich doch! Aber ein kleiner Tropfen Blut unterhalb meiner linken Brust, genau auf Höhe des Ports, beweist mir das Gegenteil. »Na, war doch gar nicht so schlimm!« Ja, da hat er Glück gehabt, der Onkel Doktor. »Lassen Sie uns jetzt zum Schluckröntgen gehen.«

Schluckröntgen. Was ist das denn schon wieder? Er erklärt es mir auf dem Weg ins Untersuchungslabor. Er werde mich ein Kontrastmittel schlucken lassen, meint er, sodass die Tätigkeit meines Vormagens, den er auch Pouch nennt, auf einem Bildschirm zu sehen sei. Wichtig dabei sei, wie schnell oder langsam die Flüssigkeit vom Vormagen in den großen Restmagen fließe. Dann erst könne er entscheiden, ob zu viel oder noch zu wenig Kochsalzlösung im Magenband sei, und würde das gegebenenfalls entsprechend korrigieren. Und ich könne mich freuen, meint er. Das Kontrastmittel schmecke nach Anis und sei im Geschmack durchaus vergleichbar mit Ouzo. Na toll. Den hab ich ja schon so vermisst!

Zwischenzeitlich sind wir im Labor angekommen. Hier treffe ich auf Unmengen riesiger medizinischer Apparaturen. Es ist schon ziemlich abgefahren, was die hier alles rumstehen haben. Beeindruckend. Der Raum ist schön. Mit großen Fenstern und angenehm temperiert. Eine Schwester bringt mir einen Becher mit flüssigem Inhalt und tatsächlich, der Geruch erinnert stark an mein griechisches Lieblingsgesöff. Ich soll es trinken und ich gehorche.

Kurze Zeit später bringt mir dieselbe Schwester ein kleines Stück Brot – das soll ich essen. Und ich freue mich, denn mein Magen hat heute noch nichts bekommen. Ich dachte, es sei sinnvoll, nüchtern zum Blocken zu erscheinen. Und fürwahr, dumm war das nicht. Nun könne ich mich obenrum frei machen. Das Brötchen, das mir gegeben wurde, esse ich gewohnt in kleinen Bissen und bemerke, wie es mir ein durchaus sättigendes und gutes Gefühl verschafft. Also, von mir aus könnten wir das Röntgen lassen, ich glaube, das geht auch so.

Ich werde hinter ein bombastisches, bis zur Decke ragendes Röntgendurchleuchtungsgerät gestellt. Es ist glatt und kalt. Unangenehm für meine doch viel wärmere Haut. Dann macht es ein Geräusch. Es arbeitet. Dieses Ding scheint tatsächlich meinen kompletten Bauchraum zu erforschen und dessen Funktion auf einem Bildschirm sichtbar zu machen, denn mein Arzt, der sich hinter einer Glaswand befindet, blickt konzentriert, fast andächtig auf einen dort an der Wand montierten Monitor. Sieht er zufrieden aus oder nicht? Da stehe ich, halbnackt, und alles glotzt gebannt auf meinen Magen. Nur ich nicht. Ich warte.

Es dauert auch nicht lange, bis mir mein Doktor eröffnet, dass ich hiermit mein erstes Blocken erfolgreich hinter mich gebracht hätte. Nun gut. Dann auf nach Hause!

22

SCHOKOLINSENKRIEG
(OKTOBER 2007)

3. Oktober 2007: Am Tag der Deutschen Einheit scheint sich bei mir so gar nichts einig zu sein. Ende August folgte ich meinem Sohn in den Urlaub nach Griechenland und alles war perfekt. Die Pfunde schmolzen einfach so dahin und ich war voller Motivation. Meine Narben wurden immer heller und mein Bauch erstrahlte in neuem Antlitz. Mein Arzt sagte mir zwar, ich dürfe mich nicht in die Sonne legen. Aber natürlich habe ich darauf nicht gehört, sondern meine Narben ganz dick mit Sonnenmilch eingecremt. Sonnenschutzfaktor 60 schien mir perfekt dafür. Nie zuvor hatte ich irgendeinen Sonnenschutz auf meine Haut geschmiert, aber diesmal war es eben nötig. Anfang September kam ich dann zurück. Kurze Zeit darauf wog ich tatsächlich 110,4 Kilogramm. 28,6 Kilo hatte ich bis zu diesem Zeitpunkt abgenommen. In lächerlichen drei Monaten. Okay, das meiste Gewicht war in den ersten Wochen verschwunden. Von August bis September waren es dann doch nochmals sechs Kilo. Es ging also schon langsamer, aber ich war trotzdem außer mir vor Glück. Ich bin durch das Haus gesprungen und wollte nur noch toben. Ich war dauergierig. Marc musste natürlich herhalten. Aber ich denke nicht, dass ihn das gestört hat. Es hat sich nicht wirklich was geändert, beim Sex. Es macht uns genauso viel Spaß wie eh und je. Der einzige Unterschied ist möglicherweise der, dass wir

jetzt auch zwischen Couch und Tisch toben können und nicht mehr den ganzen Raum beanspruchen müssen. Wir benötigen also viel weniger Platz. Uns ging es wirklich gut.

Mitte September fing es dann an. Seither wiege ich 109 Kilogramm und nichts bewegt sich. Nicht hoch, nicht runter. Es fällt mir verdammt schwer, weiter durchzuhalten, wenn das, was ich sehe, einfach nichts ist. Es ist, als würdest du dich aufarbeiten, dich für eine Sache aufopfern, dich Tag und Nacht abschinden, um keinerlei Resultat, keinerlei Gegenleistung dafür zu erhalten. Wie sehr ich mich auch bemühen mag, da passiert einfach rein gar nichts. Nada. Niet. Nothing. Rien. Niente.

Es gibt nun auch kein Toben mehr. Das muss Marc verstehen. Ich habe keine Lust. Ich fühle mich nicht danach. Wenn man toben will, muss man freundlich sein. Und freundlich bin ich nun wirklich nicht. Nicht zu mir. Nicht zu Marc. Zu keinem. Er versucht, mich mit seinem Dackelblick zu verführen. Dem kann ich widerstehen. Ich begreife allerdings nicht, wie er überhaupt auf mich stehen kann. Ein Fettklops bin ich schließlich immer noch. Oder wie sagte der Typ damals am Telefon? Der mit der supertollen Stimme. Ein Dicki? Eigentlich konnte ich Marc ja in dieser Hinsicht nie verstehen, aber er will mich. Gut. Dann muss er mich auch ohne körperlich-emotionale Austauschorgien mögen. Basta.

Marc ist der Meinung, dass ich nun endlich anfangen sollte, Sport zu treiben. Dann würde ich sicherlich auch wieder abnehmen. Zudem sagt er, würde er ganz klare Veränderungen bemerken. Der Po sehe schmaler aus, die Hüfte ebener. Und an meinem Bauch zeige sich eine Taille. Außerdem sei mein Doppelkinn fast weg. Ja. Klar. Alles Märchen. Ich hab auch mal Veränderungen gesehen. Und zwar täglich. In Ziffern geschriebene Veränderungen. Das ist das Einzige, was zählt: die Anzeige auf der Waage. Wenn ich jetzt zu meinem Arzt gehe und ihm erzähle, dass ich das Gleiche wie vor drei Wochen wiege, dann guckt er sich nicht meinen Po an oder mein Kinn. Der wird mich erst mal fragen, ob ich noch an meiner Diät festhalte. Und wie ich halte. Aber es geht eben nichts! Die schlauen Köpfe der Medizin nennen das Stillstand. Ich nenne es *nur verdammt nervig*! Marc will mich eben nur trösten. *ABER ICH WILL NICHT GETRÖSTET WERDEN!* Ich setze mich lieber auf mein Sofa und schaue mir irgendeine nette Sendung an. Außerdem will ich Schokolade. Ist man traurig und genervt, braucht man Schokolade. Die zaubert einem im Nu wieder ein Lächeln ins Gesicht. Auf der Waage sieht man doch sowieso nichts. Irgendwo müssten noch ein paar leckere Schokolinsen sein. Marc hat sie doch vor gar nicht allzu langer Zeit gekauft. Das weiß ich. Also, wo sind sie?

»Was suchst du denn eigentlich? Ich sehe dich nur noch in irgendwelchen Schubladen und Schränken kramen.« Ich fühle mich kraftlos. Ich bin auf der Suche nach meiner immer so allgegenwärtigen Energie. Wo ist sie nur geblieben? Noch vor so kurzer Zeit war ich voller Tatendrang, um alle meine Ziele zu verwirklichen. »Marc, wo sind die Schokolinsen?« Sind Schokolinsen etwa mein ganz persönlicher Ersatz für meine Unfähigkeit, mich nicht runterziehen zu lassen? Ich bin träge. »Du brauchst jetzt keine Schokolinsen. Du bist nur genervt, weil du nicht weiter abnimmst. Aber das wirst du mit Schokolinsen nicht erreichen. Glaub mir.« Wohl wahr. Aber wie machen es die anderen, die Schlemmer, die *Alles-in-sich-hineinschütten-Könner*, wie machen die das? Könnten die durchziehen, was ich gerade durchmache? Waren die je in so einer Zwickmühle? Ich bin voller Selbstmitleid. Das gebe ich zu. Ich bin ein Häufchen Elend. Ein dickes, kleines Häufchen Elend. »Ich weiß, Marquis. Aber ich will ja auch nicht die ganze Packung. Ich möchte eine, maximal zwei. Ich möchte jetzt gerne was Süßes. Und zwar sofort.« – »Also warte mal kurz. Ich mache dir einen Vorschlag. Okay?« Nein! Ich will mich doch jetzt einfach mal in meinem Leid suhlen. Ich will mich gehen lassen. Ich will nicht stark sein. Ich mag nicht mehr.»Also. Ich gebe dir zwei Schokolinsen, wenn du danach im Fitnesscenter anrufst.« Und weiter konsequent an mir arbeite. Nicht wahr? Mein Ziel in den Augen behalte. Und wofür? Damit auch morgen meine Waage das Gleiche anzeigt wie heute und gestern und vorgestern? Nichts wird sich verändern. »Gib mir die Schokolinsen!« Kraft, komm wieder! Bitte! »Nein!« – »Gib mir diese bescheuerten Schokolinsen.« – »Nein!« Kann das nicht endlich aufhören? Ich bin doch mit meinen 40 Jahren durchaus imstande, selbst zu entscheiden, was und vor allem wann ich was brauche? Ich halte es nicht mehr aus. »Marc.« Ich bin ganz ruhig. Mein Körper ist schlaff. Ich bin völlig antriebslos. »Ja?« – »Gib mir bitte endlich die verdammten Schokolinsen!!!« Ich fühle mich ermattet und tattrig wie ein alter Greis. Frei von energischem Widerstand. »Ruf bitte im Fitnesscenter an, Artemis. Ich weiß, dass es dir Spaß machen wird. Du wirst deinen eigenen Trainer haben, und weißt du was? Dort haben sie Pilates- und Yogakurse. Die magst du doch so gerne. Und bald schon wirst du wieder abnehmen. Ich weiß es. Ich bin mir so sicher. Deine Muskeln werden sich aufbauen. Deine Haut wird straffer sein. Hast du denn keine Angst mehr, dass deine Haut hängen könnte? Du wolltest doch alles tun, um das zu vermeiden.« Ja, mein Herz, das wollte ich. Ich wollte so viel. Ich sah mich schlank und schön die Läden der Stadt nach der neuesten Mode durchforsten. Ich sah Männer, die sich den Hals verrenken, um einen einzigen Blick auf mich werfen zu dürfen. Ich habe *mich* gefühlt. So neu. So anders. So schwebend. Ja. Ich hatte es vor. Ich wusste damals nur nicht, wie schwer die Wirklichkeit sein würde. Das Magenband wirkt nicht von allein, ich weiß und ich wusste das immer. Und ich tue seit Wochen nichts anderes, als es zu unterstützen, es zu achten, und ich lasse zu, dass es mein Leben kontrolliert und kommandiert. Ich tue alles Notwendige. Ich habe meine Ernährung umgestellt. Ich esse diese winzigen Portionen. Ich trinke bis zu vier Liter Wasser pro Tag. Und natürlich werde ich Sport machen. Das steht außer Frage. Aber jetzt möchte ich einfach nur ein bisschen leiden und meine Seele streicheln. Lass mich leiden, bitte! »Rufst du an?« Natürlich rufe ich an. Natürlich. Ich werde nichts tun, was mein Vorhaben ins Wanken bringt. Natürlich rufe ich an. »Ja.« Und jetzt bitte – Schokolinsen. Bitte! »Hier hast du deine Schokolinsen. Ich suche dir die Nummer vom Trainer raus. Das schaffst du. Ich habe keine Zweifel. Hörst du? Artemis, du schaffst das!«

23

ALLES BANANE (OKTOBER 2007)

Das Treffen mit dem professionellen Fitnesscoach, der sich ausschließlich um mich und meine Belange kümmern wird, findet um 16 Uhr im Fitnesspark in Winterthur statt. Ich habe schon lange kein Sportcenter mehr von innen gesehen. Und ich meine sehr, sehr, sehr, sehr lange. Mein Trainer heißt *Argiris Skordas.* Genannnt *Archie*. Archie hat ein sehr ausführliches Telefonat mit mir geführt. Er wolle alles über mich erfahren und ich solle auch nichts weglassen. Das wäre für unser gemeinsames Schaffen relevant. Er ist Grieche. Wahrscheinlich der einzige Grieche, den ich je in Winterthur kennenlernen werde. Seiner Stimme nach zu urteilen, könnte er ein Mittvierziger sein. Dunkel, mittelgroß, stämmig. Natürlich durchtrainiert. Aber wer weiß. Vielleicht ist er auch blond, klein, dick und durchtrainiert. Es soll auch blonde Griechen geben. Archie und ich haben uns auf Griechisch unterhalten. Der Heimat wegen. Aber dass ich, Griechin, in Winterthur, Schweiz, auf einen Personal Trainer, ebenfalls Grieche, stoße, finde ich schon wieder fast bedeutsam. Grieche rettet Griechin. Außergewöhnlich!

Archie bekommt mich demotiviert, genervt, absolut energielos, schwach, zudem faul, träge und 109 Kilo schwer. Und auch schwabbelig. Irgendwie schrottreif. Keine Ahnung, ob er was aus diesem Wrack machen kann und will. Ich bin momentan mit meinem Latein am Ende. Ich kann mir nicht mehr helfen. Aber vielleicht kann er es.

Marc fährt mich. Ich habe die irritierten Blicke der Menschen satt, die mich irgendwie erkennen, aber dann doch nicht wissen, ob ich es tatsächlich bin. Ich, dieser Coach. Aus dem Fernsehen. Neulich erst beim Einkaufen wurde ich doch glatt gefragt, ob ich den Vocal Coach von *MusicStar* kennen würde. Ich sähe ihr so ähnlich. Nicht etwa, ob ich es sei, sondern, ob ich diese mysteriöse Dame kenne. Na danke. Ich hab geantwortet, dass ich die Art Sendung nicht sehe, aus dem Alter sei ich raus. Nein, nein. Marc fährt mich.

Gigantisch ist es, dieses Fitnesscenter. Das von Bäumen, Wiesen und kleinen Wegen umsäumte Gebäude kommt unfassbar gewichtig daher. So bedeutsam. Und geheimnisvoll. Es ist nicht etwa irgendein Klotz. Nein. Es scheint architektonisch ziemlich ernst zu nehmend. Die mit Glas durchzogene Gebäudefront formt einen offenen Halbkreis und verrät nichts vom Inneren. Hinter diesen Mauern könnte Politik gemacht werden. Klammheimlich fände hier die Weltwirtschaft einen Platz ideenreichen Fortschritts und unerahnter Möglichkeiten. Im Verborgenen würde internationale Geschichte geschrieben. Die großen Köpfe unserer Welt fänden hier einen Ort innerer Ruhe und Gelassenheit. Eindrucksvoll.

Um dem gänzlich zu entsprechen, fehlen diesem aus Beton und Stahl errichteten Monstrum allerdings die im Wind hörbar wehenden, von Stolz und Ehre geprägten Fahnen der international angesehenen Staaten. Weshalb dieses Ding letztendlich nicht der Mittelpunkt der Welt, sondern nichts weiter als ein kleiner Teil des Winterthurer Stadtplans ist. Den ich nun bereitwillig und, ich gebe es zu, ein klein bisschen unsicher betrete.

Hier wird definitiv Sport gemacht! Ich staune. Menschen, viele Menschen, klein, groß, dick, dünn, alt und jung und noch viel jünger, alle flitzen sie lachend, manche auch nur nett grinsend, aber auf jeden Fall glücklich in ihren Trainingsanzügen, Sporthosen und Muscle-Shirts an mir vorbei. Sportschuhe, wo auch immer man hinsieht. Handtücher. Badeschlappen. Und dieser Geruch harter körperlicher Arbeit, leicht chlorig abgeschwächt. Ein Schwimmbad haben sie demnach hier. Das rieche ich sofort.

Ich gehe an dem kleinen, vor sich hin fließenden Wasserquell entlang und erreiche umgehend die sich endlos durch den Raum erstreckende Theke am Empfang, die mit drei Damen besetzt ist. Auch sie sind glücklich. Oh mein Gott. Hier haben alle so offene und freundliche Gesichter. Kann das am Sport liegen? Macht Sport tatsächlich glücklich? Lässt mehrmals wiederholtes Aneinanderreihen verschiedener sportlicher Übungen tatsächlich Körper und Seele in neuem Glanz erstrahlen? Moment. Noch gibt es nichts, was darauf hindeutet, dass dieses Sportding irgendetwas damit zu tun haben könnte. Es wurde noch kein Beweis erbracht. Vielleicht sind hier alle auch nur so außergewöhnlich gut gelaunt. Also.

»Ich habe einen Termin um 16 Uhr, bei Archie.« Nur einen Augenblick später baut sich ein großer, adonisgleicher dunkler Kerl mit wenig Kopfbehaarung und durchleuchtendem Blick vor mir auf. Wow. Dieser Typ wird mich scheuchen. Das ist klar. Er ist schlank, muskulös und wirklich groß gewachsen. Seine Muskeln sind nicht übermäßig dick oder riesig oder breit, nein, aber sie sind gut definiert, jeder Strang für sich ist deutlich erkennbar. Schöner Körper. Wahnsinn. Und diese Haut – glatt und straff. Wenn man sie berührte, sie nur ganz sanft antippte, dann erklänge da sicherlich ein hörbarer Ton. Auch könnte dieser Riesenkerl mich locker mit nur einer Hand, ach, mit nur einem Finger, bis zur Decke heben.

Das schafft Archie doch mit links. Ich muss zugeben – aufgeregt war ich bislang wegen unseres Treffens nicht, ein klein wenig unsicher vielleicht, aber jetzt fühle ich, wie sich in mir eine Panikattacke zusammenbraut. Dieser Mann wird mich quälen.

Nach einer kurzen griechischen Begrüßung will er mich durch das Center führen. Einfach mal alles angucken, bevor es ernst wird. Trainieren würden wir heute noch nicht. Es bedürfe eines intensiven vorbereitenden Gesprächs. Nun gut. Mir fällt ein Stein vom Herzen.

Er zeigt mir das in Dampf gehüllte Solebad mit diversen Unterwassersprudel- und Massagedüsen im Untergeschoss. Allerdings verrät er mir nicht, wann ich meinen Alabasterkörper erstmalig dort zur Schau tragen müsse. Es gebe auch ein Dampfbad, fügt er hinzu, eine Sauna und ein Rhassoulbad, wobei ich mir sicher bin, dass ich diese Stätten der intensiven körperlichen und seelischen Erquickung niemals betreten werde. Da ist man ja nackt.

Dann führt er mich zwei Stockwerke höher. Ich versuche, mein asthmatisches Hecheln zu unterdrücken. Da ist ein unendlich wirkender Fitnessraum. Was für eine gigantisch dimensionierte Halle. All diese Menschen hier würden ihre Ausdauer, Kraft und Beweglichkeit trainieren und verbessern, erklärt Archie stolz. Für mich ist das nicht schwer zu erkennen. Unmengen an Gerätschaften, die an allen Ecken und Kanten und in mehreren parallel laufenden Reihen positioniert sind, springen mir sofort ins Auge. Ich kann die Anstrengung riechen. Und den Fleiß. Wie heißt es so schön? Wo gehobelt wird, fallen Späne. Stimmt. In diesem Raum wird definitiv gehobelt. Und das mit dem ganzen Körper.

Dann endlich, eine Etage darüber liegend, befindet sich *unser* Raum, der Personal Trainer-Raum. Er ist nicht sonderlich groß, aber mit einer großen Fensterwand durchzogen, der den ganzen Trainingsbereich mit Licht durchflutet. Auf dem Boden sind Gymnastikmatten ausgelegt und an den Wänden stehen Geräte für Ausdauer- und Krafttraining. Dieser Raum sei nur für uns zwei gedacht, sagt Archie. Nur *wir* würden hier trainieren. Allein. Und ungestört. Ja. Das ist Musik in meinen Ohren. Hier darf auch ich mich trauen, meine körperliche Trägheit wegzuschuften. Niemand wird sehen, wie ich mich dumm und dämlich schwitze. Niemand wird erfahren, wie kraft- und energielos Artemis ist, und vor allem bekommt niemand meinen dicken, schwabbeligen Körper zu Gesicht. Das ist wunderbar, so will ich es!

Im Büro muss ich anschließend Archies Fragen beantworten. Und nicht schummeln, meint er, denn nur dann bekämen wir das beste Ergebnis und könnten effektiv arbeiten. Und er erkundigt sich nach meinen Ernährungsgewohnheiten und meiner Motivation. Er fragt, was ich nun genau an mir verändern wolle. Ist das sein Ernst? Ich meine, man sieht doch auf den ersten Blick, warum ich hier bin. Ich habe mein Magenband, schön, aber es braucht doch Hilfe. Ich muss meinem kleinen Freund helfen. Und das heißt nichts anderes als: Fett weg – Muskeln her – Haut straffer – Ernährung umstellen – Kondition verbessern – einfach schön sein.

Dann lässt er mich meinen Beinmuskel anspannen. Ich frag mich nur, wieso, da ist doch keiner. Da sei sehr wohl einer und der sei sogar außergewöhnlich hart. Das könne nur an einer Überzahl männlicher Hormone liegen, die mir der Arzt bereits vor Jahren attestiert habe. Das sei gut, findet Archie. Sehr gut. Dann ließen sich die Muskeln leichter aufbauen. Ich will aber nicht aussehen wie eine dieser verhärmten, nach Fitness und Bodybuilding süchtigen Weiber, die nichts, aber auch gar nichts Frauliches an sich haben. Nein, natürlich nicht, lacht er beruhigend. Kurz bevor ich

Archie verlasse, bittet er mich, zu Hause ein detailliertes Ernährungstagebuch zu führen. Er würde gerne mehr darüber erfahren, was ich wann und in welchen Mengen esse. Hierzu übergibt er mir einen zusätzlichen Fragebogen. Wann wir das Training nun starten, will ich wissen. Sobald der Fragebogen ausgewertet und daraus resultierend ein auf mich persönlich abgestimmtes Trainingsprogramm erstellt worden sei, könnten wir loslegen, erklärt Archie und fügt hinzu, dass wir dreimal die Woche trainieren sollten, Minimum eine Stunde, über einen Zeitraum von zwei Jahren. Na dann, hau rein, Coach.

Ich spüre, wie sie zurückkommt. Die Energie. Die Power. Ich hatte sie vermisst, hatte sie wohl in meinen Adern vergraben und für einen Moment nicht finden können, ich hatte sie verloren. Aber sie ist wieder da. Sie treibt mich an. Sie bietet mir Möglichkeiten und Veränderungen. Ich kann fühlen, wie sie jede Faser meines Körpers erneut durchdringt. Marc sollte mich abholen nach diesem ersten Treffen mit Archie, aber ich kann mich bewegen, meine Beine tragen. Und ich stolziere den ganzen langen Weg nach Hause mit neu erworbener, mich durchflutender Power.

Schon am Tag darauf bin ich zum zweiten Gespräch bei Archie geladen. Diesmal werden einige Messungen vorgenommen, unter anderem mithilfe einer Körperanalysewaage. Das sind diese verräterischen, petzenden Apparaturen, die alles über die Fettmasse und die höchstwahrscheinlich viel schwerer zu findende Muskelmasse schön brav auf Papier zeichnen. Als Grafik natürlich. Hässliche Dinger. Diese Waagen sind massive Teile, auf die man sich stellen muss. Ich nehme also die zwei Griffe seitlich der Waage in die Hand und warte auf das Ergebnis. Ich fühle mich, als würde ich nackt vor lauthals lachenden Menschen stehen. Und nicht nur das! Diese allwissende Waage zeigt mich kurzerhand drei Kilo schwerer als meine zu Hause. Archie meint, darauf solle ich nicht viel geben, wichtig sei für uns im Moment nur die Fettmasse in meinem Körper. Ja. Gut. Nur: Davon habe ich reichlich. Man könnte es auch so ausdrücken: halb-halb. Oder gerecht verteilt. Es ist mir mehr als peinlich und einfach fürchterlich viel zu viel! Das muss weg.

Archie ist guter Dinge und versucht mich aufzubauen. Er glaubt fest daran, dass ich mein Ziel erreichen kann. Wenn ich nur am Training festhalte und nicht loslasse. Das sei die Voraussetzung.

Ich könnte also meinen Traum verwirklichen. Ich könnte mehr Energie gewinnen und meine Fettmasse auf 28 Prozent minimieren. Ich könnte auf Kleidergröße 38 schrumpfen. Ich könnte gesünder und zufriedener werden und beginnen, mein Spiegelbild zu lieben. Mein Po könnte sich heben, mein Bauch könnte sich straffen und muskulös werden. Meine Arme könnten definierter aussehen. Ich könnte meine Atmung verbessern, mehr Durchhaltevermögen bekommen und nicht mehr so schnell ermüden. Ich könnte tatsächlich jung und schön sein. Könnte, könnte, könnte. All das könnte ich. Wenn ich nur eins mache: trainieren. Und nicht aufgeben. Auch unterwegs, auch in Hotels. Einfach überall.

Ab jetzt ändert sich also mein Leben erneut. Von dick zu Magenband tragend zu Sport treibend. Packen wir's an.

24

JUHU, UHU (NOVEMBER 2007)

Mir geht es gut. Außergewöhnlich gut sogar. Das Trainingsprogramm wirkt Wunder. Nur zehn Tage nach Beginn meines sportlichen Daseins am 10. Oktober hat sich dann auf *meiner* Waage auch wieder was getan. Endlich. Das motiviert noch mehr. Ich ziehe es durch. Dreimal die Woche, immer montags, mittwochs und freitags, jeweils morgens um 10.30 Uhr. 90 Minuten gut durchdachtes Training im Beisein meines Chefs. So wie abgesprochen.

Archie ist hart. Er bemerkt jeden kleinen Schwächeanfall. Er lässt nichts zu, was unser Programm gefährden könnte. Er hat auch ein gutes Gespür für meine gefährlichen Momente. Bevor ich mich traue, überhaupt nur daran zu denken, ein Date abzusagen, hat er mich bereits Stunden vorher zehnmal angerufen, um mich ins Training zu zwingen. Da bleibt er hart. Die einzigen Ausnahmen sind Jobs, Auslandsaufenthalte und Krankheit. Nicht mal mein Magenband kann ihm plausible Gründe für einen Trainingsausfall geben. Das kleine Ding in meiner Brust hält nämlich die vielen komplizierten und anstrengenden Übungen außergewöhnlich gut aus. *Die Trainings werden eingehalten.* So lautet folglich Archies Gesetz. In ein paar Wochen werde ich im Rahmen einer Castingshow Kindern unter 15 Jahren das Singen beibringen und die kleinen Bälger für ihre Auftritte mit Schweizer Stars fit machen.

Die Show heißt *Kids & Stars*. Ich arbeite während dieser Zeit in Zürich. Nicht weit genug, um nicht zu kommen, findet Archie. *Die Trainings werden eingehalten.* Punkt. Also füge ich mich. Doch in wenigen Tagen werde ich zum ersten Mal eine Woche lang pausieren. Marc hat mich nach Venedig eingeladen. Daran kann Archie auch nichts Schlechtes finden. Das läuft definitiv unter Auslandsabwesenheit. Aber ich habe ihm versprechen müssen, täglich mindestens vier Stunden durch die verwinkelten Gassen zu laufen. Ich soll die Kirchen und Museen besuchen, den Dom und den Dogenpalast. All diese wunderschönen alten Gemäuer würden mich zweifellos über Stunden hinweg in den Bann ziehen können. Und ich würde laufen und gehen und spazieren und nicht bemerken, wie schnell die Zeit vergeht. Ich soll Venedig einfach täglich einmal durchlaufen. Auch das sei ein effizientes und gesundes Training. Ich sei ja den ganzen Tag an der Luft. Wenn ich zusätzlich auf meine Ernährung achtete, könne mir während dieser Zeit kein ungewolltes Kilo mehr unterkommen oder auf die Rippen kommen. Ich solle mich auf den Fisch stürzen und all das Muschel- und Meeresgetier, das sei ideal. Salate könne ich auch problemlos essen. Natürlich. Auch wenn der ein oder andere etwas reichhaltiger sei, ich äße sowieso wie ein Spatz. Das geht also. Aber Finger weg von Pasta in leckerer Soße und Lasagne, droht Archie, und italienisches Weißbrot, das gehe gar nicht. Und keine Antipasti und wenig Käse. Und Vorsicht mit Oliven. Er wisse, wie hart das sei, aber ich solle immer an meine nächste Hürde denken.

Ich habe gelernt, mir Hürden zu setzen. Es sind Zwischenziele, die ich selbstständig wähle und anvisiere. Mein nächstes ist es, endlich *zweistellig* zu werden und meinen Uhu einzufangen. Das bedeutet: Ich will unter 100 kommen. Ich will, dass er zu mir geflogen kommt, mein Uhu, sich umsieht, sich wohlfühlt und endgültig bleibt. Dieses so heiß begehrte Federtier liegt mir momentan mehr am Herzen als alles andere. Und dieses Ziel zu erreichen, sollte möglich sein, denn mein derzeitiges Gewicht beläuft sich auf 101,8 Kilogramm. Tendenz: sinkend! Jippie! So viel wog ich das letzte Mal während meiner Schwangerschaft. Und ich sehe toll aus. Ich glaube, aus mir könnte eine wirklich Schöne werden. Archie hat mir geraten, immer nur einen Schritt nach dem anderen zu setzen und nicht zu viel und zu überschwänglich zu träumen. *Ziele müssen umsetzbar sein.* Also fange ich mir erst meinen Uhu ein und träume dann weiter. Bis dahin lasse ich mich verführen von dieser wundersamen Vorstellung zweier aufeinanderfolgender Digitalziffern von unschlagbarer, betörender und ehrwürdiger Schönheit.

18. November 2007: *Düd – düd – düd – düd – düd – düd – düd.* Es wird immer schneller und lauter. Zum Verrücktwerden. Marc hat gelernt, dieses terrorisierende Bimmeln vollends zu überhören. Er kann stundenlang im Bett liegen, während dieses bösartige Teil direkt neben seinem Kopf einen lautstarken Nervenzusammenbruch erleidet. Marc hört nichts! Und so bin ich es, die ihn rüttelnd und schüttelnd und mit ähnlich furiosen Lauten in die Horizontale katapultieren muss. Und das täglich. Aber jetzt muss er aus den Federn. Denn ich habe heute vor, mit ihm wild unter der Seufzerbrücke zu knutschen.

Das ist also Venedig. Schön. Das bedeutet: *urlauben.* Schlafen bis mittags. Gutes italienisches Essen und täglich eine Sehenswürdigkeit. Kein Stress. Mit einem Mal fühle ich mich leicht und unbeschwert. Ich bin bereit, märchenhaft ruhige Momente inmitten inspirierender Architektur zu verleben. Es ist mein erstes Mal in Venedig und ich bin beeindruckt. Ich fühle mich ins Mittelalter zurückversetzt. Hinter jeder Mauer erwarte ich einen galanten Herren und eine schöne Dame mit weiß gepuderten Perücken und in typisch venezianischer Kleidung. *Pst! Gleich kommen sie uns entgegen.* Ihre Augen verstecken sie hinter Masken, die sie stilvoll in Händen halten. Unweit erkenne ich Gondeln, die unter schmalen, mit vier Schritten zu überquerenden Brücken lautlos durch die Kanäle gleiten. Einfach göttlich hier. Bezaubernd.

Unser Hotel ist schön und liegt nahe der Piazza San Marco. Schnell habe ich unsere Sachen in die Schränke geräumt. Liebevoll umarme ich meinen Mann – in der Stadt der Liebenden: »Lass uns doch ein kleines Nickerchen halten.« Aber Marc ist da ganz anderer Ansicht. Er hat jeden einzelnen Tag unsere Aufenthalts mithilfe eines Reiseführers komplett durchorganisiert und weiß somit genau, was als Nächstes ansteht. Und das ist allem Anschein nach *kein* Nickerchen. Eine Sehenswürdigkeit pro Tag sei zu wenig. Das fülle keine vier Stunden, meint er. Und überhaupt würden unsere Tage morgens bereits um sechs Uhr beginnen, um genügend Zeit für lange, lehrreiche und entdeckungsreiche Stadtrundgänge zu haben. Wir seien jetzt in Venedig, hier dürfe man nicht den ganzen Tag verschlafen. Das ist laut Marc: »*Ausgeschlossen!*« Hat sich Marc mit Archie abgesprochen? Haben die beiden hinter meinem Rücken heimlich telefoniert? Ich wollte doch nur kurz meinem Training entfliehen und hatte mich so sehr auf Entspannung und Regeneration gefreut.

Und so schleift mich Marc, mein mich liebender und sich für mich immer aufopfernder Mann, durch Venedig. Wir sichten den *Dogenpalast* und besuchen den *Markusdom* und ersteigen zu meinem Leidwesen dessen unzählige schmale Stufen. Wir begaffen Tausende Tauben, bevor er mich durch enge Gassen über Dutzende Brücken zur Kirche *San Zaccaria* führt. Dort bewundern wir alte Gemälde bedeutender Künstler. Mein Bauch, der sich durch lautes Knurren im Beisein von Giovanni Bellinis *Sacra Conversazione* beschwert und nach Nahrung verlangt, wird wortlos mit einem kleinen Schmunzeln überhört. Die *Scuola di San Rocco* mit Tintorettos Verkündigung warte auf uns, motiviert Marc. Ich könnte dir auch gleich was verkünden, mein Liebster. Er bleibt hart und schiebt mich sogleich aus dem alten Gemäuer, raus ins Freie, ab zum kommenden, vor uns liegenden Ziel.

Am nächsten Tag fahren wir mit dem Wassertaxi nach Murano, um die Glasbläser zu bestaunen, und drei Atemzüge später sitzen wir auch schon wieder im Boot und steuern Burano an, weil man dort lecker Fisch essen kann. Mit vollen Mägen geht es zurück nach Venedig. Auf dem Tagesplan stehe nun noch die Besichtigung der *Santa Maria della Salute*. Mir schmerzen die Beine, aber Marc kennt kein Pardon. Und somit sind auch die nächsten Stunden verplant mit dem Schifffahrtsmuseum. Groß und mächtig steht es da und bietet Hunderte aufeinanderfolgende, begehbare und durchlaufbare Meter. Von dort aus geht es zum *Arsenal*, die griechischen Löwen beglotzen. *Es reicht langsam*, ich kann meine Zehen nicht mehr fühlen. Endlich neigt sich dieser Wandertag dem Ende zu.

Am Tag drauf gibt es Hochwasser, und ich atme hoffend auf. Aber auch das kann den Plan nicht durchkreuzen, denn Marc kauft Gummistiefel, und so waten wir in knöcheltiefem Wasser durch die Lagune. Wir besichtigen den *Campanile* und bestaunen die Pferde von *San Marco*. An der *Rialtobrücke* machen wir kurz Rast, um uns mit einem Kaffee zu wärmen, gleich soll es weitergehen, denn Venedig habe noch viel mehr zu bieten. Natürlich unterqueren wir die Seufzerbrücke, aber zum Küssen bin ich zu müde. Und von dort aus besichtigen wir das alte Gefängnis, das auf dem Weg zum Hotel liegt. So jagt er mich Stunden über Stunden durch dieses von Touristen belagerte Nest, und es ist immer spät, wenn wir endlich unsere Unterkunft ansteuern. Dort falle ich stets leblos ins Bett und ich hoffe tief im Inneren, dass die Strapazen der hier verbrachten Tage mir zumindest eins bringen mögen. Den Uhu.

25. November 2007: Marc und Archie haben gemeinsame Sache gemacht. Das ist nun klar. Aber ich muss ihnen beiden danken. Ich werde mich ewig an Venedig erinnern. Nicht etwa an dieses erstaunliche, eindrucksvolle Venedig. Nein. Ich werde mich erinnern an einen Fitnessurlaub voller mühsamer Wanderungen, der mir den Uhu brachte. Zwei Ziffern, heiß begehrt und so lang ersehnt. 98 Kilogramm.

25

HELLE WEIHNACHT, VOLLE SCHEUER – PLÄTZCHEN HEISST DAS UNGEHEUER (DEZEMBER 2007)

23. Dezember 2007: Ich bin in Davos. Im Schnee. Um mich herum ist alles weiß und unfassbar übervölkert. Überall Menschen, die mit ihren Snowboards und Skiern, arg bepackt, die Straßen entlangschreiten, in ihren dicken Boots kaum die Beine heben können oder an den Busstationen geduldig auf die Fahrgelegenheit zu den Skiliften warten. Auf den Bergen sollen sie dann wohl flink die Pisten runterrasen können. Hab ich gehört. Ich selbst bin ja komplett schneeuntauglich. Einmal, vor Jahren, hat mich meine damalige Band in rote Schneeklamotten gesteckt – ich sah wohl ziemlich lustig aus, eine Kugel, rot von Kopf bis Fuß – und mich samt Skiern auf den Idiotenhügel gestellt. Dann haben sie beobachtet, was ich wohl machen würde, und nur noch gelacht. Ha, ha. Superlustig. Das war mein bisher einziges Zusammentreffen mit Schnee. Eigentlich kenne ich nur den typischen Schneematsch auf den Straßen der Stadt. Dunkelgrau bis schwarz und echt dreckig. Und natürlich den gelben. Den, den man laut Frank Zappa nicht essen darf. *Hach, wieso denn? Macht der etwa dick?*

Marc und sein Bruder Ralph sind auch hier und Mütsch und Vätsch, die Eltern beziehungsweise meine Schwiegereltern in spe. Sie verbringen Weihnachten jedes Jahr im Schnee. Und fast immer Davos, weil Marc während dieser Zeit beim Spengler-Cup arbeitet. Also sind wir gemeinsam hier vor Ort und harren der Dinge, die uns beglücken mögen.

Weihnachten bedeutet essen, viel essen. Nach Ansicht gemeiner griechischer Familien aus aller Welt sogar extrem viel essen. Ich glaube, wir fangen bereits Wochen vor Heiligabend an, Unmengen an Leckereien in uns reinzustopfen, um uns noch weihnachtlicher zu fühlen. Und diese Leckereien gibt es bei mir zu Hause im Überfluss. Alle massig, alle dick und alle ertränkt in Sirup oder verschüttet unter Bergen von Puderzucker. Es gibt auch zahlreiche Plätzchen, deren wichtigste Zutat eines ist: Olivenöl. Was auch sonst. Flüssiges Gold aus der Heimat. Meine Mutter macht diese Dinger zudem verführerisch gut. Ich muss zugeben, dass es kaum ein griechisches Gebäck gibt, dem ich widerstehen kann. Sie sind einfach zu göttlich. Weich. Zart. Sie zergehen im Mund. Der wunderbare Zucker-Zimt-Nelken-Honig-Geschmack breitet sich über Zunge und Gaumen aus und bleibt. Unfassbar, wie süchtig ich nach diesem Zeug bin. Aber gut, ich bin in Davos und – Gott sei sehr, sehr gedankt – meilenweit entfernt von der Versuchung und Verführung besonders griechischer und griechisch süßer Art.

So hoffte ich zumindest. Aber weit gefehlt. Hier bin ich entsetzlichen Gefahren ausgeliefert, und ich weiß nicht, wie ich mich davor schützen kann. Die Schweiz hat nämlich ebenso sündiges Kleingebäck. In etwa im gleichen Übermaß wie Griechenland oder Deutschland. Das Problem ist Folgendes: Kein Magenband dieser Welt ist eng genug, um diesen kleinen Bösewichtern den Durchlass zu verwehren. Sie flutschen einfach durch.

Da stehe ich nun mit riesigen Kulleraugen und beglotze widerliche Basler Brunslis, ekelerregende Mandelguetzlis, grässliche Mailänderlis, schauderhaft knusprige Rumguetzlis und hinterhältige Chübelis. Sie mögen ja alle niedlich klingen, aber glaubt mir, ihr Willigen da draußen, es sind böse, niederträchtige Ungeheuer. Wie wir inzwischen wissen, ist der Schweizer ein sehr höflicher und netter Mitmensch. Genau aus diesem Grund liegen kleine Ungeheuer auch für jeden erhältlich an der Rezeption eines jeden Hotels aus. Auch in unserem. Was soll ich nun machen?

Die Antwort liegt wahrlich auf der Hand. Ich tue nichts! Ich gebe mich geschlagen. Gegen Ungeheuer dieser Dimension ist jeder Kampf vergebens. Mein Ziel, das ich mir hiermit setze, ist, mein Gewicht zu halten, egal wie, egal wodurch. An Weihnachten in Davos weiterhin meine Diät durchzuhalten, mich nicht locken zu lassen, scheint mir ein sinnloses Unterfangen. Ich verlange also keine Abnahme von mir. Nicht jetzt. Nicht umringt von gefährlichen Kreaturen. Ich will aber auch nicht zunehmen. Ich möchte meine 94 Kilogramm, die ich nach Davos gebracht habe, auch genau so, ohne ein zusätzliches Gramm mehr mit nach Hause nehmen. Und dafür werde ich einiges tun. Hiermit nehme ich mir Folgendes vor:

• Stundenlange Spaziergänge mit Mütsch und Vätsch durch den Schnee.

• Genaue Auflistung verputzter Ungeheuer. Dabei nicht schummeln.

• Verzicht auf Brot, Kartoffeln und Kohlenhydrate jeglicher Art.

• Kein Alkohol, auch nicht an Heiligabend.

• Keine Soßen auf Öl- oder Sahnebasis, auch nicht zum Fondue.

- Vermehrt dünne Suppen.

- Vermehrt Fleisch, Salate und Gemüse.

- Übermäßig viel Wasser trinken.

- Totales Käse-Fondue-Verbot, erlaubt ist Fondue Chinoise, ausschließlich in Brühe zubereitet.

Dank intensiver Recherche im Internet konnte ich errechnen, dass ich, bei meinem Gewicht, während eines einstündigen Spaziergangs etwa 300 Kalorien verbrauche. Mütsch geht ziemlich viel, flott und zudem auch außergewöhnlich gern. Wir werden schätzungsweise vier Stunden umherlaufen. Das wären nach Adam Riese 1200 Kalorien. Dafür kann ich die kleinen Säcke mit reinem Gewissen in mich hineinschaufeln. *That sounds like a plan.*

31. Dezember 2007: Es hat geklappt. Ich habe nicht zugenommen. Allerdings auch nicht abgenommen. Was mich nicht im Geringsten stört. Im Gegenteil. Ich bin ziemlich stolz, eine Möglichkeit gefunden zu haben, Ausnahmezeiten zu überbrücken. Heute ist Silvester. Und ich bin wieder in Winterthur. Mütsch hat Marc und mich zum Essen eingeladen. Dafür wurden heute einige Speisen ausgelassen. Ich weiß, das tut man nicht. Aber es gibt Käse-Fondue, und dem kann ich nicht entfliehen. Mütsch macht nämlich gigantisch gutes Käse-Fondue.

Meine Wünsche für 2008: Ich will es schaffen – mehr als je zuvor. Mein bisheriger Gewichtsverlust beläuft sich auf 45 Kilogramm. Das wären etwa 13 Babys oder 180 Päckchen Butter oder auch 450 Quadratmeter Watte. Ich fühle mich wunderschön. Innen wie außen. Und so soll es bleiben. Das wünsche ich mir.

26

DAS SPIEL KANN BEGINNEN
(APRIL 2008)

Ich stehe auf einem Bein. Nur mit einer Unterhose bekleidet. Ist das zu fassen? Ich versuche doch tatsächlich, vor diesem Mann in weißem Kittel das Gleichgewicht zu halten, was mir, so leid es mir tut, gar nicht gut gelingt. Na? Wer ist nun von uns beiden der Verrücktere? Gott! Jetzt soll ich auch noch auf das andere Bein wechseln. Hüpf. Hüpf. Auf was habe ich mich da nur eingelassen. Sehr nervtötend, das Ganze.

Es hat mich schon ziemlich gewundert, dass ich vom Sozialgericht erst jetzt gehört habe. Ich hatte die ganze Sache schon total vergessen und beinahe abgeschlossen. Aber fast ein Dreivierteljahr später kam ein Schrieb mit der Bitte um ein Gutachten und die Aufforderung, einen unabhängigen, vom Gericht ausgesuchten neuen Psychiater aufzusuchen. Und nun stehe ich vor ihm. Fast nackt, von einem Bein zum anderen hoppelnd und knapp 50 Kilo leichter als bei Klageeinreichung.

Er klopft mich ab. Er horcht an meiner Brust. Ich soll tief atmen und dann husten. Er redet nicht viel, aber er scheint ein Netter zu sein. Jung. Gar nicht hässlich. Sogar ein Stück gut aussehend. Mein Körper in seiner ganzen Blöße wird kontrolliert und durchforstet. Ich mag das ja nicht so gerne. Im Normalfall suche ich mir den Arzt, der mich betatschen und durchleuchten darf, selbst aus. Das braucht doch Vertrauen. Aber unter diesen Umständen muss ich mit jedem mir vor die Nase gesetzten Doktor klarkommen. Ärgerlich. Es ist mir auch etwas unangenehm. So nackig. Mein Busen hängt wohl ein bisschen. Peinlich. Aber der Arzt ist ganz konzentriert. So ein hängender Busen scheint ihn nicht ablenken zu können. Ich meine, es soll Menschen geben, die ihn bewundern und sogar schön finden. Ich nicht. Aber dieser Psychiater vor mir übersieht dieses Gebirge oberhalb meines Nabels sowieso komplett.

Nach einer Weile verspüre ich Begeisterung. Dass ich so viel abgenommen habe, haut ihn wohl um, das merke ich. »50 Kilo in so kurzer Zeit, das Magenband scheint sich gelohnt zu haben«, sagt er erstaunt. Was den anderen Psychiater dazu getrieben habe, so ein Gutachten zu schreiben, wundert er sich daraufhin, und natürlich antworte ich ihm brav und gekonnt auf alle seine Fragen. Tatsächlich weiß ich es nicht. Tatsächlich kann ich ihm nicht sagen, was einen Menschen dazu treibt, solch ein Attest zu verfassen. Und genau so gebe ich es ihm wieder.

Nach intensiver körperlicher Untersuchung von Kopf bis Fuß darf ich mich endlich wieder anziehen. Er bittet mich, an seinem Schreibtisch Platz zu nehmen und ihm nochmals genau zu erklären, welche Beweggründe ich für die Durchführung einer Magenbandoperation gehabt hätte. Ich zähle jeden einzelnen Punkt auf. Zugegeben, ich langweile mich wahnsinnig, weil ich es satthabe, zum hundertsten Mal das Gleiche zu sagen. Aber dieser Fremde vor mir interessiert sich tatsächlich. Er ist ganz Ohr, wie man so schön sagt. Und so entsteht aus Langeweile Lockerheit und mit einem Mal rede ich mir alles von der Seele, zwanglos und ganz ohne Druck. So, als ob ich es einem Menschen erzählen würde, von dem ich weiß, dass dieser hinter mir steht. Wir verbringen über eine Stunde mit diesem Gespräch. Er finde das Ergebnis toll und glaube, dass der Eingriff genau das Richtige für mich gewesen sei. Würde ich unter all diesen mir vorgeworfenen psychischen Erkrankungen leiden, wäre eine Abnahme längst gescheitert. Das zuvor ausgestellte Gutachten sei somit bestimmt falsch.

Auf der einen Seite freue ich mich über sein Urteil, auf der anderen Seite ärgere ich mich noch mehr über den Psychiater, der mit seinem falschen Gutachten diese Lawine erst ins Rollen gebracht hat. Welchem Arzt wird man glauben? Der eine sagt das, der andere jenes. Der Richter hat die Qual der Wahl. Oh Mann. Kinderfasching. Klar ist mit mir alles in Ordnung! Das habe ich schon vor Monaten gesagt, aber man braucht ja unabhängige Psychiater, die noch eine Meinung in den Raum werfen. Dieses ewige Hin und Her nervt mich. Seien wir doch ehrlich. Jede Einschätzung ist und bleibt einfach nur eines – die ganz persönliche Meinung eines wildfremden Menschen. Mehr nicht. Weder der jetzige, mir hier gegenübersitzende Doktor noch der andere zuvor kennt mich tatsächlich. Ich hätte denen alles erzählen können. Ich hätte ihnen alles vorspielen können. *Du willst einen Psycho? Du bekommst einen.* Niemand kann sich so schnell eine Meinung bilden, aber sie tun es trotzdem.

Er verabschiedet mich und bringt mich sogar zur Tür. Er ist freundlich und überaus zuversichtlich. Ich hab keinen Grund, auf ihn sauer zu sein. Es sieht so aus, als ob dieser Psychiater auf meiner Seite sei. Er ist schließlich der Meinung, dass sich die Krankenkasse weder aus ihrer Verpflichtung ziehen könne noch dürfe. Oh ja. Sein Wort in Gottes riesengroßen Lauschern. Das finde ich auch.

14. Mai 2008: Das Gutachten des Arztes wurde als Kopie an meine Anwältin geschickt. Das Sozialgericht hat es ebenfalls er-

halten. Der Psychiater, so steht es schwarz auf weiß, hat in allen Punkten dem vorherigen Gutachten widersprochen und sieht bei mir keine psychischen Störungen. Somit bin ich dann wohl kein Psycho mehr. Immerhin!

Was nun folgt, kann meine Anwältin mir nicht genau sagen. Sie glaubt nicht, dass sich die Krankenkasse damit aus dem Rennen schießen lässt. Zwar stehe ich nun sehr viel besser als vorher da, aber die Krankenkasse wird mit Sicherheit auf ein zweites unabhängiges Gutachten bestehen. Was nichts anderes bedeutet als eine weitere Runde. Jetzt werden wahrscheinlich so lange Gutachten gemacht, bis der Richter einen Riegel vorschiebt. Das soll mal einer verstehen. Ich harre der Dinge, die kommen mögen. Mehr kann man dazu wohl nicht sagen. Oder doch: Jippie, ich bin wieder normal!

27

KOPF ODER ZAHL? (JUNI 2008)

In den letzen Monaten ist einiges passiert. Nur nicht mit meinem Gewicht. Okay, ich habe weiter abgenommen. Aber inzwischen geht es so viel langsamer. Gähn! Teilweise bewegt sich monatelang nichts und dann auf einmal, von heute auf morgen, verschwindet wieder ein Kilo. Dann ist wochenlang wieder Stille. Auch wiege ich mal ein Kilo mehr, aber das kriege ich schnell in den Griff. Ich lasse einfach keine Rückschritte zu. Ich trainiere konsequent mit Archie, der sichtlich stolz darauf ist. Er erzählt seinen Kollegen von dem Mädchen, das in so kurzer Zeit durch hartes Training so viel abnehmen konnte. Ich muss auch gestehen: Ohne Archie hätte ich das kaum durchgehalten. Er war stark, wenn ich schwach war. Er fand mich schön, wenn ich mich nicht aushalten konnte. Und er ließ mich in den Spiegel sehen, wenn ich vor Übermut und Selbstüberschätzung strotzte. Und so sind die momentanen 50 gepurzelten Kilos auch sein Verdienst.

Ich bin wieder voll in meinem Arbeitsalltag drin. Ich habe einige Jobs und Coachings, aber bislang habe ich penibel darauf geachtet, nicht öffentlich in Erscheinung zu treten. Meine Jobs sind ausnahmslos in meinem Umfeld, Zürich, Bern, Basel, München. Ich will einfach nicht gestört werden während meiner Veränderung. Ich will nicht bewertet werden. Möglicherweise auch nicht demotiviert werden. Wer weiß, was Menschen alles zu sagen hätten, wenn sie gefragt würden. Und in meinem Business wird viel gesagt und noch viel mehr geredet. Wenn nicht offen, dann umso offener hinter vorgehaltener Hand. Missgünstige Neider gibt es in diesem Business wie Sand am Meer. Alle sind nur darauf bedacht, sich selbst nach vorne zu bringen. Alle versuchen mit Nachdruck, ihre eigene Unfähigkeit zu verdecken, indem sie die ihrer Kollegen ans Tageslicht bringen. Ich habe also ganz bewusst davon Abstand gehalten und bin damit auch verdammt gut gefahren – bis gestern.

Gestern hat mich mein Management angerufen und mir meinen ersten Fototermin nach meiner OP aufgeschwatzt. Eigentlich bin ich noch nicht so weit, aber ich habe mich breitschlagen lassen und hoffe auf meinen geliebten und mich stets begleitenden Fotografen Sandro Bross und auf ein wundersames Computerprogramm namens *Photoshop*. Die *Bildzeitung* habe eine Interviewanfrage gestellt und *Glanz & Gloria*, ein People Magazin auf SF1 würde gerne einen Beitrag über meinen Gewichtsverlust machen, meinte mein Manager. Außerdem gebe es auch die Schweizer Sendung *Lifestyle*, die ein Porträt über mich drehen wolle. Des Weiteren, schob Stephanos ein, wolle *WomenWeb* ein Interview in München führen, ich solle für die Pro7-Sendung *Simply The Best* ein paar lustige Quotes abgeben und zu guter Letzt sei das *Promi Dinner* daran interessiert, mich als kochenden prominenten Gastgeber in der Sendung zu präsentieren. Und das alles schon ziemlich bald. Dann stockte er und fügte vorsichtig hinzu, dass ich zudem über die Jahreswende ziemlich ausgebucht sein würde, da mich die *Sportfreunde Stiller* ab Oktober bei der gesanglichen Umsetzung ihres im Januar stattfindenden *MTV-Unplugged*-Auftritts bräuchten – als Coach. Zusätzlich könnte ich einen Piloten für RTL2 drehen. Im Dezember. Mit einer meiner liebsten Produktionsfirmen, *Endemol*. Wenn der Pilot vom Sender abgenommen werde, wären sieben Sendungen in Folge abzudrehen.

Jobs dieser Art ziehen einen Haufen Ärger mit sich. Sie verlangen Anpassung und die Fähigkeit, Verlangtes umzusetzen. Es braucht freie Menschen mit freien Köpfen, die sich schnell und bedenkenlos an einen neuen Ort, neue Menschen, neue Anforderungen und ein neues Umfeld gewöhnen können. Sie müssen sich unter allen Umständen wohlfühlen können. Egal, wie sehr das eigene Herz schmerzen sollte. Man muss sich einbringen. Selbstverständlich und bereitwillig. Und immer nett lächelnd. Das traute Heim wird durch befremdliche Suiten ersetzt – natürlich mit fünf Sternen. Aber dennoch ersetzt kein Stern mein gemütliches Wohnzimmer, mein wohliges Fernsehzimmer, mein großes, einer Spielwiese ähnelndes Bett, die Gesellschaft meines Mannes und meines Sohnes. Meine bisher wohldurchdachten und für mein Magenband perfekt portionierten Speisen würden in der Hotelküche zubereitet werden und sich nicht von denen anderer Hotelgäste unterscheiden. Mein Leben würde wieder unregelmäßig sein, Privatsphäre wäre somit nicht mehr vorhanden. Und Fitness? Darüber will ich nicht nachdenken.

Nun, ich kann das. Dafür bin ich geschaffen. Mein halbes Leben lang habe ich nichts anderes gemacht, als auf diese Weise zu leben und mich darin zu erleben. Jobs dieser Art sind mein Traum. Aber im Moment fühle ich mich komplett überfordert. Überfahren. Gegen die Wand gestellt.

Ein Teil von mir will es wirklich sehr und die Vorfreude auf die nächsten Monate ist in Worten nicht auszudrücken. Doch der andere Teil hat Angst. Angst davor, sich unfertig zu präsentieren. *Klar, abgenommen hat sie. Ha. Aber fett ist sie immer noch.* Davor habe ich am meisten Angst. Ich wollte mich doch erst zeigen, wenn ich schlank und rank und wunderschön wäre. Und das bin ich mit 89 Kilogramm definitiv noch nicht. Außerdem verlasse ich alles, was mir wichtig ist. Marc, der mir stets eine Hilfe ist, auch wenn ich ihn dafür hasse, dass er die Küche zusperrt und mir aufs Essen glotzt. Er prüft, ob ich mich gesund und abwechslungsreich ernähre. Außerdem gabelt er mir alles weg, sobald ich ihm das Gefühl gebe, ich könnte satt sein. Und Archie. Mann, was passiert denn, wenn ich keinen regelmäßigen Sport mehr treibe? Nein, darüber will ich jetzt nicht nachdenken.

28

ALLES ROGER! (OKTOBER 2008)

28. Oktober 2008: ... wie auch die *Sportfreunde* in einem ihrer Songs absolut richtig anmerken. Alles ist gut. Der Fototermin war klasse. Ich hatte ganz vergessen, wie wahnsinnig schön ich aussehen kann. Wir mussten während einiger Einstellungen das ein oder andere Bauchspeckröllchen verstecken, aber im Großen und Ganzen bin ich mehr als zufrieden. So schmal war ich das letzte Mal vor etwa 20 Jahren. Es war schon ein abgefahrenes Gefühl. Zudem finde ich, dass ich jünger werde. Ich meine, so richtig jünger. Ich sehr gar nicht aus wie 41. Eher wie 31. Klappt doch!

Meine TV-Termine, Berichte und Interviews habe ich auch erledigt. Die Menschen fragen immer wieder das Gleiche und so schleicht sich eine gewisse Routine ein. Das ist nicht unbedingt negativ. Ich empfinde das eher als äußert hilfreich. Ich weiß, was mich erwartet, und ich fühle mich dadurch besser vorbereitet. Aber neue oder extravagante Fragen bauen natürlich viel mehr Spannung auf. Dann wird das Interview interessanter, nicht nur für den Leser, sondern auch für mich. Und das kommt ab und an mal zu kurz. Aber was ich zu schätzen wusste, war eins: Kein Interviewpartner hat oberflächliche Fragen gestellt. Das verdient Lob, weshalb ich auch viel davon verteilt habe. Nur über den Artikel in der *Bildzeitung* habe ich mich geärgert. Die schrieben doch glatt, dass mein Übergewicht auf meine Psyche gedrückt habe und ich deshalb depressiv geworden sei. Wenn ich eins nicht bin und auch niemals war, dann ist das depressiv. Glatter Blödsinn. Aber egal. In den Köpfen vieler Menschen ist man wahrscheinlich als Dicker automatisch depressiv. Das weiß ich ja inzwischen sogar von ärztlicher Seite. Über solche Aussagen kann ich mittlerweile lachen.

Jetzt stecke ich mitten in der Vorbereitung des MTV-Unplugged-Gigs, die noch bis Mitte Januar andauern wird, und währenddessen fliege ich nach Köln, um den Piloten zu drehen, wahrscheinlich im Dezember. Die Jungs von den Sportfreunden sind allesamt super. Sehr sympathisch und so anders als die bisher von mir gecoachten Künstler. Die sind einfach witzig und zudem intelligent. Ihre Sprüche haben Tiefe und sind deshalb umso komischer. Nach jedem Coaching sitzen wir stundenlang in ihrer Küche und fachsimpeln oder philosophieren über den tieferen Sinn und dessen Sinnlosigkeit. Was für ein verplanter Haufen. Alle haben sie nette Frauen, die im Übrigen alle schlank sind. Mist!

Die Reaktionen auf meine Abnahme sind gigantomanisch. Seither steht mein Telefon nicht mehr still. Gott, wie konnte ich mir nur so dumme Gedanken machen! Mir wurden sogar anonym geschickte Blumen ins Hotel geliefert. Sie waren mit einer kleinen Nachricht versehen: *Gut gemacht, Schönheit!* Unfassbar. Außerdem häufen sich E-Mails aus Deutschland, Österreich und der Schweiz. Alle wollen wissen, wie genau ich so viel abnehmen konnte. Sie interessieren sich für das Geheimnis dahinter und fragen, ob ich Tipps geben könnte. Viele befinden sich dabei in ähnlichen Situationen wie ich früher. Für sie sei mein Gewichtsverlust ein Hoffnungsschimmer, der ihnen Mut und Zuversicht gebe. Dass ich ein Magenband habe, hat eigentlich niemanden gestört. Ich bin überwältigt. Und überglücklich. Ich habe mir angewöhnt, jeden Abend eine Stunde lang Mails zu beantworten. Das ist mir wichtig.

Die meiste Zeit sitze ich in Fliegern, und auch hier hat sich so einiges zum Positiven verändert. Ich passe nämlich in die Sitze. Yeah! So ganz ohne Drücken und Quetschen. Und das Tischchen vor mir kann ich problemlos nach unten klappen. Es erwischt meinen Bauch nicht mehr, bleibt auch nicht mehr hängen, sondern schwebt ganz normal in der Waagerechten. Wie bei allen anderen Passagieren. Neulich saß eine Frau neben mir, deren Umfang größer war als meiner. Das gab's noch nie zuvor. Na gut. Als ich zwölf war, wahrscheinlich schon. Aber danach nie wieder. Hach. Ich fühle mich wirklich schlank.

Ich jette zwischen Winterthur, München und meinen anderen Produktionsorten hin und her. Bin ich in Winterthur, gehe ich umgehend zu Archie oder trainiere intensiv mit Marc. Also sehr intensiv. Wenn ich dann in München bin, versuche ich, Möglichkeiten zu schaffen, um mich auch hier fit zu halten. Nach meiner OP hatte ich ein Fitnessstudio in meiner dortigen Umgebung gesucht. Eins nur für Frauen. Ich war aber letztendlich nie dort. Ich faules Stück. Nun gehe ich, so oft ich kann.

Ich verlange derzeit nicht viel von mir. Der Job ist anstrengend genug. Und somit bin ich verdammt zufrieden, auch wenn ich während der letzten Wochen nicht weiter abnehmen konnte. Das ist okay. Hauptsache, ich nehme nicht zu. In Köln lebe ich ausschließlich im Hotel Savoy. Ich habe mich mit dem Koch auf kleinere Portionen geeinigt. Der Zimmerservice bringt mir dann meinen sogenannten *Magenbandteller*. Alles, was ich will, von der ganz normalen Speisekarte. Aber eben kleiner. *Organisation* lautet das Zauberwort. Und das scheint besser zu sein als jedes Hirngespinst, das sich im Kopf einnisten wollte und auch jetzt noch ab und zu will.

29

MUSICSTAR II (FEBRUAR 2009)

Ich bin geschafft. Tot. Die vergangenen Monate sind nicht spurlos an mir vorbeigegangen. Nicht etwa, dass ich zugenommen hätte. Im Gegenteil. Ich konnte sogar noch mal zwei Kilo von mir schütteln, aber ich sehe müde und fertig aus. Das MTV-Unplugged war zwar ein voller Erfolg und die Produktion des Piloten war das Witzigste, was ich seit Langem erlebt hatte. Aber das viele Reisen, das ewige Hin und Her und diese stetige Unregelmäßigkeit können wahrhaftig Nackenschmerzen verursachen.

Jetzt bin ich zurück in der Schweiz und kann mich wieder ausschließlich auf mich, meinen Mann und auf Archie konzentrieren, die mich beide nach wie vor treu begleiten. Wenn ich es mir genau überlege, ist das purer Luxus. Da gibt es zwei Männer, die sich beide um meine körperlichen Belange kümmern. Der eine so und der andere eben anders. Ich lach mich schlapp. Mein Leben hat sich wirklich verändert. Aber ich bin trotzdem noch dieselbe. Innen.

Ich habe Zeit. Noch! Seit Januar steht nämlich fest, dass wegen der positiven Reaktionen auf den sendefähigen Piloten – das ist die Präsentation einer neuen Serie, die auch tatsächlich im TV gesendet werden kann – nun sieben Folgen in Reihe abgedreht werden sollen. Sieben Sendungen, je zwei Wochen Dreh, von

April bis August. Fünf Monate werde ich also weg sein. Vielleicht komme ich ab und an mal für zwei oder drei Tage nach Hause, aber eigentlich bin ich während des ganzen Zeitraums fern von meinen heimischen Gefilden. Das Schlimme ist, dass man sich an das Fehlen gewöhnt. Man gewöhnt sich an ein Singledasein. An totale Selbstbestimmung. Verantwortung trägt man nur noch für sich. Das Kind, der Mann sind doch weit weg. Das ist fürchterlich und grauenhaft. Andere, die sich um sie kümmern, sind ihnen viel näher. Man denkt auch nicht darüber nach. Die Zeit ist knapp, wenn man arbeitet. Stress pur. Die Stunden sind gefüllt. Überall sind Menschen, die mit einem reden, die was von einem wollen und etwaige freie Minuten füllen. Es geht nur noch um die Anforderungen der abzudrehenden Sendung, und das alles verdrängt nach und nach und immer mehr die Gedanken an alles, was einem so wichtig ist. So ist es jedenfalls bei mir. Ich vermisse nicht, ich interessiere mich. Das ist der große Unterschied. Wenn ich zu Hause bin, ist das Gefühl groß und mächtig, manchmal sogar übermächtig. Aber unterwegs? Ich rufe täglich mein Kind an, skype täglich mit Marc. Aber dabei geht es mir nur darum, schnell und präzise zu erfahren, wie es ihnen geht. Sind sie gesund? Haben sie Sorgen? Sind sie glücklich? Benötigen sie etwas? Wenn ich mir darüber Klarheit verschafft habe, wende ich mich umgehend wieder meiner Arbeit zu. Das ist krass!

Natürlich muss ich zu meiner Verteidigung hinzufügen: Hätte einer dieser von mir wirklich sehr geliebten, für mich unfassbar wertvollen Menschen je ein Problem und wäre dieses noch so klein, würde ich auf der Stelle alles stehen und liegen lassen, um ihnen ganz nah sein zu können. Das ist Tatsache!

24. Februar 2009: Ich wollte Pause machen und mich bis April ausruhen. Aber das geht jetzt doch nicht. Mein Manager hat angerufen. Ich muss zum Appell antreten. Der Job ruft. Wann?

Sofort. Aber puh – Gott sei Dank nur sonntags! Bis wann? Fünf Wochen lang. Okay.

Nun, was war passiert? Seit einiger Zeit bereits läuft die neue Staffel von *MusicStar*. Die vierte Staffel. Eines der dortigen Jurymitglieder ist während einer laufenden Sendung aufgestanden, gegangen und nicht wiedergekommen. Diesen Juror soll ich nun ersetzen. Gut. Das mache ich sehr gerne. Juror zu sein, ist ein ungemein interessanter Job. Dabei strebt man nicht nur nach den verbalen Möglichkeiten, den Kandidaten auf witzige und trotzdem direkte Art zu kritisieren, ihn manchmal sogar bloßzustellen. Nein. Man besteht auf die Fähigkeit, die jahrelang in harter Arbeit erworben und durch die Zusammenarbeit mit unterschiedlichen Künstlern des Musikgeschäfts erprobt wurde. Wissen, Erfahrung und Reife werden benötigt, um zu unterscheiden, was die Musikwelt – und dazu gehören auch der Zuschauer, der CD-Käufer und der Zuhörer – benötigt, braucht und haben will und was der Kandidat auch tatsächlich imstande ist, genau dafür zu geben. Zumindest verlange ich das von mir. Also werde ich die nächsten Tage damit verbringen, das gesangliche Können, die Bühnenpräsenz und die Psychen der Kandidaten auseinanderzunehmen. Unzählige DVDs wurden mir gebracht, die ich hierfür sichten soll. Da hab ich auch richtig Lust drauf.

16. März 2009: Sie haben aus mir eine *Hartemis* gemacht. Die Zeitungen. Ich sei zwar gut und gerecht und würde frischen Wind in die Sendung bringen, aber man vergleicht mich sogar mit Dieter Bohlen. Zu streng? Nein. Wenn etwas gesagt werden muss, dann kann, nein, dann ist man verpflichtet, seine ehrliche, konkrete Ansicht rauszulassen. Anders geht's nicht.

Ich wiege derzeit 86 Kilogramm und sehe blendend aus. Ich freue mich jeden Sonntag darauf, mein Gesicht, nein, meinen

Astralkörper in die Kamera zu halten. *Sie sollen mich alle sehen. Die Neue, die Prächtige, die Einzigartige. ICH!* Zu meiner Schande muss ich allerdings gestehen, dass derartige Erwartungen an das Publikum völlig überzogen und unrealistisch zu sein scheinen, wenn doch neben mir ein absoluter Hungerhaken sitzt. Sorry. Aber meine Jurykollegin wiegt höchstens 45 Kilo. Ich meine, sie ist nett und wahnsinnig hübsch und außergewöhnlich mit ihren roten Haaren und den verspielten Sommersprossen und ich mag sie auch wirklich gern, aber wieso – warum, gebt mir einen Grund, bitte – wieso ist sie nur so unfassbar dünn? Beim Abendessen kriegt sie mehr als alle anderen zusammen runter und sie bleibt trotzdem ein Fliegengewicht. Ihr Oberarm hat etwa den gleichen Umfang wie mein Handgelenk. Neben ihr sehe ich aus wie eine pralle, mopsige Wuchtbrumme. Wie ein Vollweib. Ich hasse das. Schrecklich. Na, vielleicht hat sie die gleichen Probleme wie ich, nur eben andersrum. Die Arme.

Am Donnerstag habe ich einen Termin mit einer Stylistin des Schweizer Fernsehens. Sie wird mich für das Finale von *MusicStar* am 1. März einkleiden. Eine Abendgarderobe wird es sein. Bislang wurden meine Outfits persönlich für mich geschneidert. Es ging ja auch nicht anders. Man findet nichts Schickes mehr ab Größe 48. Alles, was darüber geht – und ich darf daran erinnern, dass ich Konfektionsgröße 54/56 und auch mal die 58 hatte –, ist dem berühmten Sack sehr ähnlich. Nur eben nicht aus Jute und auch nicht braun, sondern durch verschiedenartige, teils sehr feine Stoffe kaschiert. Aber Sack bleibt doch Sack. Oder? Egal, ob rot, grün oder blau. Egal, ob aus Seide, Spitze, Satin oder Samt. Lachhaft. Ich muss nachdenken. Meine derzeitige Kleidergröße ist 44. Mit viel Glück könnte es klappen. Vielleicht finden wir tatsächlich ein hübsches Abendkleid. Wer weiß. Und falls nicht, ist noch genügend Zeit, etwas nähen zu lassen.

20. März 2009: Ich treffe mich mit Tatjana in Zürich. Gleich werden wir durch die wichtigsten Boutiquen der Zürcher Innenstadt shoppen. Ich sehe einem langen Tag entgegen. Mit viel Laufen! Ich habe mir dafür extra flache Stiefel angezogen. Zudem kann ich mich binnen Sekunden aus meinen Klamotten schälen. Das ist wichtig, sonst dauert jedes Anprobieren Ewigkeiten. Also los!

Besondere Anlässe verdienen eine besondere Garderobe, um sie zu einem unvergesslichen Erlebnis zu machen. Gut erkannt. Weiter! Hier gibt es nichts zu finden. Tatjana ist schnell, sehr schnell. Zwei-, dreimal durch die hängenden Stoffe gefasst und schon geht sie. Wo es nichts gibt, soll man nicht suchen. Ich folge widerstandslos. In einem Kaufhaus, in dem Tatjana sich wohl sehr gerne aufhält, werden wir mit Unmengen an schönen, exklusiven, aufwendig verarbeiteten und teils auch sehr kostspieligen Kleidern überhäuft. Hier müsste doch was zu finden sein. Sie schickt mich kurzerhand in die Umkleide. Ich soll mich meiner Kleidung entledigen. Sie komme gleich nach, um mir den ersten Schwung zu präsentieren. Dabei betont Tatjana, sie sehe mich gekleidet wie eine Queen Latifah – endlich mal eine Stylistin, die mich versteht –, und dafür liebe ich sie.

Nein, das sei nichts, urteilt sie über das erste Kleid, es würde meine gute Figur nicht betonen. *Hört, hört! Gute Figur!* Ich muss schmunzeln. Aber klammheimlich fühle ich mich wahrlich geehrt! »Nein, auch das nicht! Zieh bloß den Schund aus!« Sie ist hart und urteilt schnell, aber ich vertraue ihr blind, denn sie will mich doch gekleidet sehen wie eine Queen Latifah. Und während sie sucht und findet und flucht und hinschmeißt, versprüht sie Leidenschaft für das, was sie tut. Sie will nichts mehr als *entdecken.* Das Traumkleid. Für mich. Ob Cocktailkleid oder lange Abendrobe, ist dabei zweitrangig. Feminin und festlich soll es sein. Die Farbe Champagner würde göttlich an mir aussehen, sagt sie, aber weit und breit ist das, was sie findet, nur dunkel und trist. *»Nein!«*, auch hier finde man nichts, und so scheucht sie mich voraus, um den nächsten Modeladen zu überfallen.

Es ist Liebe auf den ersten Blick. Dort hängt es. Allein und missachtet. Umgeben von unzähligen auffälligen Modellen, die so viel mehr Extravaganz ausstrahlen. Mit edlen Verzierungen und gar prächtigen Stickereien aus Perlen, Strasssteinen und Spitze sind viele versehen. Mit Leichtigkeit schaffen sie es, dieses feine, zarte und anmutig wirkende Kleid aus dem Blickfeld zu verdrängen. Doch nicht mit Tatjana. Ihr entgeht nichts. Und so schickt sie mich erneut in die Umkleide, dieses Kleid solle ich probieren, und sie werde nur warten und kein anderes bringen, denn das müsse es sein. Und ich muss ihr beipflichten.

Als Tatjana meinen schrillen Schrei aus der Umkleide hört, kommt sie gerannt: »Oh nein? Es passt nicht? Warte, ich schau nach, ob es das Kleid eine Nummer größer gibt. Welche Nummer ist das jetzt?« Es sieht so wunderschön aus und ich kriege es auch gerade so zu, aber es wirkt, als sei es die viel zu enge Pelle einer viel zu großen Wurst. »42.« Tatjana verschwindet, um eine 44 zu bringen.

Dieses Kleid ist atemberaubend und ein absoluter Traum. *Leider ein viel zu enger Traum.* Das ist mir klar. Darin sehe ich aus wie eine Göttin. Der creme-, nein, champagnerfarbene Stoff ist schwer, nicht zu dünn und unglaublich fließend. Einer, der noch nach stundenlangem Sitzen völlig faltenfrei bleibt. Weich, mit seidigem Glanz, schafft es das Kleid, mir selbigen ins Gesicht zu zaubern. Ich muss es haben. Ärmellos. Bodenlang. Mit einer kurzen Schärpe, die den Boden entlanggleitet. Es ist nicht ausgestellt, aber A-förmig geschnitten. Das Kleid soll die Hüfte locker umschmeicheln, um die Taille zu betonen, denn dort soll es anliegen. *Bei dir klappt das aber nicht. Da ist alles nur gequetscht.* Der Stoff um das

Dekolleté sitzt locker auf meiner Brust. Der Carmenausschnitt fällt dabei weich über die Schultern und legt diese frei. Das war's dann aber auch. Das Rückenteil ist offen gehalten und erlaubt tiefe Einblicke. Niemals. Dafür sitzt es doch viel zu eng. Es sieht aus wie ein Kleid der griechischen Antike. Auf diesem Kleid steht definitiv mein Name. Ich kann ihn genau lesen. Da steht nichts. Doch. Ich kann nichts erkennen! Doch. Dieses Kleid gehört mir. »Schatz?« – Ah, da kommt ja die richtige Größe. »Tut mir leid. Das ist das einzige Kleid. Keine 44. Wir müssen weitersuchen.«

Moment. Hab ich das richtig verstanden? Enden die schönsten Modelle immer bei Konfektionsgröße 42? Eine 42, die nun wirklich nicht übermäßig groß ist, ist mit XL gleichzusetzen? Was bedeutet, dass ich trotz meiner momentanen Abnehmerfolge immer noch keine passende Kleidung finden werde. Ich meine für mich. Jugendlich, modern, mädchenhaft. Egal, wo ich auch suche. Ab 44 beginnt die Mode für die erwachsene Frau. Denn ab Größe 44 ist man notgedrungen erwachsen, ob man will oder nicht. Ab Konfektionsgröße 44 beginnt die Mode für Mollige. Niemals körpernah, immer überdeckend, versteckend und eben sackartig. Ab 44 beginnen die Leggings und die Riesenshirts. Ich meine, will sich die Frau mit Konfektionsgröße 44 nicht weiblich kleiden und ihre Formen und Rundungen zeigen? Muss man ein Vollweib immer kaschieren? Nerv. Nicht mit mir. Ich nehme dieses Kleid. Denn es ist meins, meins, meins! Ich werde abnehmen. Ich habe zehn Tage Zeit dafür. Noch. Ich entschließe mich hiermit, bis zum Finale zu hungern! Fünf Kilo müssen weg.

Und so entscheide ich mich trotz heftiger Diskussionen mit Tatjana für dieses Kleid. Dann kaufen wir Schuhe und den passenden Schmuck. Und nun ist klar: Mein Vorhaben MUSS gelingen.

Das bedeutet: Ich werde mich komplett fettfrei ernähren. Nur Salate und täglich einmal Fisch. Kein Brot, keine Butter, keine

Wurst, keine Käse. Kaffee nur schwarz. Dabei viel Sport treiben und noch mehr Wasser als sonst trinken. Hiermit erkläre ich meine Küche zum Feindgebiet Nummer eins. Ich werde sie nur noch im Beisein von Marc betreten. Am Finaltag werde ich dann ein Wrack sein, aber wenigstens ein wunderschönes.

Marc ist komplett dagegen, weil es ungesund sei und Crashdiäten doch nichts bringen. Und natürlich hat er recht, aber er kann mich nicht abbringen von meinem Plan. Und die Tage vergehen und Marc verschließt die Tür zur Küche, wann immer er das Haus verlässt. Ich leide und hasse Marc dafür und ich bin müde und aggressiv. Aber all das ist es wert.

3. März 2009: Es ist vollbracht. Das Finale ist passé. Bis gestern wog ich sage und schreibe 81 Kilogramm. Ich sah traumhaft schön aus in meinem Kleid, das nun unter einer Folie geschützt in meinem Kleiderschrank hängt und nie wieder angezogen wird. Zumindest nicht öffentlich. All das für ein einziges Mal. Für nur einen Auftritt? Ja. Die Strapazen, der Hunger und die Gier? Für nur ein einziges Mal. War es das wert? Ja!

Heute wiege ich wieder 85 Kilo. In den letzten zwei Tagen hatte ich Fressanfälle, die ich mit ganzer Seele genoss. Was schnell geht, kommt also noch schneller zurück? Das ist klar, aber das war es mir trotzdem wert. Zudem ist mir eins gelungen. Ich habe mein angestrebtes Zielgewicht erreicht. 85 Kilo. Geschafft!

30

HOTEL SAVOY
(APRIL – AUGUST 2009)

Ich sitze fest. In Köln. Genau gesagt im Hotel Savoy. Es ist mein Lieblingshotel. Von all den vielen Hotels, die ich bislang gesehen und bewohnt habe, ist es das beste, schönste, einzigartigste und das allerwahnsinnigsupertollste! Die Zimmer und Suiten dort sind, wie sie es selbst nennen, nach Themenwelten eingerichtet. Das eine asiatisch. Das andere afrikanisch. Das nächste französisch oder amerikanisch. Alle stilvoll und individuell. Keines gleicht dem anderen. Keines hat die gleiche Größe, keines ist schlechter oder besser. Alle sind gemütlich, wunderschön und echt abgefahren. Und alle werden innig von mir geliebt.

Ich bin eigentlich immer im selben Zimmer. Wenn ich für wenige Tage das Hotel verlassen muss, wartet dieses Zimmer wieder darauf, von mir bezogen und bewohnt zu werden.

Es ist heiß in diesem Sommer und die schwüle Luft Kölns bereitet mir manch schlaflose Nacht. Oft liege ich wach im Bett, wälze mich auf der Matratze, reiße alle zehn mich umringenden Fenster auf, die mir einen wunderbaren freien Blick auf den Kölner Dom verschaffen, und drücke die halbe Nacht auf meiner Fernbedienung herum, stets auf der Suche nach einem erträglichen Fernsehprogramm. Und zu oft bekomme ich dabei Hunger.

214

Was darauf folgt, ist einfach. Essen. Meistens bestelle ich kleine Frühlingsröllchen, die mir auch spät noch aufs Zimmer gebracht werden. Klein portioniert, aber dennoch – einfach ungesund. So spät zu essen, ist eine schlechte Angewohnheit. Das passiert mir während meines momentanen Aufenthalts immer öfter. Und ich kann dem gar nicht entfliehen. Ich muss essen. Nun entwickelt sich ein Gefühl der Angst, das ich so bislang noch nicht kennengelernt habe. Zwar gab es auch sonst in den letzten zwei Jahren immer wieder Ausnahmezeiten, die es zu überbrücken galt, aber keine dieser gefährlichen Phasen war von langer Dauer. Eine Woche. Auch mal zwei. Das ist jetzt tatsächlich anders. Diesmal bin ich viereinhalb Monate lang weg von meiner Regelmäßigkeit und meiner gewohnt gesunden Küche und somit in einer Dauergefahrenzone. Essen. Keine Bewegung. Noch mehr essen. Noch weniger Bewegung. Viel Arbeit. Kein Schlaf. Langeweile. Essen.

Ich habe mir ein Fitnessrad ins Zimmer stellen lassen, weil man hier noch keinen Sport anbietet und ich Fitness zum Erhalt meines Gewichts so verdammt nötig habe. Aber noch habe ich mich kein einziges Mal daraufgesetzt. Nein, stimmt gar nicht: An dem Tag, als man mir das Rad brachte, saß ich sehr wohl drauf – um es mir einstellen zu lassen. Aber das war's dann auch. Peinlich. Jetzt steht es rum und ich kann es beglotzen, aber ich setze mich trotzdem nicht drauf.

Der Job läuft gut. Die Produktion ist so unfassbar lustig und bringt Spaß und gute Laune. Aber auch hier wird viel gegessen und auf langen Theken liegen Gummibärchen, Salmiakbonbons, Lakritze und Schokolade im Überfluss aus. Am Morgen werden lecker belegte Brote vom Bäcker geholt, und auch wenn ich bereits gefrühstückt habe, ist es mir fast unmöglich, nicht an einer dieser schmackhaften Teigwaren zu knabbern. Zum Kaffee gibt es stets die besonders fette Milch und Cola und Fanta wie

Sand am Meer. Auch als Light-Versionen scheinen sie zumindest für mich ein riesiges Problem darzustellen, denn sie machen mir noch mehr Appetit. Plötzlich verspüre ich eine unsagbare Lust nach Brot und Nudeln und Kartoffeln. Davor hatte mich Dr. Ablaßmaier gewarnt. Das kann passieren. Je mehr Light-Produkte man isst und trinkt, desto mehr hat man Lust auf das Spachteln von Kohlenhydraten.

Nun liege ich hier in meinem wunderschönen Hotel und schmolle. Ich mache mir Sorgen. Was soll ich tun, um die Gefahr zu bannen? Kann ich überhaupt was tun? Mal ganz ehrlich: Es könnte so einfach sein. Ich habe Möglichkeiten. Da steht ein Rad, das zum Besteigen und Befahren gedacht ist. Eine Waage könnte mir vom Hotel problemlos gebracht werden. Statt des Aufzugs könnte ich die Treppen benutzen. Und das Essen? Nein. Doch ein Problem. Mist! Egal. Schritt für Schritt. Ich lasse mir erst einmal die Waage bringen.

Gesagt – getan. Nach einer Weile klopft es an der Tür und ein weißes Ding mit Drehscheibe wird mir in die Hand gedrückt. Diese ungenauen Teile hasse ich ja, habe ich doch bereits einschlägige Erfahrungen damit gemacht, aber was soll's. Wird schon gut gehen. Ich stelle mich drauf und ... Wow. 84 Kilogramm. Freude kommt auf. Ich habe mein Zielgewicht nicht nur gehalten, sondern um ein Kilo unterboten. Das muss gefeiert werden.

Während ich mich freue und immer wieder auf die Waage steige, um mich noch mehr zu freuen, fällt mir auf, dass ich noch nichts gegessen habe. Also dann. *Her mit der Speisekarte.* Und weil ich mein verlorenes Kilogramm feiern will, soll es ein besonders leckeres Essen sein, und ich bestelle mir *Surf & Turf.* »Und bitte, machen Sie keine kleine Portion«, denn heute ist mein Hunger groß. In meiner Minibar sind ausschließlich verbotene Getränke vorhanden. Ginger Ale, Bier, Sekt und Spirituosen und natürlich viele Light-Geschichten. Also rufe ich erneut in der Küche an und bestelle mir einen Rotwein. »Trocken, ja, danke.« Die Party kann beginnen.

Ich frag mich nur, was ich denn zu feiern habe? Reden wir hier über eine monströse Gewichtsabnahme oder über *ein* kleines, schüchternes Kilo? Und was ist mit der Waage? Ist die wirklich so genau? Bin ich denn nicht mit etlichen anderen Waagen zuhauf auf die Nase gefallen? Oder nimmt man automatisch alles für bare Münze, wenn es denn einfach nur *für* etwas spricht? Man bedenke: Die Waage in Archies Fitnessstudio zeigte mich drei Kilogramm schwerer. Aber Ausnahmen soll und darf es geben. Sogenannte Schummeltage. Also guten Appetit.

Das Essen, das noch kurz zuvor auf einem wirklich großen Tablett unter einer Glocke lag, wird nun fein säuberlich auf meinen Tisch gestellt. Das Messer rechts, die Gabel links und mittendrin ein Traum von Hummer und Rinderfilet mit einer dunkelrosa Soße an Pommes frites. Auf einem Extra-Teller etwas weiter rechts daneben ein großzügiges Salatbouquet. Salz, Pfeffer und ein Schälchen mit gutem Olivenöl und ein paar Tropfen schmackhaftem Balsamico darin stehen nun samt französischem Baguette ebenfalls zum Verzehr bereit. *Herzlichen Dank für das schöne Essen. Ah. Hier noch unterschreiben. Gut. Und tschö –* wie man so nett in Köln sagt.

Also setze ich mich an den wunderbar gedeckten Tisch und fange an zu schlemmen. Und was ich nun erlebe, ist nicht übertrieben. Nein. Es ist mir todernst. Nach nur fünf unfassbar schmackhaften und himmlisch den Gaumen kitzelnden, geruchsintensiven, leckeren Bissen bemerke ich plötzlich ein drückendes Gefühl in meiner Brust. Es ist, als ob ich keine Luft bekäme. Ich möchte gerne runterspülen, was dort in mir klemmt, aber es ist nicht möglich. Und es dauert keine zwei Sekunden länger, bis ich kraft- und widerstandslos über der Toilette hänge und mich übergebe.

Hallo, Magenband, Freund, Mitbewohner. So hart hat er mich noch nie bestraft. Ich wollte schlemmen, er nicht. Ich wollte es mir gut gehen lassen, er findet, es geht uns gut genug. Ich wollte was feiern? Er glaubt nicht, dass es was zu feiern gibt. *Böses Mädchen. Böses, böses, dummes Mädchen.* Und so halte ich den Toilettensitz kräftig umarmt und hoffe inständig, dass es bald vorbei ist.

Wow. Manchmal muss man es eben auf die ganz harte Tour er-fahren. Ich sitze jetzt auf dem Fahrrad und strample. Ich habe mir literweise Wasser aus einem nahe gelegenen Supermarkt geholt. Und ein paar fettarme Joghurts. Getreideriegel für die schwa-chen Momente habe ich auch. Meine Minibar wurde extra leer geräumt. Jetzt befinden sich nur fettarme, gesunde Sachen darin. Die kann ich auch mal nachts essen, auch wenn man das nicht soll, wegen des Fruchtzuckers. Aber das ist dennoch tausendmal gesünder als der berühmte Mitternachts-Frühlingsrollen-Snack. Treppen steigen ist nach wie vor nicht. Darauf habe ich keine Lust, aber zumindest klappt es mit dem Fahrrad. Während mei-ner Drehs hab ich nun vermehrt Obst und Gemüse vor Ort. Zum Knabbern zwischendurch. So kann man definitiv überleben. Viereinhalb Monate lang. Aber keinen Moment länger.

31

DIE HOSEN MEINES SOHNES
(AUGUST 2009)

11. August 2009: Was tun, wenn dein Gepäck *nicht* mit dir gemeinsam am Ankunftsort eintrifft? Was tun, wenn dann auch noch die unzähligen Koffer, mit denen du zu reisen pflegst, nicht gefunden werden können? Weder am gleichen noch am nächsten Tag? Was also tun, wenn das Einzige, was dir die Fluggesellschaft bietet, ein winziges Übernachtungsnotfallset mit Seife, Shampoo, Spülung, Duschgel, Bürste und einer Einwegunterhose ist, die mit Verlaub weder Unterhose noch Einweg zu sein scheint? *Keinweg*, wäre hier, wie ich finde, passender. Was tun, wenn du dich nun hier in einem zwar dir heimischen und geliebten, aber dennoch nicht von dir täglich bewohnten Land ohne jeglichen privaten Besitz befindest? Gut, die Kreditkarte liegt tief verborgen in deiner Handtasche, die zudem mit starkem Griff an deine Hüfte gepresst wird. Aber willst du sie benutzen, jetzt, wo du so ganz ohne alles dastehst? Sie könnte dir in dieser Situation sicher eine Hilfe sein. Willst du sie benutzen, um dir neue Kleidung zu kaufen? Du hättest diese jetzt sicher nötig. Aber nein, natürlich nicht. Du bist empört. Und bockig! Das ist doch eine Frechheit, die Fluggesellschaft solle hier besser ganz, ganz tief in die eigene Tasche greifen. Ja. Ja. Noch ein wenig lautstarkes Gebrüll. Das ist immer gut. Sei ein Löwe! Genau. Aber hilft es? Nein. Leider nicht.

Also stehe ich ohne Koffer am Athener Flughafen. Man werde mein Gepäck umgehend an meinen Aufenthaltsort liefern, sobald man es habe. Ich müsse mich also nicht mehr darum kümmern. Im Normalfall treffe das Gepäck am gleichen, spätestens aber am darauffolgenden Tag ein. Bei mir jedoch liege der Fall etwas schwieriger, man wisse momentan noch nicht genau, wo sich mein Gepäck aufhalte. Mist!

Eigentlich sollte ich nur eines sein. Bereit. Bereit, meinen über alle Maßen verdienten Urlaub anzutreten und zu genießen. Doch letztendlich muss ich einiges mehr sein. Verdammt einfallsreich! Außerdem bin ich laut – verdammt laut. Der ganze Ankunftsbereich glotzt mich an, während ich wütend und bedrohlich fauchend das Bodenpersonal anpöble. Dabei war ich die letzten Monate am Arbeiten, am Schuften, am Abquälen. Wäre jetzt nicht der richtige Zeitpunkt, die Entspannungsphase einzuläuten? Seufz.

Ich packe das nächstbeste Taxi, das sich am Eingangbereich zeigt, und fahre unbepackt zu meinen Eltern, dorthin, wo sich seit zwei Wochen auch mein Sohnemann aufhält. Heiß ist es hier. Die Fahrt dauert nicht lange. Für kurze Zeit durchquere ich von Hitze und fehlendem Regen verdorrtes und farbloses Gebiet, bis ich endlich zu Hause ankomme. Zu Hause bedeutet wolkenloser Himmel, Sonne, Cafés und Clubs, die sich entlang der Straßen angesiedelt haben. Tavernen, die ganze Lämmer auf ihren sich hinter Glas drehenden Spießen grillen. Und junge Menschen, Männlein wie Weiblein. Allesamt schön und sehr jung. Bereitwillig zeigen sie viel nackte Haut und kichern gar lächerlich, um die Blicke anderer auf sich zu lenken. Und Gärten, gepflegte und wunderschön bepflanzte, in den grellsten Farben leuchtende Gärten. Und der Strand, der sich entlang vier aufeinanderfolgender Buchten schlängelt. Hier ist es schön.

Das Bild, das sich mir zeigt, stimmt mich versöhnlich und ruhig. Ein kleines glückliches Lächeln huscht mir über mein Gesicht und lässt meine Augen strahlen. Ich bin zu Hause. In Griechenland. Meine Eltern freuen sich überschwänglich und recht körperlich, mich zu sehen. Küsschen dort und noch eines und dann noch heftig drücken und noch mal küssen. Was wäre man nur ohne *Mamaka* und *Papili*? Phoenix kommt, um mir mit meinem Gepäck zu helfen. Aber hach. Da ist ja gar keins. Und so erzähle ich ihnen von meinem Verlust und sie finden es gar nicht so schlimm, denn Kleidung sei genug im Haus vorhanden. Ich könne mir in den Schränken aussuchen, was ich tragen wolle. Was?! Wessen Kleidung? Die meiner Mutter? Die meines Vaters? Bei aller Liebe, aber das geht nicht. Sie sind modern und sicherlich schön anzusehen, für ihr Alter, die beiden, aber ich bin etwa 700 Jahre von ihren modischen Extravaganzen entfernt. Und nicht nur das! Meine Mamaka ist winzig. Also in der Höhe, in der Breite ja eher nicht. Und mein Papili ist stämmig. Gut gebaut, aber stämmig. Und somit weitaus umfangreicher als ich jetzt. Vor zwei Jahren hätte das durchaus klappen können, aber nun, da ich elfengleiches Schwebegewicht erreicht habe, ist das anderes. Geht also definitiv nicht. Was nur eines bedeuten kann: Der einzige für mich interessante, mit Jugend gefüllte Kleiderschrank, den es zu durchforsten lohne, ist der meines Sohnes. Dieser Sohn wirft sich nun umgehend mit all seiner Körperkraft vor besagten Kleiderschrank und schützt ihn vor dem Eindringen mütterlicher Kleidergier. Ich dachte, ich könne mir aussuchen, was ich wolle? Ja, das sei richtig, aber nicht bei ihm. Hiermit sei der Weg zu seinen Stoffschätzen versperrt.

Nun, was wären wir für Mütter, wenn wir nicht aus einer Ansammlung zahlreicher Druckmittel aussuchen könnten? Kleine, widerwärtige, miese Gründe, die das eigene Kind zwingen, den Weg zur kostbaren Kleidung freizugeben. Aber er bleibt hart.

Kein Kinobesuch auf ewig? Nein. Hausarrest auf Lebzeiten? Nein. Harter Brocken, dieses Kind. Von mir kann er das ja nicht haben. Seine Hosen würden platzen, wenn ich die anziehen würde, sagt er. Und seine Shirts würden diese typischen Ausbuchtungen an gewissen Stellen vorweisen. Das könne er nicht zulassen.

Und insgeheim muss ich ihm recht geben. Meine letzte Gewichtskontrolle belief sich auf 85 Kilogramm und ja, ich sehe toll aus. Aber er sehe nun mal toller aus, entgegnet dieses kleine Blag. Doch statt ihm kräftig meine Meinung zu geigen, verspreche ich ihm hoch und heilig, dass ich jedes Teil, das ich durch mein Tragen ruinieren sollte, erneut kaufen und ihm geben werde. Ist das nun mein Druckmittel oder eher seins? Na egal. Hauptsache, Kleidung. Sein ganzes Leben lang stecke ich meinen Sohn schon in Klamotten, die mir selbst gut gefallen und die ich selbst tragen würde. Und nun bietet sich die einmalige Chance, zumindest rauszufinden, ob ich das auch könnte. »Bitte. Lieber, lieber Phoenix. Großes Ehrenwort. Ich kaufe alles neu, was ich kaputt mache.« Das ist für ihn ein einzugehender Deal. Und einen kurzen Augenblick später gibt er mir den Weg frei.

Eine Jeans und eine kurze Hose dürfe ich mir aussuchen und drei Shirts. Zudem ein paar Boxershorts. Geizkragen. Totales Verbot liege nach wie vor auf allen Stylingprodukten wie etwa Gel und Wachs. Sonnenschutzmittel dürfe ich frei mitbenutzen. Na. Die will ich aber nicht. Endlich überlässt er mir die freie Auswahl über seine Klamotten, beobachtet jedoch mit Argusaugen penibel jede meiner Bewegungen. Sind alle Kinder während ihrer Pubertät Ekelpakete? Übermorgen hat Phoenix Geburtstag. Er wird 15. Schrecklich.

Die Shirts, die ich probiere, sitzen perfekt. Sie spannen ein bisschen an der einen oder anderen Stelle, aber für den Moment absolut akzeptabel. Kann ich die haben? Yep. Die Boxershorts sind dehnbar. Probiere ich jetzt lieber nicht. Das wird schon gehen. Und nun wird es schwieriger. Phoenix' Hosen. Ich hoffe darauf, dass diese immer auf Hüfte hängenden Jeans weit genug sind, um meine Hüften vollends zu umschließen. Auf jeden Fall möchte ich das gewohnte Hervorblitzen etwaiger Unterhosen vermeiden und wäre schon sehr glücklich, wenn die Jeans auf Taille schließt. Die Jugend lässt hier zugegebenermaßen tiefere Einblicke zu. Die Mitmenschen, so Phoenix, sollen ruhig wissen, was von Kopf bis Fuß getragen wird. Auch das darunter. Und so kenne auch ich die karierten Shorts seiner Freunde. Bei mir soll das, wenn möglich, nicht so sein. Also stürze ich mich mutig und unsicher zugleich in die Hosenbeine und bin erstaunt, dass sich diese auch problemlos bis zum Po anziehen lassen. Wow. Ich passe tatsächlich rein. Und nicht nur das. Die Hose ist nicht eng. Noch ist der Hosenbund offen. Aber das ist nicht weiter schwer. Im Liegen kann ich jeden einzelnen Knopf – sie haben keine Reißverschlüsse mehr – schließen. Gut! Nein, sehr gut. Ich passe tatsächlich rein. Sogar mein Sohn scheint ein kleines Leuchten in seinen Augen zu haben. Mutter passt in seine Hosen. Yeah. Jippie.

Vor dem Spiegel stehend, fällt uns beiden auf, dass sich unser beider Körperumfang nur minimal aus geschlechtlich spezifischen Gründen unterscheidet. Mein Po ist runder als seiner. Dafür sind Phoenix Schultern wiederum breiter als bei mir. Was er denn wiege, will ich wissen. Und er zuckt nur mit den Schultern und tut so, als habe er keine Ahnung. Lügenbold. »Lass uns uns wiegen, Hase.« Ich habe mich seit Langem nicht mehr richtig gewogen. Weshalb auch, hatte ich doch mein Zielgewicht längst erreicht. 85 Kilo hatte ich mir vorgenommen. Das war's. Ich hatte es also geschafft. Und natürlich hatte ich vor, nun die Schwerter zur Seite zu legen und den Kampf gegen die hässlichen, mich viel zu lang belagernden Kilos zu beenden, um endgültig den Waffenstillstand zu besiegeln und mühevoll halten zu lernen. Aber irgendwie habe ich in den letzten Tagen ein erneutes Gefühl der Veränderung bemerkt und dies sollte nun genauer erforscht werden. »Komm, stellen wir uns auf die Waage.«

Und so gehen wir, er etwas widerwilliger als ich, ins Bad und stellen uns auf die dort auf dem Boden liegende Waage. Meine Eltern, die selbst ein sichtbares Problem mit ihrem Gewicht haben, kauften für ihre eigene Gewichtsmessung vor einiger Zeit eine hochmoderne Waage, auf neuestem Stand der Technik. Sie ist zweiteilig. Unten stellt man sich drauf und auf Augenhöhe sieht man das Ergebnis. Ich bin ja inzwischen zum Waagenprofi geworden und so kann ich behaupten, dass dieses Gerät wirklich außergewöhnlich toll ist.

Erst schiebe ich Phoenix auf die Messplatte. Nach kurzem Warten hauen mich die auf dem Wanddisplay aufleuchtenden Ziffern fast vom Hocker. Der Kleine wiegt satte 82 Kilo. Okay. Moment mal. Er ist auch 1,84 Meter groß und breit gebaut. Er ist definitiv nicht dick. Also, wen kümmern die Zahlen. Aber ich gebe zu, dass mich dieses Ergebnis kurzzeitig stark verunsichert, denn – was wiege dann ich? Oh, oh. Mir schwant Übles. Ich beruhige mich und so steige auch ich vertrauensvoll auf dieses neueste Stück Technik und sehe gespannt auf das mir gegenüber an den Kacheln des Badezimmers befestigte Display. Und natürlich blinken auch hier kleine Striche, bis sie sich fangen und formen und eine unglaubliche Zahl zeigen. Eine, die nicht sein kann. Eine, von der ich geträumt hatte, sie dennoch niemals ernst genommen hätte – 81,7 Kilogramm.

Ich glaube, dass sogar Phoenix beeindruckt ist von seiner Mutter, denn nur einen Moment später nimmt er mich freudig in den Arm und gratuliert lautstark. Jetzt sei ich endlich leichter als er.

Da sei doch klar, dass ich nun in seine Hosen passe. Und er freut sich mit mir und ich mich mit ihm und ich kann es kaum fassen, aber dort steht es rot leuchtend auf grau.

Ich will noch ein paar Kilogramm mehr abnehmen. Ich kann das wohl. Ich möchte gerne richtig schlank sein. Ich setze hiermit ein neues Zielgewicht fest. Eine wunderschöne, neue Zahl, die es zu erreichen gilt. Eine, die mich erneut schier umhauen wird. Ich bin motiviert. Neue Kraft fließt durch meinen Körper und mein Wille wird groß. Ich will. Ich will. Ich will. Ich möchte gerne 67 Kilogramm wiegen. 67 kleine, niedliche und betörende Kilogramm. Das entscheide ich hiermit. Und Phoenix greift sich an den Kopf und meint, ich solle erst mal die 79 schaffen, bevor ich mir so Großes vornehme. Er hat recht. Von diesem Zeitpunkt an machen wir alles zu Fuß, bergauf, bergab. Egal, wohin uns der Weg führt. Wir benutzen höchstens mal die Fahrräder. Und ich schwimme mehr als sonst. Länger. Ausgiebiger. Und so trainiere ich und Archie wäre stolz. Wir ernähren uns gesund, viel Obst und Salat und meine Mamaka kocht extra fettarm für mich. Und so verlasse ich zwei Wochen später meine Heimat und lasse zwei Kilo zurück. Und so hebe ich den Waffenstillstand auf, um erneut die Schwerter zu wetzen. Der Feind ist mächtig und schwer zu besiegen. Auf in den Kampf!

32

DAVID GEGEN GOLIATH
(SEPTEMBER 2009)

Mein Gerichtstermin steht fest. Am 24. September soll ich mich vor dem ehrenwerten Richter einfinden. Er wird dann entscheiden, ob die Krankenkasse nun endgültig die Kosten für den Eingriff übernehmen muss oder nicht.

Ich hoffe inständig, dass er gut ist. Der Richter. Ich hoffe für mich. *Mach dir nichts vor, es könnte durchaus in die Hose gehen.* Darüber bin ich mir im Klaren, aber ein Fünkchen Hoffnung habe ich trotzdem. Das muss ich doch haben. *Du hast es schleifen lassen, du hast das ganze Thema etwas zu stiefmütterlich behandelt. Und nun könnte es durchaus sein, dass du den Prozess verlierst.* Aber vielleicht auch nicht. Nein, ganz sicher nicht. Ich werde nicht verlieren. Wenn ich vor den Richter trete und er mich erblickt, so schlank und schön, dann wird er für mich sein. Für die Operation sein. Ich muss nur gut aussehen. Mehr nicht. Ich kann doch Menschen bezirzen, das konnte ich schon immer. *Diesen Mann wirst du nicht so einfach um deinen Finger wickeln können. So ein Richter ist ein weitaus größerer Brocken, als du denkst. Schick aussehen reicht hier nicht!* Ich weiß und ich habe Angst. Ich hab Bockmist gebaut. *Ja, das hast du. Warum hast du den zusätzlichen Termin beim zweiten Psychiater nicht eingehalten? Es hätte deine Gewinnchance immens erhöht. Warum hast du es nicht durchgezogen?* Zu Beginn kam ich mir einfach nur bescheuert vor. Ich meine, in der Aufforderung stand doch wirklich, ich solle mit *gewaschenen Haaren* kommen. Was soll das denn? Gut, mir war klar, dass es weitere Gutachten geben würde. Aber was denkt sich denn so ein Psychiater? Glaubt der, ich hätte keine Ahnung von Körperhygiene? Das war schon sehr idiotisch. *Verständlich! Dennoch, seine Arzthelferinnen erklärten dir am Telefon, dass man erneut die Gehirnströme messen müsste und sie aufgrund dessen auf frisch gewaschenen Haaren bestünden. Es soll wirklich Menschen geben, die keinen Wert darauf legen.* Ja, ja. Ich weiß. Ich hätte einfach hingehen müssen, aber dann kam mir der *Promi-Dinner*-Dreh dazwischen und ich konnte den zweiten Termin auch nicht einhalten. Und danach schien der Psychiater keine Lust mehr auf mich zu haben. Er war nie zu sprechen. Nicht für mich. Das hab ich nicht verstanden. *Wahrscheinlich hat er dich auch nicht verstanden.* Aber wir hätten doch einfach nur einmal miteinander reden müssen. Beim vorherigen war das doch auch möglich gewesen. Danach war ich Ewigkeiten in Köln. Ich drehte die neue Show ab. Die Post sollte mir meine Briefe nachsenden. Und so geschah es auch, doch jeder Brief erreichte mich zwei Wochen später als gewohnt. Ich erfuhr also von jedem Termin, den der Arzt mir schriftlich zusandte, einfach viel zu spät. Dabei hätte man doch nur mal telefonieren müssen. Aber nein. Dieser Arzt machte seine Termine ohne mein Wissen über meinen Kopf hinweg. Ich sollte lediglich erscheinen. Doch leider verpasste ich einen Termin nach dem anderen. Bis der Psychiater endgültig keine Lust mehr auf mich hatte. Jetzt ist der Gerichtstermin angesetzt. Dass das zweite Gutachten fehlt, ist dabei völlig unerheblich. *Mist! Ich glaube, das wird nichts.* Nein, denk nicht so! Es kann immer noch gut ausgehen.

24. September 2009: Es ist so weit. Das Sozialgericht tagt. Gemeinsam mit meiner Anwältin stehe ich vor dem Amtszimmer des Richters und warte darauf, dass wir hineingebeten werden. Ich spähe gespannt in besagtes Zimmer, jedes Mal, wenn sich die

Tür öffnet. Es sieht aus wie ein Klassenzimmer und vorne ein lang gezogener Tisch, der ähnlich aussieht wie ein Lehrerpult. Mehr nicht. Alles grau in grau. Vollkommen unspektakulär. Ich hab mir so einen Gerichtssaal viel bedeutender vorgestellt. So wie in Filmen. Aber in diesen so oft filmerisch dargestellten visuellen Genuss werde ich wohl heute nicht kommen.

Ich fühle mich gut. Etwas angespannt und nervös vielleicht, aber ansonsten gut. Meine Anwältin dagegen ist unsicher. Ich weiß noch nicht mal, ob sie vor dem Richter überzeugen kann. In ihrer Verfassung. Es ist nie gut, einen unsicheren Fürsprecher zu haben, aber sie ist es nun mal. Ich werde einiges selbst in die Hand nehmen müssen, scheint mir.

Die Tür öffnet sich und meine Prozessnummer wird aufgerufen. Wir betreten den Raum, gehen an mehreren Sitzreihen entlang zu dem für die Kläger, also ich, vorgesehenen Platz. Ein grauer Tisch mit zwei Stühlen, auf die wir uns setzen. Zwei Meter rechts von uns ist ein ebenso hässlicher, ebenso grauer Tisch, an dem ein dicker Mann mit grauen Haaren sitzt. Der Vertreter der Krankenkasse. *Braucht wohl auch ein Magenband!? Aber die Krankenkasse zahlt ja nicht. Stimmt's?* Dieser Mann wir im Laufe des folgenden Geschehens kein einziges Wort sagen müssen. Er wird schweigen. Mehr nicht.

Der Richter betritt den Raum. Er trägt eine lange Robe. Wir erheben uns. Hinter ihm folgen zwei weitere Menschen, die ebenfalls in lange Gewänder gekleidet sind. Ich denke, das sind die ehrenamtlichen Richter. Seitlich an deren Tisch sitzen zwei Protokollführer. Männlein und Weiblein. Männlein scheint mich erkannt zu haben, denn seit er mich erblickt hat, grinst er wie ein Honigkuchenpferd und scheint äußerst unkonzentriert. Der Richter begrüßt das gemeine Volk und eröffnet den Prozess.

Was dann passiert, hätte ich so nicht erwartet. Der Richter, dieser ehrenwerte Mann in so hoher Position, schimpft. Und zwar mich. Ich meine, er wird laut. Und er maßregelt mich und fragt, was ich mir dabei gedacht hätte, kein zweites psychiatrisches Gutachten einzuholen. Mich darum zu kümmern, sei meine Pflicht gewesen. Wohlgemerkt meine einzige Pflicht. Und ich versuche zu erklären und die richtigen Worte zu finden, aber egal, wie richtig und logisch meine Handlungsweise in meinen Augen auch gewesen sein mag, dieser Richter zerreißt mich in der Luft. Er ist nicht mehr der neutrale Part der Verhandlung. Es ist, als sei er das Sprachrohr der Krankenkasse. Der tatsächliche Vertreter der Krankenkasse muss sich wie erwähnt bei diesem Prozess nicht ein einziges Mal äußern. Er schweigt. Der Richter erledigt seine Aufgabe in Perfektion. Dass das Magenband gewirkt hat, ist dabei egal. Dass ich schlank und rank vor ihm stehe, ist unbedeutend. Nebensache. Das bestehende erste Gutachten, das in Gänze positiv für mich ausfiel, scheint in diesem Moment vergessen. Und meine Anwältin wird zum Winzling. Ich glaube, sie zittert. Das ich diesen Prozess verliere, ist hiermit wohl klar. So etwas Peinliches ist mir noch nie passiert.

Als begossener Pudel verlasse ich das Gerichtsgebäude und brodle vor Wut. Meine Anwältin versucht mich zu beruhigen, aber ich verschließe mich komplett vor ihr. In meinen Augen hat sie nichts, aber auch gar nichts zu meiner Verteidigung vorgebracht. Und sie wusste besser als jeder andere, dass ich durchaus versucht hatte, mit diesem zweiten Psychiater zu kommunizieren. Sie findet, wir sollten in Berufung gehen. Aber ich will davon nichts hören. Ich bin so sauer. So gedemütigt. Ich verstehe die Welt nicht mehr. Doch im gleichen Moment weiß ich, dass ich es selbst verbockt habe. Ich hätte mich auf niemanden verlassen sollen. Ich hätte Verlangtes erledigen müssen. Nur so wäre das Resultat heute ein anderes gewesen. Nur so!

Ein paar Tage später erhalte ich ein Schreiben meiner Anwältin. Darin steht, dass *sie mir dringend zur Fortführung des Verfahrens in der Rechtsmittelinstanz rät,* da ich *dort wirklich gute Chancen* hätte, *die Erstattung durch Einschaltung eines neuen Gutachters zu erhalten.* Schließlich wurde *mein Anspruch in erster Linie durch den verärgerten Richter und den ebenfalls verärgerten Gutachter zu Fall gebracht.* Ich solle *nicht leichtfertig auf die Erstattung verzichten.*

Noch ein Gutachten und ich wäre auf der Gewinnerseite? Ich will das nicht mehr. Hiermit schließe ich das Kapitel Sozialgericht für mich ab. Ich habe, was ich will. Schon längst. Und das auch ohne Kostenerstattung der Krankenkasse. Ich habe abgenommen und werde es weiter tun. Nur darauf werde ich mich konzentrieren.

33

PLANWAHN (OKTOBER 2009)

Wellen schlagen gegen die weit ins Wasser ragenden grün und schwarz schimmernden Riffe. Es scheint, als würden diese glatten, in Tausenden Jahren von der Natur ineinander verwachsenen, zusammengeschobenen und gepressten Felsformationen von der See zärtlich umgarnt und gestreichelt. Geküsst. Und für einen kurzen Moment verbinden sich Stein und Nass zu einem Ganzen, bevor diese alles verbrennende, vom Himmel herab strahlende Morgensonne sie trocknet und bis zum nächsten Wellenschlag trennt. Das Meer ist klar und gibt mir den Blick in seine Tiefen, in seine gut bewahrten und gehüteten Geheimnisse frei. Und ich dringe ein, mein Geist taucht ein in dieses wundervolle kühle Wasser, das, umringt von roter Erde, sich zu meinen Füßen kilometerweit nach rechts und links erstreckt. Und ich genieße jeden Augenblick, der mich mitreißt in die Ferne und Weite der See. Stille. Nur das Meer, die Brandung, wenn sie die Küste erreicht, und das leise Klatschen der sich anpirschenden Wogen, wenn sich die Gischt an Fels und Klippe in weißen Schaumkronen ergibt. Und das zarte, kaum wahrnehmbare Wimmern der Stereoanlage an der Poolbar. Sonst Stille.

Wundervoll. Und so malerisch. Und poetisch. Natürlich nur, solange ich mich nicht gen Pool drehe, denn dort sieht alles anders aus. Diese Anhäufungen schöner, elastischer und glatter, sehr weiblicher, schmaler und überaus schlanker Körper machen mich ganz kirre. Sie urlauben zuhauf, diese Touristen. Wahnsinn. Und sehen dabei auch noch so unschlagbar gut aus. Ihre Körper bewegen sich wie Wellen im Meer. Die Hüften schwingen hin und her, bekleidet mit einem Nichts von Bikini. Zum Verrücktwerden. Ich mit meinen im Vergleich breiten Körpermassen bin der riesige Fels in deren Brandung und jedes Mal, wenn sich diese Schönheiten mir nähern, klatschen sie mit voller Wucht gegen meine Rundungen. Päng. Und noch mal. Päng und aua. Wie nervig!

Ich bin mit Marc hier. Wir hatten uns lange genug nicht gesehen. Also ist ein Urlaub genau das Richtige, um die neue und lange vermisste Zweisamkeit zu genießen. Er findet mich super. Wunderbar. Ich haue ihn quasi um. Er kann nicht genug von mir bekommen. Versteht das einer? Inmitten internationaler Schönheiten hat dieser Mann nur Augen für mich. Dann gucke ich eben für uns beide. Und gucken kann ich. Ziemlich gut sogar.

Am Morgen danach bemerke ich beim Frühstück auf der Hotelterrasse eine Russin mit glatten, blonden Haaren bis zum Po. Und ebendieser ist etwa halb so groß wie meiner. Marc empfindet das als kindlich. So ein Po lasse ihn komplett kalt, meint er. Aber ich finde genau so einen Po äußerst sexy und sehr lasziv. Ihr Freund oder Mann, ihre männliche Begleitung eben, ist ein riesiger Kerl mit aristokratisch lang gezogener Statur und mächtigen Bewegungen. Älter als sie. Und doppelt so breit. Marc meint, dass er ihr Sugardaddy sei. Mir ist das egal. Ich finde die beiden einfach nur himmlisch schön.

Zu viel gucken ist schlecht für mein Ego, habe ich beschlossen. Der Neid bäumt sich in mir auf. Das ist nicht gut. Neid demotiviert mich. Und so hoffe ich insgeheim, ein Plätzchen am Pool zu ergattern, das mir den Blick auf den weiblichen Augenschmaus verwehrt. Deshalb drehe ich mich weg, schaue stundenlang das Meer an und versuche, nicht hinter mich zu blicken. Klar, mein Körper hat sich schon verändert. Stark verändert. Zweifellos! Ich kann stolz drauf sein. Die sonnengebräunte Haut überzieht straff und fest meine Muskeln und mein Fleisch. Muskeln? Richtig. Das Training mit Archie hat bei mir sichtbare Zeichen hinterlassen und mir den Sportlichkeitsstempel aufgedrückt. Es zeigt sich nun, dass auch ich unter all dem an mir klebenden Fett eine doch sehr gute Figur versteckt hatte. Eine, die ich lange Zeit im Verborgenen trug. Ich bin also durchaus schön! *Hört, hört! Sie ist schön.* Sitzen sollte ich nun dann doch noch nicht. *Da gibt es noch immer eine kleine Fettansammlung namens Rettungsring um deinen Bauch.* Aber im Stehen sieht er doch schon ganz ordentlich aus. Glatt und straff. Eigentlich voll in Ordnung. Ich habe eine tolle Taille und, siehe da, gar nicht so breite Hüften. Ich dachte immer, dass mein Po größer sei als meine Schultern, aber nein. Ich habe eine gute Figur und ein Schwimmerkreuz. Nun ja, viele mögen so ein Schwimmerkreuz nicht so schön finden, ich aber liebe es. Wenn da nicht eine gewisse Stelle wäre, die mich ziemlich ärgert. Ich glaube, der Normalmenschliche nennt das *Problemzone.* Meine sitzt unterhalb der Schulterblätter. Mein sogenanntes Schwimmerkreuz ist nicht nur breit, sondern auch an ein paar Stellen dick. Wie ich das wegbekommen soll, ist mir schleierhaft. Aber wofür habe ich Archie? Der wird sich hoffentlich etwas einfallen lassen.

Bevor Marc und ich in den Urlaub geflogen sind, habe ich mich nochmals gewogen. Und ja. 78 Kilo nenne ich nun mein Eigen. Und diese gilt es erneut zu halten. Schwitz. Ganz schön anstrengend, dieses ewige *Aufpassen.* Aber, wie mir jeder Mensch versicherte, den ich jemals zu diesem Thema gesprochen habe, ist genau dieses *Halten* das eigentlich Schwere an einem Gewichtsverlust. *Abnehmen*, so hörte ich, sei eine Schlacht, die es zu gewinnen gilt, aber das verlorene Gewicht zu halten, sei der *Dreißigjährige Krieg*. Ich werde also mein ganzes, hoffentlich noch lange andauerndes Leben damit beschäftigt sein, mein Gewicht zu halten. Also zumindest ab dem Zeitpunkt, wenn ich mein Ziel erreicht habe, und das liegt, wie wir nun wissen, bei 67 Kilo.

Das Hotel ist entzückend. Es besteht aus vielen wild ineinander verschachtelten und aneinandergereihten Bungalows mit Garten, Balkon und Meerblick, die mehr an ein kleines Dörfchen als an einen gewöhnlichen Touristenblock erinnern. Traumhaft. Obwohl wir kaum dieses verspielte Nest verlassen, haben wir immerwährend das Gefühl, ein kleines, heimeliges, verzaubertes Städtchen zu durchwandern, mit schmalen Wegen und Laternen entlang der Gärten, wenn wir beispielsweise zum Essen gehen. Die Fütterung findet für uns zweimal täglich auf der Terrasse des Haupthauses statt. Dort befinden sich unter anderem auch ein Café, in das wir nie gehen, ein Club, der für uns komplett uninteressant ist, weil dort ausnahmslos schlechte Musik gespielt wird, und mehrere kleine Shops für Dinge des alltäglichen Gebrauchs, die wir alle nicht benötigen, weil wir bereits gut ausgestattet auf die Insel kamen, und natürlich die Rezeption, die wir nach dem Check-in nie wieder aufgesucht haben. Also ist das Einzige, das uns dorthin lockt, das täglich unter freiem Himmel freundlich und zuvorkommend servierte Essen. Schlimm dabei, natürlich wie immer, die riesigen Massen dargebotener Speisen. Und ganz ehrlich, ich habe keine Lust, jedem Menschen in diesem Hotel erklären zu müssen, was ich wann und wie esse und was nicht. Ich muss anfangen, mit jeglicher Nahrung, egal, wie diese auch zubereitet sein mag, klarzukommen.

Leichter gesagt als getan. Wenn doch als Erstes die Suppe, danach der Salat, anschließend die Vorspeise, gefolgt von der Hauptspeise und zu guter Letzt die Nachspeise an den Tisch gebracht werden. Es ist einfach verdammt ungerecht, diese schmackhaften Gaumenfreuden verschmähen zu müssen, wenn ihr Duft die Nase emporsteigt und sie gar bitterlich flehen, verzehrt zu werden. Aber ich bin tapfer und halte durch. Denn der Ergeiz hat mich nun zum wiederholten Male gepackt und ich will es schaffen.

Seit über zwei Jahren habe ich mein Magenband, und dieses hat einen großen Anteil daran, dass ich während dieser Zeitspanne tatsächlich 61 Kilogramm abgenommen habe. Das ist ein ausgewachsener Mensch, wohlgemerkt. Ich habe mir auch oft überlegt, was passiert wäre, wenn ich all die Dinge über Ernährung und Sport, über den Umgang mit gefährlichen Situationen bereits vor Jahren gewusst hätte. Wäre ich dann je dick geworden? Oder hätte ich auch ohne Magenband abnehmen können? Hätte ich ohne Archie, aber mit Band mein Gewicht derart reduzieren können? Oder gar ohne Band, doch mit meinem nicht mehr wegzudenkenden Archie? Oder, wenn ich denn weiterspinnen darf, hätte ich mit Magenband je 61 Kilo verloren, wenn ich überhaupt keinen Wert auf Fitness oder die Umstellung meiner Ernährung gelegt hätte?

Auf einer Podiumsdiskussion zum Thema Übergewicht als Volkskrankheit, an der ich neulich teilgenommen habe, erfuhr ich, dass die Zahl derer, die unter Übergewicht leiden, unaufhörlich steigt. Man redet von einer epidemischen Ausweitung. Ich kam mir immer allein und verlassen vor in meinem *Zu-dick-Sein*. Aber anscheinend sind es mehr Menschen, als man sich vorstellen mag. Unglaubliche Zahlen wurden genannt. 30 Prozent aller Schweizer seien zu dick. Bei den Deutschen seien es 50 Prozent. In den USA seien bereits 55 Prozent der Menschen einfach nur viel zu viel. Das ist wohlgemerkt ein Durchschnittswert. Denn nehme man etwa Florida allein, so ein Sprecher, seien unfassbare 80 Prozent (!) der dort Ansässigen übergewichtig. Wahnsinn!

Nun denken sicher viele: *Ja, die Amis, mit ihren Cheeseburgern, Donuts und der Peanut-Butter. Klar, dass die so fett sind.* Aber mal ganz ehrlich. So weit sind wir doch davon auch nicht entfernt. Oder was essen Sie, wenn es schnell gehen soll? Eine Möhre? Oder den zu Hause vor der Arbeit fein säuberlich gewaschenen und geschnittenen Sellerie? Und warum soll es denn überhaupt schnell gehen, wenn schmackhaftes Essen ein Genuss darstellen soll? Ich kenne eine Frau, die nur dann isst, wenn sie Zeit hat. In der Beziehung ist sie superstreng mit sich selbst. Ich habe sie während einer Produktion kennengelernt. Sie findet, wenn man keine Zeit hat, um vernünftig zu essen, dann solle man das lassen. Auf die Schnelle was runterzuwürgen, heißt für sie immer nur irgendetwas zu essen. Und das sei doch *echt scheiße*. Ihre Worte. Also lässt sie das sein und setzt sich nach getaner Arbeit genüsslich und gemütlich an einen Tisch und isst langsam und ausgiebig. Das ist doch gesund, nicht wahr? Sie ist übrigens schlank. Sie joggt auch jeden Morgen eine Stunde, egal, wo sie ist, egal, wie früh sie dafür aufstehen muss. Hut ab.

Apropos: Gesunde Nahrungsmittel seien im Gegensatz zu ungesunden, dick machenden Lebensmitteln im Schnitt 30 Prozent teurer. Viele Familien mit Kindern, die auf das liebe Geld schauen müssten, würden sich demnach schlechter ernähren als diejenigen, die es sich leisten könnten, hervorragende Qualität auf den Tisch zu bringen. Zweiklassengesellschaft eben. Dünn und Dick. Reich und Arm. Das kann doch nicht sein. Oder doch? Die Anzahl dicker Kinder wachse dementsprechend schnell und unaufhörlich, so hörte ich. Aber was soll's, wenn doch das Doppelpack Tiefkühlpizza für 1,99 Euro nach ein paar Minuten lecker brutzelnd aus dem Ofen geholt werden kann? Man hat ja auch so wenig Zeit heutzutage! Man beachte das lange Schnippeln und Blanchieren von Gemüse und die aufwendige Verarbeitung von Fisch oder das minutengenaue Braten von Filet. Das ist doch

236

ungleich schwieriger und so viel zeitraubender, als mal kurz die
lecker im heißen Fett schwimmenden Fritten aus der Friteuse zu
schöpfen und sie Sekunden danach in Ketchup und Mayonnaise
zu ertränken. Wer will schon lange auf Essen warten? Ist doch
nervig. Nicht wahr? Und es ist auch so viel harmonischer. Keine
langen Diskussionen über Karotten oder Spinat. Keine Verwei-
gerung der Nahrungsaufnahme. Kinder mögen doch Pizza und
Spaghetti und Fischstäbchen (frag mich nur, wo da der Fisch ist),
und das wird auch brav gegessen. Der Teller ist leer, dann wird
man groß und stark. Später sitzen die Kleinen noch Stunden vor
dem Computer und essen Chips. Sie treiben sich nicht rum. Der
Stoffwechsel verlangsamt sich zwar dabei, aber wen stört das
schon. Weiß ja keiner.

Nun will man Menschen, die unter Übergewicht leiden, noch
intensiver, noch konkreter aufklären über *gesunde Ernährung* und
Bewegung. Gegen diese Volkskrankheit soll ganz klar etwas unter-
nommen werden. Man befürworte hierfür natürlich die Adipositas-Chirurgie. Und das mit allen Mitteln. Verstehe ich nicht. Für
mich schien das Einsetzen eines Magenbandes der einzige Aus-
weg zu sein. Meine ganz persönliche Lösung. Und es hat auch
perfekt geklappt. Aber ein Magenband als Heilmittel? Das möchte ich bezweifeln. Es soll ja auch ohne gehen, das Abnehmen. Hab
ich gehört. Ich wusste doch gar nicht, wie Abnehmen tatsächlich
funktioniert. Ich meine, jeder sagt: Iss weniger oder mach Sport,
aber so einfach ist das doch wirklich nicht. Wenn ich mir jetzt
überlege, was ich alles gemacht habe, um abzunehmen – oh mein
Gott! Das Magenband ist doch nur ein winziger Teil vom Ganzen. Allein hätte es mir nichts gebracht. Man verstehe mich nicht
falsch. Das Band ist für mich nicht mehr wegzudenken und ich
würde diese Operation unter den mir damals gegebenen Umständen immer und immer wieder vornehmen lassen. Das Band
ist mein ganz persönlicher Freund, der mich stets begleitet und

mich in jedem Moment daran erinnert, woran ich arbeite und was ich mir vorgenommen habe. Aber ich bin mir ziemlich sicher, dass die größte Aufgabe eines Magenbandes darin besteht, einen sicheren, durchaus erfolgreichen und somit motivierenden Startschuss zu geben. Den ganzen langwierigen, schwierigen und entsetzlich nervigen Rest muss man schon selbst anpacken. Ohne tatkräftige Unterstützung vieler zusätzlicher Faktoren wäre nichts daraus geworden. Nicht auf Dauer und nicht langfristig gesehen und auch nicht mit solch einer großen Gewichtsreduktion von 61 Kilo! Ich möchte betonen, dass es Operierte gibt, die mit Magenband problemlos zunehmen können.

Also was, um Himmels willen, ist denn dann tatsächlich nötig, um abzunehmen?

Jetzt sitze ich hier, auf Kreta, am Pool und beglotze diese wunderschönen und strahlenden, um mich liegenden Badenixen und zermartere mir den Schädel. *Wie hab ich abnehmen können?* Und vor allem: *Wie kann ich mich vor einer wiederholten Zunahme schützen, falls ich irgendwann einmal von meinem kleinen Freund verlassen werden sollte? Aus welchem Grund auch immer.*

Eine Tabelle muss her. Während meiner Schulzeit habe ich lange und intensiv das Arbeiten mit Grafiken, Tabellen und Diagrammen gelernt. Bilder oder auch nur Skizzen können so viel einfacher den schwierigen Inhalt eines Buches erklären als das Buch selbst. Und ich will es mir einfach machen. Klar und deutlich strukturiert. *Was passiert, wenn ....?* Ich muss mir einen Plan machen. Meine Tipps für die schwierige Zeit. Wenn's denn mal nötig sein sollte.

Artemis' Abnahmetipps

Motivation
Ich finde, man muss es wollen. Tief und unerschütterlich wollen.
Vollkommen losgelöst von sozialem oder familiärem Druck. Nicht
wegen der Mama abnehmen oder wegen dem Freund. Oder
weil man dazugehören will. Das klappt sowieso nicht. Sondern
nur für sich selbst. Für die eigene Gesundheit. Für das eigene
Wohlbefinden. Für das eigene Leben. So ein Mann kommt und
geht. Das hat nach meiner Erfahrung nichts mit der Figur zu tun.
Letztendlich bleibt man dann doch wieder allein zurück. Und
dazugehören? Man gehört nicht dazu, nur weil man nun schlank
ist, doch so viele mehr gehören auf einmal zu einem selbst.

Helfer
Bei mir war das Marc. Er hat mich vom ersten Tag an unter-
stützt. Marc reichte zunächst auch vollkommen aus. Später kam
noch Archie hinzu. Wichtig ist nur, dass jemand 24 Stunden täglich für meine Bedürfnisse verfügbar ist. Die Aufgaben meiner
ausgewählten Helfer sind folglich: aufpassen – Essen wegnehmen
– mich an mein Vorhaben erinnern – mich begleiten und mich
lieben, genau so, wie ich bin – mir Mut machen – etwaige Tränen
trocknen – mich stärken – mir, falls nötig, kräftig die Meinung
sagen – mich durchschauen – mich niemals im Stich lassen.

Ich kann das auch verlangen, finde ich. Denn jetzt bekommen
beide Jungs einen echten Leckerbissen vor die Nase gestellt.
Mich!

Essen
Anfänglich wollte ich separat für mich kochen. Marc sollte sein
eigenes Essen bekommen. Aber das war dämlich. Speziell zube-
reitete Mahlzeiten? Nein. Man vereinsamt nur und dann fällt al-

les schwerer. Marc hat gegessen, was auf den Tisch kam. Fertig. Nur eben größere Portionen. Ich habe einfach angefangen, wirklich gesund und intelligent zu kochen. Nicht so einen Diätschrott. Jetzt ernährt sich Marc auch gesund.

Ernährungsbuch
Ich muss ein Ernährungstagebuch führen. Archie meint, es wirke Wunder. Ich zeige es ihm alle paar Wochen und dann diskutieren wir über die aufgelisteten Speisen. Dadurch erlerne ich Essen neu. Außerdem habe ich immer den Überblick, was in meinen Magen kommt. Ich schreibe alles auf. Jede Kleinigkeit. Archie möchte auch wissen, wie viel Hunger ich zum Zeitpunkt einer Mahlzeit hatte und wie ich mich danach gefühlt habe. Ob ich nur aus Gier gegessen habe oder ob ich es hätte vermeiden können.

Stoffwechsel
»Ich kann's mir ankleben« oder: *»Ich bin ein besserer Futterverwerter«*, oder: *»Der eine verbrennt besser als der andere.«* Solche Aussagen seien Humbug, sagt Archie. Das Geheimnis liegt wohl im Ankurbeln des eigenen Stoffwechsels. Also Sport! Und das kann jeder. Durch Sport wird mein Körper zu einem V12-Verbrennungs-Super-Motor. Grölend laut und sehr wild!

Personal Trainer
Sport ist wichtig. Das habe ich nun auch verstanden. Ohne Archie hätte ich es nicht langfristig durchziehen können. Ein Personal Trainer ist für meine Belange also Gold wert. Er trimmt mich und zwingt mich und lässt mich nicht alleine. Er steht mir mit Rat und Tat zur Seite. Prima Sache. Außerdem sieht er gut aus.

Sport
Nicht jeder hat das nötige Kleingeld für einen Sportcoach. Das ist mir klar. Aber Sport muss dennoch sein. Ohne geht's nicht. In

erster Linie gilt es stetig und regelmäßig Sport zu treiben. Also auch, wenn man keine Lust haben sollte. Man muss nur ehrlich mit sich selbst sein. Wenn man also weiß, dass man es alleine nicht durchziehen kann, so ein regelmäßiges Sportprogramm, dann muss ein Aufpasser her.

Konditionstraining

Ich hasse Ausdauertraining. Es langweilt mich. Fahrradfahren, Laufband. Nerv. Archie meint, dass es trotzdem wichtig für die Optimierung des Herzkreislaufs und somit unerlässlich sei. Für die Fettverbrennung ist es aber nicht vordergründig verantwortlich. Hierfür steht Krafttraining.

Krafttraining

Endlich. Das ist meins. Die Muckibude. Der Aufbau von Muskeln ist enorm wichtig. Denn Muskelmasse verbrennt Fett. Und das nicht nur während des Trainings, sondern auch im Anschluss, während der Regenerationsphase, die mehrere Tage dauern kann. Der Muskel hilft also beim Abnehmen. Außerdem wird die Haut straffer. Nach 61 Kilo Gewichtsverlust brauche ich definitiv keine Hautstraffungsoperation. Und das verdanke ich meinem Sport und einem sicherlich ganz guten Gewebe. Danke, Mamaka, danke, Papili.

Ernährungsumstellung

Archie findet Zwischenmalzeiten doof. Vier bis fünf gleichmäßig große sind da schon besser. So bleibt die Insulinmenge im Blut konstant, sagt er. Heißhungerattacken gehören der Vergangenheit an. Dabei soll ich darauf achten, nicht weniger als 1200 Kalorien täglich zu mir zu nehmen. Bei vier Mahlzeiten wären das etwa 300 Kalorien pro Essen. Falls es mehr ist, bekomme ich deshalb auch keinen Schock. Ich genieße mein Essen. Alle Mahlzeiten müssen dabei mageres Eiweiß und nahrungsfaserreiche Kohlenhydrate enthalten. Und Wasser. Viel Wasser. Das ist wichtig. Ich soll auch schlechte Fette vermeiden und Alkohol. Und wöchentlich soll ich mir einen fixen Schummeltag gönnen, an dem ich auch ohne schlechtes Gewissen sündigen darf.

Früchte

Vorsicht mit Obst. Es enthält Fruchtzucker und ist für eine Abnahme nicht wirklich förderlich. Deshalb soll ich das Obst in Maßen und zu frühen Tageszeiten essen. Außerdem nur in Verbindung mit Eiweiß (Magerquark, Joghurt, Käse).

Eiweiß

Eiweiß ist wichtig für den Muskelaufbau und deshalb bei jeder Mahlzeit einzukalkulieren.

Merke: Um Eiweiß zu verdauen, muss sich der Körper anstrengen. Er muss Energie aufbringen.

Kohlenhydrate

Am besten verwerte ich Kohlenhydrate zum Frühstück und nach dem Training. Aber ich esse nie Kohlenhydrate zum Abendessen. Das erschwert das Abnehmen.

Merke: Kohlenhydrate liefern Energie.

Etappensiege

»Setze dir kleine Ziele, die du umsetzen kannst«, sagt Archie immer. Strebe also zunächst nicht nach Perfektion, sondern nach Verbesserung. Ja, ja. Ich soll auch nur immer einen Schritt nach dem nächsten setzen. Ich weiß. Ziele? Das kann eine kleinere Kleidergröße sein, oder es kann auch nur bedeuten, dass man die nächste Zehnerschwelle reißen möchte. Eins meiner Ziele ist ewige Jugend. Da steh ich komplett drauf.

Motivationszettel

Archie hat mich folgende Fragen beantworten lassen:

Was will ich durch mein Fitnesstraining erreichen?

Meine Antwort:

- Jugend und Schönheit
- Energieverbesserung
- mehr Kraft spüren
- Kleidergröße 38
- Fettprozent 30 oder weniger
- Gesundheit
- Selbstbewusstsein
- Arme, Beine, Po und Bauch sind straffer, definierter
- Bessere Ausdauer
- Stimmliche Atemqualität
- All-day-long-Durchhaltevermögen
- Meine Müdigkeit soll sich verringern, die Konzentrationsfähigkeit soll sich erhöhen

Warum will ich das erreichen?

Meine Antwort:

- Nur durch Einhalten meines Sportplans und durch Erreichen meiner Fitness kann ich jung und schön werden!!!

Was muss ich dafür tun?

Meine Antwort:

- Ich trainiere kurze Trainingseinheiten mit Archie
- Ich trainiere auch unterwegs

- Ich lasse kein Training ausfallen
- Ich gebe meine schwachen Momente zu, um sie auffangen zu können
- Ich benutze Trainingshilfsmittel
- Ich wähle vernünftige Lebensmittel auch beim Essen in einem Restaurant wie Mc Donald's

Wann immer ich kurz davor bin, schwach zu werden, lese ich mir meine Antworten durch und überlege mir, was sich nun mehr lohnt. Schwach werden oder stark bleiben? Ist schwierig, gebe ich zu. Denn es herrscht dann immer noch die typische Fifty-fifty-Situation vor, die ich nicht leiden kann. Ich bin aber nach jedem Training mit Archie megamotiviert und brauche den Motivationszettel fast nie.

Rita
Ich verlange tagtäglich wahnsinnig viel von mir und meinem Körper. So eine Abnahme ist nun mal kein Zuckerschlecken. Dafür belohne ich mich mit einem Wohlfühlprogramm. Meines heißt Rita und wird zweimal die Woche durchgezogen. Rita macht mich schön. Wenn ich genervt und kraftlos bin, schütte ich Rita mein Herz aus. Wenn ich mich hässlich und unansehnlich empfinde, zaubert mir Rita wieder ein Lächeln ins Gesicht. Mein Haar ist glänzend und gesund, weil es Rita gibt. Zweimal die Woche gehe ich zu Rita und lasse mich pflegen vom Hals aufwärts. Für den einen ist es die Massage, für den anderen die Kosmetik. Für mich ist es mein Haar. Rita gibt mir Power und lässt mich durchhalten. Woche für Woche. Monat für Monat.

Puh! Ganz schön viele Punkte, die ich mir merken muss. Mein ganzes Leben wurde auf den Kopf gestellt. Genau das meine ich damit, dass das Magenband alleine mich nicht weit hätte tragen können. Wenn ich mich weiterhin an meine Punkte halte, kann mir nichts passieren. Ich kann kochen und leben und Spaß haben und Sport machen und alles wird gut sein. Ich muss nur auf die komplexen Kohlenhydrate und mageres Eiweiß und nahrungsfaserreiche Kohlenhydrate achten, und dann geht das mit links. Wie? Noch mal. Weiß ich denn, was diese ganzen schwierigen Begriffe auch tatsächlich sind? Woraus besteht denn eigentlich ein gesundes Essen, mit dem ich auch gut und sicher abnehmen kann oder auch nur mein Gewicht halten kann? Also abgesehen vom Sport natürlich, den ich dreimal die Woche durchziehe. Archie hat mir bereits vor Längerem ein paar Nahrungsmittel aufgelistet, die ich problemlos zu einer Mahlzeit kombinieren kann.

Mageres Eiweiß	Nahrungsfaserreiche Kohlenhydrate	Komplexe Kohlenhydrate
1	2	3
• Ei (ohne Eigelb)	• Grüne Salate	• Kartoffeln
• Putenbrust	• Karotten	• Hülsenfrüchte
• Putenfilet	• Peperoni	• Vollkornbrot
• Fisch	• Spinat	• Vollkornpasta
• Mageres Fleisch	• Zwiebeln	• Vollreis
• Schalentiere	• Pilze	• Vollkornflocken
• Soja	• Brokkoli	• Erbsen
• Magerquark	• Blumenkohl	• Mais
• Hüttenkäse	• Tomate	
• Fettarme Milchprodukte	• Früchte (in Maßen)	
• Joghurt		
• Mozzarella		
• Feta		

Ich kann also wundervoll gesund und schmackhaft kochen und gleichzeitig abnehmen, wenn ich die Nahrungsmittel aus 1 und 2 kombiniere. Die Zutaten aus 3 muss ich mir aber hart verdienen. Denn je aktiver ich bin, je mehr Sport ich treibe, so Archie, desto mehr komplexe Kohlenhydrate darf ich essen. Jippie!

Ich habe mich in den letzten zwei Jahren wahnsinnig schnell daran gewöhnen können, und ich halte mich auch heute daran. Das geht also tatsächlich. Nach einiger Zeit führt die eigentlich sehr kurze Liste verschiedener Nahrungsmittel jedoch zu einer totalen Einfallslosigkeit. Es nervt mich, immer das Gleiche essen zu müssen, und irgendwie schmeckt das vom Nachbarn dann doch alles besser. Aber dank Internet – oh Gott, wie ich es liebe – habe ich nun eine riesige Ansammlung an vorzüglichen Rezepten mit Kalorienangabe gefunden, die ich nachkoche. Wenn es sich um ein Rezept mit Zutaten wie etwa *Sahne* handelt, dann tausche ich die Sahne gegen fettarme aus. Sind Kartoffeln dabei, koche ich es mittags oder nach dem Training oder lasse die Kartoffeln einfach abends weg, indem ich sie Marc gebe. Es ist ganz simpel, jedes Rezept mache ich zu meinem. Und jedes ist anders und speziell. Bei Marc und mir kommt somit selten zweimal das Gleiche auf den Tisch. Bis auf Spaghetti bolognese. Die mag ich zu sehr. Archie mag die dagegen weniger. Sie seien nicht gut für mich, sagt er, außer nach dem Training und auch nur aus Vollkorn. Aber ich mag keine Vollkornprodukte. Igitt! Dafür könnte er mir den Hals umdrehen. Aber ich trainiere dann doppelt so viel. Yeah. Da kann auch Archie nichts dagegen haben.

Super. Geschafft. So ein Plan ist einfach was Feines. Man vergisst ja auch so viel mit der Zeit. Und in all dem täglichen Nahrungstrott können sich dann schon mal kleine Fehler reinschummeln. Und dann hat man auf einmal den Salat und ärgert sich, wenn ein Kilo mehr drauf ist. Aber ich hab jetzt meinen Plan. So kann es nur gut gehen. Und ich nehme mir fest vor, während des abendlichen Buffets ganz besonders auf die mir dargebrachten Zutaten zu achten. Und sind es Kartoffeln, Reis oder Nudeln, dann esse ich sie nicht. Aber am Gemüse und an den Meeresfrüchten kann ich mich sattessen. Da ist zwar immer gerne etwas viel Olivenöl dran, aber das werde ich einfach nicht mitessen. So gut ich eben kann. Das wird.

34

HILFE! DIE DINOSAURIER KOMMEN (NOVEMBER 2009)

Man mag glauben, dass Dinosaurier ausgestorben seien und man sich beim besten Willen nicht mehr vor ihnen fürchten müsste. Aber nein. Weit gefehlt. Dinosaurier leben und existieren nämlich seit Neuestem unter uns. Sie quälen und malträtieren. Sie jagen und fressen. Und sie versetzen in Angst und Schrecken. Und das montags, mittwochs und freitags. Jeweils ab 10.30 Uhr morgens und immer mit gleich böser und niederträchtiger Zielsetzung. Dabei herrscht eine seit Urzeiten geltende Regel: *Der Stärkere gewinnt.*

So kurz vor Erreichen meiner Wunschfigur, meines Traumgewichts, meines begehrten und so sehnsüchtig erwarteten perfekten Aussehens wird mein Training mit Archie erneut heftig auf die Probe gestellt. Archie findet nämlich, dass es so kurz vor knapp nochmals richtig zur Sache gehen muss, um meinen Körper davon zu überzeugen, die letzten verbliebenen, hartnäckig an mir klebenden Fettprozente von sich schütteln zu wollen. Es sind nicht mehr viele, wohlgemerkt. Etwa 7 Prozent fehlen mir, um Muskelmasse, Fettmasse und Körperwasser in Einklang zu bringen. Noch winzige 2 Prozent, um mich in den Normalbereich zu katapultieren, was, so Archie, *nicht* unser Ziel ist. Unser Ziel ist es vielmehr, mich wirklich perfekt zu formen. Und das bedeutet, dass mein ganz persönlicher Fettgehalt bei etwa 28 Prozent liegen sollte – wenn wir umsetzen, was wir uns vornehmen. Immerhin kann ich stolz berichten, dass meine Muskelmasse nun weitaus größer ist als meine Fettmasse. Und mit *größer* meine ich fast doppelt so groß. Wahnsinn, wenn man bedenkt, dass ich beim Start meines Sportprogramms nahezu nur aus Fett bestand. Muskeln waren, wenn überhaupt, nur in Ansätzen vorhanden. Nun jedoch ist alles anders und somit besser. Doch für Archie nicht gut genug.

Sportlich und durchaus modisch gekleidet – ich gebe zu, dass ich derzeit immer mehr auf Outfit und Aussehen während meiner körperlichen Aktivitäten achte –, begebe ich mich ins Training mit Archie. Wie gewohnt steuere ich dabei zielbewusst die Räumlichkeiten für persönliches Training im zweiten Stock des Fitnesscenters an. Die Tür steht offen und ich erkenne Archie, wie er interessiert ein von der Decke hängendes Riemenintermezzo in Schwarz und Gelb prüft. Dieses Ding sieht ein wenig aus wie der Gurt und die Halterung eines Fallschirms, nur ohne Fallschirm eben. Statt der gewohnten Ösen, die den Springer fest mit dem Schirm verbinden, gibt es zwei Schlaufen, an denen man sich wohl festhalten kann, je eine pro Riemen. Letztere sind in der Länge individuell einzustellen. So weit zum Aussehen dieses an Dortmunder Fußballtrikots erinnernden Etwas. Aber was ist das? Und warum klebt Archies Blick an diesem an der Decke fest installierten Ding? Was will er damit? Ist das für mich?

Gespannt und leicht irritiert betrete ich den Raum. »Guten Morgen, Archie.« Dieser riesige Mann steht aufrecht, nahezu beschwörend vor dieser Neuheit und überhört mich komplett. Also tippe ich auf seinen Rücken. Einmal. Nichts. Dann noch mal kräftiger. »Ah, guten Morgen.« So. Und was ist das nun? »Darf ich dir dein neues Trainingsgerät präsentieren?« Ich wuss-

te es. Das ist also meins. Ich liebe Überraschungen. Also leg los.
»Das ist der TRX. Damit wirst du zukünftig trainieren. Deine
Muskelkoordination wird verbessert und deine Kraft wird gestei-
gert. Außerdem wird mit diesem Gerät dein Gleichgewichtssinn,
deine Beweglichkeit intensiv trainiert und deine Gelenke werden
stärker.« Soso. Das klingt ja alles ganz gut. Aber das alles mit nur
zwei lächerlichen Gurten? »Ja. Er nutzt als Trainingswiderstand
das eigene Körpergewicht und trainiert dabei den ganzen Körper. Die komplette Tiefenmuskulatur. Damit schaffen wir auch
noch die letzten Fettprozente. Außerdem ist er leicht. Kaum ein
Kilo. Und du kannst damit überall trainieren. Auch zu Hause
und in Hotels, wenn du unterwegs bist.« Aber das Ding ist doch
fest in der Decke verankert? Ich kann mir kaum vorstellen, dass
das ein Hotel mitmacht. »Nein, nein. Für unterwegs hat er eine
Vorrichtung, die man einfach zwischen Tür und Rahmen klem-
men kann, um die Übungen zu machen.« Aha. Na denn.

Archie zeigt mir meine erste Übung. Fest packt er je eine Schlaufe
rechts und links mit seinen Händen, tritt zwei Schritte zurück
und lässt sich nach hinten fallen, bis sich die lasch von der Decke
hängenden Riemen stramm ziehen. Dabei spannt er den ganzen
Körper an. Kerzengerade. Das sieht wunderschön aus, wie er da
im 30-Grad-Winkel über dem Boden schwebt. Die Füße fest am
Boden, den Kopf in der Luft. Dann zieht er sich mit den Armen
langsam hoch und lässt sich langsam wieder nach unten gleiten.
Er winkelt die Arme erneut an, zieht sich in Richtung Decke
nach oben. Dann lässt er wieder locker. Dabei bleiben die Füße
stetig auf dem Boden. Der ganze Körper ist starr wie ein Brett.
Na, das ist doch nicht schwer. Sieht zumindest nicht sonderlich
schwierig aus. Ein bisschen wie Liegestütze, nur eben andersrum.
Statt zu drücken und zu pressen, wird gezogen. Das kann ich
auch. Locker! Lass mich mal ran. Also packe ich nun die beiden
Schlaufen und versuche, das zu machen, was Archie zuvor gezeigt

hat. Ich gehe drei Schritte zurück und lasse mich nach hinten fallen. Nun schwebe auch ich über dem Boden. Und ich spanne. Und spanne. Und spanne noch mehr. »Hoch mit dem Po! Spann deine Bauchmuskeln und den Po an!« Wie bitte? Na, das mache ich doch. Was ist denn los? Ich spüre Muskeln dort, wo ich sie nie erahnen würde. Ich bin doch genauso kerzengerade wie Archie zuvor, oder etwa nicht? Spanne ich nicht genug? Archie tritt an mich ran, packt mich an den Flanken rechts und links und zieht mich etwas höher. »So wäre dein Körper gerade!« Das kann wohl nicht sein. Der veräppelt mich. Hallo? »So, und nun zieh dich mit den Armen gen Decke! Ich halte dich noch etwas an der Taille fest.« Was will dieser Mensch von mir? Und was ist denn das für ein widerwärtiges Gerät? Ich kann sie bereits fühlen, die Schweißtropfen, die sich auf meiner Stirn bilden und genüsslich die Kopfrundungen entlangfließen. Hass. Wie heißt dieses Teil? TRX? T-Rex also. Böses, böses Tier. Ich will mich nicht unterkriegen lassen. Auf gar keinen Fall. Was soll ich machen? Ziehen. Ich versuche es. Ich winkle langsam meine Arme an und ziehe, was das Zeug hält. Wahnsinn. Es gelingt. *Yes, babe!* Wie viele muss man davon machen? Archie lacht. »Eigentlich zwölf.« Bitte? Ich bin gerade bei meinem ersten Mal. Zwölf schaffe ich niemals. Davon will Archie nichts hören. Ich darf noch einen Schritt nach hinten machen, somit vergrößert sich der Winkel zum Boden. Ja. So geht es etwas leichter. »So, und nun zwölf!« Archie ist hart. »Atme! Ich will hören, wie du atmest.« Und ich atme und brülle. Und T-Rex brüllt zurück und ich brülle mehr. Und ich schaffe zwölf. Archie lobt mich. Für das erste Mal war das wohl nicht so schlecht. Und dann erzählt er was von einer Minute Pause, denn gleich gehe es weiter. Ich fühle mich, als hätte ich stundenlang trainiert. Ein Muskelkater scheint unausweichlich. »Denk an deine Fettprozente! Die sollen doch weg. Oder willst du sie behalten?« Stimmt. Die sollen verschwinden. Sich in Luft auflösen. Weg damit. Also nächste Übung.

Nun soll ich die Übung umdrehen. Ich greife wieder beide Schlaufen, doch diesmal mache ich nur einen Schritt nach hinten und gleite sogleich mit der Brust gen Boden. Dabei halte ich die Arme gestreckt. Ich stütze mich quasi auf den Schlaufen ab. Im 45-Grad-Winkel. Die Gurte sind ganz straff. Und nun? Liegestütze. Dabei den Körper gerade und straff halten. Ich habe freien Blick auf den Wandspiegel und kann mich so selbst kontrollieren. Und siehe da. *Gerade* bin ich in der Tat nicht. Also versuche ich meinen Körper wieder anzuspannen. Den Rumpf, die Beine, bis runter zu den Zehen. Und ich beginne mit Liegestützen. Zwölf an der Zahl müssen es sein. Also. Arme anwinkeln. Halten. Strecken. Und noch mal. Nach dem dritten Mal brennen meine Oberarmmuskeln. Aber weiter. Und atmen. Und weiter. Und brüllen. Fluchen. Ja. Auch fluchen. Dieses hässliche Tier soll durch lautes unflätiges Gebrüll in die Flucht geschlagen werden. Geschafft. Eine Minute Pause. Handtuch! Ich schwitze.

Nun sollen die Beine gefordert werden. Diese Übung sieht lächerlich aus. Ich nehme wieder die Schlaufen in die Hand, gehe ein paar Schritte nach hinten und blicke diesem Ungestüm dabei ins Auge. Diesmal sollen die Riemen nicht straff gezogen werden, sondern nur als Halt dienen. Nun hebe ich ein Bein leicht an und mache – *ach du Schreck, Schmerzen, überall nur Schmerzen* – Kniebeugen. Kniebeugen mit einem Bein. Dabei soll das Knie nie vor die Zehenspitzen geraten. Das Bein wird lediglich zu einem 45-Grad-Winkel geformt, bevor ich es wieder strecken darf. Und nochmals. Meine Beine zittern. Gott, ist das anstrengend. Den Bauch soll ich anspannen. Auch bei dieser Übung ist die Körperspannung das Wichtigste. Und ich mache zwölf Wiederholungen. Und als ich mich aufstelle, kann ich kaum noch stehen. Meine Beine sind tot. Ich noch toter. Am Ende. Erledigt. Schluss. Aus.

Aber nein, nun sei das andere Bein dran. Also stelle ich mich auf dieses, das bislang nicht gefordert wurde, und wiederhole die Übung seitenverkehrt. Und ich weiß nicht, wen ich mehr hassen soll. T-Rex oder Archie?

Das sollte die letzte Übung gewesen sein. Ich bin überglücklich, packe mein Handtuch und trockne meinen Schweiß, der sich zwischenzeitlich völlig unkontrolliert über meinen ganzen Körper ausgebreitet hat, und setze mich. Gott sei Dank. Überstanden. Archie setzt sich neben mich. Er schaut mich an und zeigt wortlos auf die Uhr. »Was?« Er lächelt. »Eine Minute Pause. Dann wiederholen wir die vier Übungen noch dreimal!« Oh nein. War's das noch nicht? Ich bin fertig! Aber Archie bleibt hart und so wiederholen wir alle gemachten Übungen weitere drei Mal. Ich schaffe keine zwölf pro Übung mehr. Ich werde einfach immer müder. Kraftloser. Und als ich endlich fertig bin, spüre ich jede einzelne Faser meines malträtierten Körpers. *Armes Ding. Aber schön wirst du sein.*

Am folgenden Tag kann ich mich nicht mehr rühren. Alles schmerzt. Ich bin ein einziger Muskelkater. Wenn man im Lexikon den Begriff *Muskelkater* nachschlagen würde, stünde zur Erklärung dort einfach nur *Artemis*. Ich fühle mich grauenhaft. Aber mein Körper arbeitet. In jedem Moment. Er greift die restlichen Fettzellen an. Und ich spüre das. Und so sehr ich T-Rex hasse, so sehr freue ich mich auf die nächste Trainingseinheit.

35

ENDSPURT (DEZEMBER 2009)

6. Dezember 2009: Ich habe Hunger. Draußen ist es kalt und ich fühle riesigen, mich bedrohenden Hunger. Außerdem macht mich das intensivierte Training noch hungriger. Wird das denn nie aufhören? Um die Gefahr des Zunehmens zu minimieren, führe ich momentan wieder verstärkt ein Ernährungstagebuch. Meine Angst wird dadurch kaum geringer. Im Gegenteil. Ich hinterfrage zu viel. Alles, was ich esse, scheint mir zu viel, zu kalorienreich, zu ungesund. Das Wetter ist auch immer schlecht, wenn ich da aus meinem Fenster schaue. Dabei würde etwas Sonne mein Gemüt erhellen und mich kraftvoll die letzten nervigen Kilos angreifen lassen. Aber nein. Nichts passiert. Rein gar nichts. Sehr anstrengend.

TRX ist mein neuer stetiger Begleiter geworden. Wir vertragen uns. Ha! Nach langem, meine Kräfte aufreibendem Kampf hat dieses Tier aufgegeben und seinen Meister erkannt. Mich! Ich trainiere nun nur noch mit diesen beiden von der Decke hängenden Riemen. Mein Dino begleitet mich sogar, wenn ich unterwegs bin. Dann klemme ich ihn einfach zwischen Tür und Rahmen und mache meine Übungen. Das tut gut. Inzwischen! Dieses neue Training hat mir neue Muskeln verschafft. Das bemerke ich genau, vor allem an Beinen und Armen. Ich wirke fester, gerader, athletischer. Allerdings hat es auch mein Körperwasser gefördert.

Ich wiege knapp zwei Kilo mehr. Doppelnerv! Zwar sehe ich dünner aus, aber die Waage sagt mir etwas anderes. Die zeigt mir nämlich stetig ein Gewicht von 77,2 Kilo an. Dabei war ich bereits auf 75,8 Kilogramm runter. Sehr ärgerlich! Ich hoffe inständig, dass sich das bald wieder normalisiert. Dabei glaube ich auch nicht, dass diese Schwankung, so nenne ich es einfach mal, an meiner Ernährung liegt. Oftmals wiege ich nach dem Training sogar noch mehr, aber dieses Wasser trage ich innerhalb der folgenden Stunden hinter verschlossenen Türen wieder komplett weg. Puh. Gott sei Dank.

Vor ein paar Tagen hatte ich eine Körperanalyse. Und siehe da: Ein Fettprozent hat sich seit meinem letzten Check vor zwei Wochen von dannen gemacht. Jippie! Und Archie ist zufrieden, weil ich seit meinem Urlaub auf Kreta weiter abgenommen habe. Aber ich bin nicht allzu glücklich, denn ich könnte noch weniger wiegen, wenn da nicht dieses Körperwasser wäre. Ich versuche es einfach mal positiv zu sehen und, wie Archie mir auch immer sagt, das fehlende Körperfett über das auf der Waage erscheinende Gewicht zu stellen. Aber es fällt mir schwer. Sehr schwer sogar. Nun steht auch noch Weihnachten vor der Tür und was das bedeutet, wissen wir alle nur zu gut. Es gibt nur eine Lösung, um Schlimmes zu vermeiden: Marc wird bis Weihnachten wieder täglich die Küchentür verschließen. Das haben wir abgesprochen. Ich werde während seiner Abwesenheit brav Kohlrabi in Scheiben, Rote Beete, Salat und auch mal ein gekochtes Ei mampfen. Ich bereite am Morgen alles vor und lasse dann die Tür verschließen. Ich will einfach sichergehen, dass diese Schwankung nichts mit meiner Ernährung zu tun hat. Wenn Marc dann am Abend nach Hause kommt, werden wir gemeinsam was Leckeres kochen. Das scheint mir ein perfekter Plan zu sein. Und dieser Plan gibt mir Auftrieb.

7. Dezember 2009: Ich hätte ausschlafen können. Aber nein. Ich stehe morgens um sieben Uhr in meiner Küche und bereite gesunde, kalorienarme Snacks für den ersten Tag ohne Zugang zum Feindraum Nummer eins zu. Mein Frühstück heute besteht aus einer Banane, einer Mandarine und Kaffee.

Drei Stunden später sitze ich mit Archie in unserer privaten Muckibude und schütte ihm mein Herz aus. Er sieht das alles viel lockerer als ich und erklärt mir erneut, dass ich durch Muskelaufbau und neues Training mit dem TRX, was sehr viel heftiger ist als meine Trainingsart zuvor, verstärkt Wasser in meinem Körper ansammle. Ich werde dies selbst bemerken, sobald ich über Weihnachten zwei Wochen nicht an mir arbeite. Der fehlende Sport wird dann meinen Wasserhaushalt regulieren und ich werde schlagartig an Gewicht verlieren. Natürlich nur, wenn ich gleichzeitig auf meine Ernährung achte. Sein Wort in Gottes großem Ohr.

Vollkommen kaputt und schlapp vom heutigen Training bin ich die erste Stunde danach viel zu müde, um zu essen. Kurze Zeit später kann ich mich nicht mehr halten und verschlinge im Nu ein Käse-Dinkel-Knäcke (sehr lecker) mit Roquefort Käse, dick bestrichen mit Sambal Oelek. Ich muss gestehen, ich liebe es sehr scharf. Auch beim Essen. Ab diesem Zeitpunkt hat mich der Hunger fest im Griff. Doch es ist mit Stangensellerie und Kohlrabi, dazu eine halbe Gurke und drei Tomaten, zur Genüge vorgesorgt. Am Abend esse ich mit Marc Lachs in einer Kapern-Dill-Soße und dazu Rote Beete. Besser hätte ich meine Ernährung heute nicht regeln können. Es ist super gelaufen und wann immer mich der Hunger erneut packte, füllte ich meinen kleinen Magen nur wenige Sekunden später mit frischem Gemüse. Morgen wird die Waage weniger anzeigen als heute. Da bin ich mir sicher.

8. Dezember 2009: Ich muss brechen. Nichts hat sich getan. Gar nichts! Standen gestern 77,2 Kilogramm auf meiner Waage, so grinsen mir dieselben Ziffern auch heute noch ins Gesicht. Es wird mir schon viel Geduld abverlangt. Sehr anstrengend. Ja, natürlich. Ich weiß. Das Wasser. Ich weiß, aber dieses Wasser nervt mich immens. Ich hasse es! Heute ist Dienstag und ich habe keinen Sport. Aber die Küche bleibt zu. Ich will es durchziehen. So einfach gebe ich nicht auf.

9. Dezember 2009: Yeah. Luftsprünge. Ein halbes Kilo ist weg. Warum? Weiß ich nicht. Aber ganz ehrlich: Ich brauche definitiv keinen Grund für dieses halbe Kilo. Ich finde es einfach nur super. Das reicht mir vollkommen. Gestern hatte ich keinen Sport, also kein zusätzliches Wasser. Das wird es heute aber sicher wieder geben, denn heute, Mittwoch, ist Training angesagt.

10. Dezember 2009: Es geht weiter. Trotz gestrigem Sport. Hurra! Ich hatte eigentlich eine Zunahme erwartet. Doch 400 Gramm sind verschwunden. Vielleicht liegt es ja doch auch am Essen. Habe ich etwa gestern zu wenig gegessen? Kann gar nicht sein. Am Abend gab es eine riesige Dorade mit Fenchel und Spinat. Dazu Parmesan zum Bestreuen. Das war eher zu viel als zu wenig. Aber ich habe ganz bewusst auf Kohlenhydrate verzichtet, obwohl ich sie an Trainingstagen essen darf. Vielleicht ist das der Grund.

11. Dezember 2009: Ich möchte mich am heutigen Tag zu den glücklichsten Menschen weltweit zählen. 75,8 Kilogramm hat meine Waage angezeigt. Es geht also kräftig abwärts. Mit dem Gewicht. Und extrem aufwärts mit meiner guten Laune. Mit diesen wunderbaren Neuigkeiten eile ich nun ins Training. Ich freue mich unendlich.

Was mich hier erwartet, treibt meine gigantisch gute Laune heftig gen Nullpunkt. Archie wird nämlich heute mein Training nochmals intensivieren. Wir brauchen einen Muskelkater. Ein neuen, widerlich schmerzenden, ekelerregend ziehenden und mich bewegungsunfähig machenden Muskelkater. Ich hasse Muskelkater. Aber der verbrennt nun mal Fett. Also, während der Regenerationsphase verbrennt der Körper Fett. Und ich nehme dadurch ab. Deshalb heißen wir ihn mit einem Lächeln willkommen. Archie hat sich dazu nette kleine Übungen überlegt. Zuerst lässt er mich langsam, also ich meine wirklich langsam, bei einer Steigung von sage und schreibe 24 Prozent auf einem dafür vorgesehenen Laufband gehen. Es ist fast wie Treppensteigen. Geht in den Po und die Oberschenkel und fördert zugleich die Ausdauer. Es ist anstrengend, aber erträglich. Doch dann geht es zu meinem Dinosaurier und kurz darauf erklärt mir Archie eine der heftigsten Übungen, die ich jemals in meinem Leben gesehen habe: Man stelle sich einen Sprinter vor, während er auf den Startschuss wartet. Die Arme gestreckt, die Hände an der Aschenbahn, der Oberkörper stark gebeugt, ein Bein zwischen den Armen abgewickelt, Oberschenkel und Knie direkt am Brustkorb, das andere nach hinten sich am Startblock abstützend. So sehe ich in etwa gerade aus. Nur dass mein nach hinten ausgestrecktes Bein erhöht in der Schlaufe des TRX eingefädelt ist. Ich stehe also grob gesagt auf einem abgewinkelten Bein, während das andere nach hinten gestreckt in der Luft hängt. Noch stütze ich mich mit meinen beiden Armen am Boden ab. Noch ist an dieser Haltung nichts Aufregendes festzustellen. Doch dann soll ich, laut nettem Archie, tatsächlich versuchen, mich aufzurichten, indem ich meine Arme vom Boden löse und mich aufwärts bewege. Ich möchte kurz hierzu sagen, dass diese nach oben führende Bewegung das Grusligste ist, was mein Oberschenkelmuskel je ertragen musste. Aufrecht stehend ist alles wieder gut. Mein linkes Bein hängt immer noch in der Schlaufe. Abgewinkelt. Ich stehe auf einem Bein. Dann die nächste Kniebeuge. Das linke Bein bewege ich nach hinten, während ich das rechte Bein beuge. Mein Bauch steht unter enormer Spannung, sonst würde ich umkippen. Ich bewege mich so weit abwärts, bis mein rechter Oberschenkel eine Parallele zum Boden bildet. Jede Faser meines Körpers ist gespannt. Und schmerzt! Dann wieder aufwärts. »Wie viele?«, hechle ich Archie entgegen. »Wie viele?!!!« Und was sonst als *zwölf*. Es sind doch immer zwölf Wiederholungen. Nach diesen zwölf darf ich zwar für eine Minute ruhen, doch finde ich kurz darauf mein rechtes Bein in der Schlaufe wieder und auch mit diesem sollen zwölf Wiederholungen gemacht werden. Und sobald ich mit diesen fertig bin, darf ich erneut ruhen, doch beide Beine werden noch mal je zwölf Kniebeugen machen müssen. Jippie! Erst dann ist die Übung tatsächlich fertig. Und ich auch. Zitternd sitze ich am Boden und nuckle an meiner Wasserflasche, während Archie mir die Oberschenkel massiert. Nicht zärtlich. Sondern mit einem Stab den Muskel rauf und runter rollend. Ich hasse Sport.

Und ich hasse Sport noch viel mehr, als ich zurück nach Hause eile, denn aus irgendwelchen unbegreiflichen Gründen treibt es mich auf die Waage, und was dort steht, zeugt von einer extremen Wasseransammlung. Denn im Moment wiege ich doch tatsächlich 77 Kilogramm. Warum musste ich mich wiegen? Warum nur? Mein Tag ist gelaufen. Meine gute Laune verschwunden. Wargh!

12. Dezember 2009: Ich glaube, ich bin noch nie während meines ganzen abnehmenden Lebensabschnitts so schnell auf der Waage gewesen wie heute früh. Sobald sich meine Augen öffneten, rollte ich mich vom Bett aus direkt auf die Waage, um dort meinen Tag mit einem Aufschrei des Glücks und der inneren Zufriedenheit gefolgt von einer Ansammlung aneinandergereihter schneller Tanzbewegungen zu beginnen. Geschafft. Ich bin auf dem richtigen Weg. 75 Kilogramm.

Hierbei ist zu bemerken, dass mein ganzer Körper am heutigen Samstag vor Schmerz schreit. Aber was soll's. Das gestrige Training hat mich zum heutigen Erfolg geführt. Also, Muskelkater? Willkommen!

13. Dezember 2009: Heute ist der dritte Advent, den ich noch glücklicher als am Tag zuvor mit wunderbaren 74 Kilogramm erlebe. Wir sind zum Essen bei Marcs Eltern eingeladen. Fischfondue. Mit Brühe zubereitet. Kein Problem! Kann ich alles essen. Ich muss zwar bei den leckeren Soßen aufpassen, aber an sich ist das alles für mich kein Problem mehr. Selbstbeherrschung und Selbstkontrolle – inzwischen beherrsche ich das ganz gut. Und so sitzen wir und schlemmen und lassen es uns gut gehen. Und ich komme ins Schwelgen über die letzten Jahre. Ich bin dabei, muss ich gestehen, ganz schön melancholisch zu werden, denn seit nun mehr drei Jahren lautet mein Topthema: abnehmen, schrumpfen, straffen, umstellen, neu werden.

Durchs Fenster bewundere ich die alles überstrahlende Weihnachtsbeleuchtung am Nachbarhaus, die ich an jedem anderen Tag belächeln und als absolut übertrieben einstufen würde. Heute jedoch nicht. Heute spiegelt dieser hell erstrahlende Kitsch mein Innenleben wider. Ich bin glücklich. Es ist vollbracht. Ja, es fehlen noch ein paar Kilogramm, sieben an der Zahl, fünf, bis ich mein Anfangsgewicht von 139 Kilogramm halbiert habe, aber auch die werde ich noch schaffen. Langsam und stetig. Und ich besinne mich und werde dankbar, denn ohne viele Menschen, die mich während der letzten Jahre begleitet haben, hätte ich es niemals geschafft. Wie weihnachtlich ich mich gerade fühle. Wahnsinn.

Und als wir zu Hause ankommen, verschwinde ich ins Büro. Ich muss noch ein Letztes zu Papier bringen.

36

LIEBES CHRISTKIND!
(DEZEMBER 2009)

Liebes Christkind,

dieses Jahr möchte ich mir nichts wünschen. Klar, die letzten paar Kilogramm sollten noch runter, aber das zählt zu den Wünschen des Vorjahres.

Diesmal möchte ich mich bedanken – bei dir! Du hast meine jährlichen Wunschzettel gelesen und mir jeden einzelnen Wunsch erfüllt. Dafür bin ich dir dankbar. Aber ich will mich auch bei vielen anderen Menschen bedanken, ohne die ich mein Ziel verfehlt hätte. Bitte sorge dafür, dass diese Menschen meinen Dank in ihren Herzen erfahren. Denn das ist mir wichtig.

PHOENIX – Du warst, bist und bleibst meine beste Produktion. Nichts kann dir je das Wasser reichen. Du bist wunderschön, innen wie außen. Von rechts nach links und von oben nach unten. Du bist einfach wunderbar. Es ist abartig, wie sehr ich dich liebe!

MARC – Mein Mann auf ewig. Du weißt nicht, wie sehr du mir geholfen hast. Und ich weiß nicht, wie ich dir das jemals zurückgeben kann. Es ist zwecklos, mit Worten beschreiben zu wollen, was du mir bedeutest, denn es gibt schlicht keine so großen. Ich bin dein Mädchen und du bist mein Mann. Ich liebe dich unendlich!

PAPILI und MAMAKA – Ich danke euch für die guten Gene und die Schönheit, die ihr mir verpasst habt. Ohne euch wäre das Resultat meines Schrumpfens nie und nimmer auf die Art und Weise ausgefallen. Danke, dass ich eure Tochter sein darf. Und danke, dass ihr es immer mit mir ausgehalten habt. Ich liebe euch!

STEPHANOS – Mein Brudi. Ist schon witzig, wie das Leben uns beide auf privater und geschäftlicher Ebene vereint. Du bist der beste Manager weit und breit und ein ebenso guter Freund. Danke, dass ich mich immer auf dich verlassen kann. Und vielleicht hilft dir sogar dieses Buch dabei, selbst ein paar Kilos abzunehmen. Wäre mal vonnöten, junger Mann!
www.goumac.com

PANDELIS – Mein zweiter Brudi. Danke, dass du und Christine mir das Vertrauen gebt, die Patin eures Kindes zu sein. Ich werde alles Erdenkliche für den kleinen Stephano tun. Euer Kind ist nun auch mein Kind. Ihr könnt euch immer auf mich verlassen!

VRENI, PETER, RALPH – Ihr seid meine zweite Familie geworden und ich finde euch großartig. Bei euch und mit euch fühle ich mich zu Hause, und dass es Menschen wie euch gibt, zeugt von einer grandiosen Welt in der ich mich bewegen darf. Danke für alles!

SIMONE – Du bist eine tolle Frau. Hut ab vor deiner Kraft und Ausdauer. Ich wünsche dir alles Glück auf Erden.

TANJA LIPPERT-HARGASSER – Du bist klasse! Nach vielen Ups & Downs hältst du immer zu mir und glaubst an mich und meine

Fähigkeiten. Privat und geschäftlich. Ich liebe dich, meine Engelin.

ANDI KLAUKE – Mein Klabamauke! Ich muss dir nicht sagen, wie wichtig du in meinem Leben warst und bist. Mein Freund seit über 25 Jahren. Du weißt mehr von mir als jeder andere und ich danke dir für deine bedingungslose Freundschaft und deine Loyalität.

DR. ABLASSMAIER – Yeah! Es hat geklappt. Sie sind meine ganz persönliche Koryphäe, mein ganz persönlicher Glücksfall, meine Empfehlung an alle, die sich für die Adipositas-Chirurgie interessieren! Ohne Sie, wer weiß, was dann passiert wäre. Wahrscheinlich wäre ich geplatzt! Sie sind mein Prof. Dr. Mach-mich-Schlank! Daaankeeeeee!!!!
www.ablassmaier.de

SANDRO BROSS – Durch deine Linse sieht wohl jeder gut aus. Danke, dass du mich schön findest. Und Doppeldanke für deine Fähigkeit, mich bei allen Fototerminen wie ein Model abzulichten. Du hast den Blick!

PAMELA SCHNEIDER – Mein Lieblings-Make-up-Artist. In deinen Farbtopf fallen zu dürfen, ist mir immer wieder ein Fest.

KAI LORENTZ – Harte Zeiten, gemeinsam durchlebt, schweißen ziemlich fest zusammen. Danke, dass ich mich immer auf dich verlassen kann. Und danke für die tolle Zusammenarbeit.

ARCHIE – Mein Freund und Coach. Du bist der absolute Superhammer. Du hast mich zu dem gemacht, was ich heute bin. Wunderschön straff und drahtig. Yeah!
www.toptrainer.ch

ANDY KARRER – FITNESSPARK WINTERTHUR – Du hast mich mit Archie zusammengebracht und mir dadurch das beste Training weit und breit ermöglicht. Tausend Dank für alles!
www.fitnesspark.ch

RITA SCARLINO und das ganze HAARTIST-Winterthur-Team – Wow. Ihr bringt es fertig, mir immer wieder aufs Neue den Glanz auf mein Haupthaar zu zaubern. Ihr habt keine Ahnung, wie wichtig euer Schaffen für meinen Gewichtsverlust ist. Ich fühle mich rundum wohl und schöpfe Woche für Woche neue Kraft, mein Vorhaben durchzuziehen. Und das, weil es euch gibt. Danke!
www.haartist.ch

CHRISTOS – NEW HAIR, München – Du bist mir ein wundervoller Freund geworden. Und auch wenn wir uns nicht täglich sehen, so denke ich zu oft an dich, als dass ich dich je vergessen könnte. Du bist ein Künstler!

TRANSATLANTIC FITNESS– Marcel John, Dipl.-Kfm. Jörg Sellmann, Jochen Spiertz – TRX Suspension – Böses Gerät mit klasse Wirkung. Danke für eure Unterstützung
www.transatlanticfitness.com

NEW YORKER – Hätte einer gedacht, dass ich in meinem Alter und mit meinen, nun ja, Nicht-Model-Maßen je in jugendliche Mode reinpassen könnte und dabei auch noch gut aussehen würde? Ich ganz sicher nicht. Ihr hattet den Blick dafür. Danke für euren Support und meinen neu gefüllten Kleiderschrank!

ENDEMOL KÖLN – Peggy, Joelle, Steffen, Silke und Sandra und all die anderen. Mann, bin ich froh, euch zu den meinen zählen zu dürfen. Ein Komplettpaket voller neuer, großartiger, produktiver, talentierter und gigantisch witziger Menschen. Selten so gelacht! Die Zeit mit euch war unschlagbar. Schön, dass es euch gibt.

BLICK – Die Zusammenarbeit mit euch ist grandios. Eure HAR-TEMIS!

RTL2, PRO7, ARD, ZDF, SF1, SF2, TELEZÜRI, GRANADA, AESCHBACHER, LIFESTYLE, GLANZ & GLORIA, MOLOS, H&M, Zürich, FITNESSPARK WINTERTHUR, SPORTFREUNDE STILLER, SVEN SARBACH, MIRIAM PIELHAU und viele mehr. Ihr alle habt geholfen, dass ich mich in den letzten Jahren halbieren konnte und mich währenddessen mit und bei euch immer wohlfühlte. Ich danke euch allen. Wahnsinn!

MVG VERLAG – Birgit Sander. Ich möchte mich bei meiner Lektorin bedanken, die meinem wirren Worthaufen den letzten Schliff gab. Kommata konnte ich noch nie setzen. Sorry! Tausend Dankeschöns. Auch für die tolle Zusammenarbeit.

... und zu guter Letzt:

BLONDSCHOPF – Auch dir will ich danken, weil du es warst, der mir den letzten richtig bösen Arschtritt verpasst hat. Ich kann dich nicht leiden, aber danken muss ich dir dennoch. Ein schönes Leben noch!

So, das war's dann. Ich schließe jetzt mein Büchlein und bin mir sicher, dass ich bald schon auf der Zielgeraden einlaufen werde. 67 Kilogramm. Sieben Kilo, die vor mir liegen, sind nichts im Vergleich zu den 65 Kilogramm, die bereits verschwunden sind! Oder in meinen Worten: eine erwachsene Frau oder etwa 22 Babys oder 260 Päckchen Butter oder gar 21 840 Stück Würfelzucker oder ganz weihnachtlich gesehen: Mehl für 7800 Vanillekipferl.

37

ES IST VOLLBRACHT! (2010)

Es gibt nichts, was man nicht schaffen kann. Wenn man nur an sich glaubt. Ich habe an mich geglaubt!

Heute ist es so weit. Es ist vollbracht. Ab nun werde ich mein Gewicht halten. Und ich wünsche mir aus tiefster Seele, dass es klappt, wie auch meine Gewichtsabnahme geklappt hat. Es wird ein hartes Stück Arbeit werden. Aber ich schaffe das! Eines weiß ich nämlich ganz gewiss: Ich werde nie wieder 139 Kilo wiegen. Ich werde nie wieder dick und unbeweglich sein. Ich werde mich nie wieder gehen lassen. Ich werde niemals wieder so sein wie früher.

Ich bin eine neue Artemis, eine schönere, eine bessere. Und so will ich bleiben. Auf in den Kampf. Jetzt heißt es, das erreichte Gewicht zu halten. Es heißt weitermachen und nicht aufgeben. Es bedeutet, weiterhin Sport zu treiben und mit gesunder, vernünftiger Nahrung zu kombinieren! Und es bedeutet eines: den Glauben an die Sache nie zu verlieren.

Im April wird mein Magenband etwas gelockert. Dann kann ich wieder etwas mehr essen. Ich werde nicht mehr abnehmen. Und ich werde alles Erdenkliche tun, um auch nie wieder zuzunehmen.

Ich bin bereit.

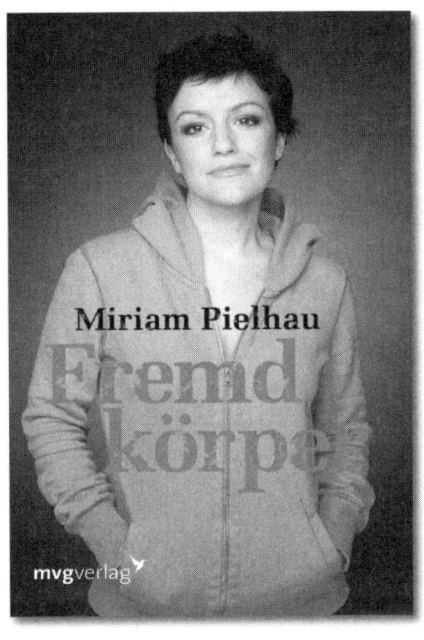

208 Seiten und 8 Seiten Bildteil
Preis: 17,90 € (D) | 18,40 € (A) | sFr. 31,90
ISBN 978-3-86882-027-0

Miriam Pielhau

FREMDKÖRPER

Anfang 2008 wurde bei der bekannten TV-Moderatorin Miriam Pielhau ein Tumor in der Brust festgestellt. Die erschütternde Diagnose: Er ist bösartig – es handelt sich um Krebs. Die Ärzte drängen zur Eile, sie durchläuft innerhalb kurzer Zeit das komplette medizinische Programm mit Operation, Chemotherapie und Bestrahlung. Zu dem Zeitpunkt ist Miriam Pielhau gerade einmal 32 Jahre alt. Schockiert, aber dennoch voll unerschütterlichem Lebensmut nimmt sie den Kampf gegen die Krankheit auf. Sie wird nicht müde, das Essenzielle, das Wichtigste und für alle gleich Geltende immer wieder ins Zentrum zu stellen: Gib nicht auf!

Miriam Pielhau hat es geschafft. Sie hat den Krebs überwunden und gibt in diesem Buch all ihre Emotionen, ihre Kraft, ihre Hoffnung und ihren unverwüstlich positiven Blick auf das Leben an uns alle weiter.

Fesselnd wie ein Roman, informativ wie ein Ratgeber, Mut machend wie die beste Freundin. Dieses Buch ist einzigartig.

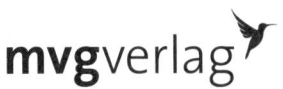

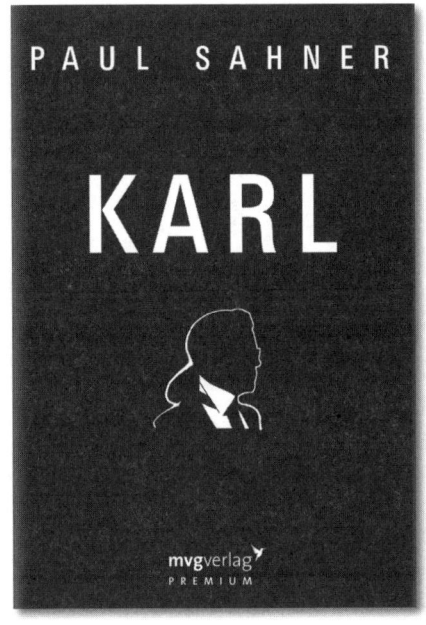

448 Seiten und 16 Seiten Bildteil
Preis: 19,90 € (D) | 20,50 € (A) | sFr. 33,90
ISBN 978-3-86882-201-4

Paul Sahner
KARL

Karl Lagerfeld ist einer der berühmtesten Menschen der Welt und seit fast einem halben Jahrhundert der unangefochtene Star der internationalen Modeszene. Er ist extravagant, einzigartig, genial. Er hat Chanel zu dem gemacht, was es heute ist. Er hat die Göttinnen des Laufstegs erschaffen. Er ist aus der Crème de la Crème des internationalen Jetsets nicht wegzudenken. Dennoch scheint er unfassbar und geheimnisumwittert, sein Privatleben ist ein Mysterium.

Paul Sahner hat den Modegott über 15 Jahre begleitet und ist ihm in persönlichen, sehr intimen Interviews so nahe gekommen wie kaum ein anderer. Er hat die Geheimnisse, die Karl Lagerfeld umgeben, gelüftet – na ja, fast alle …

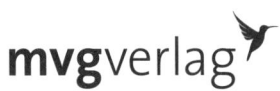

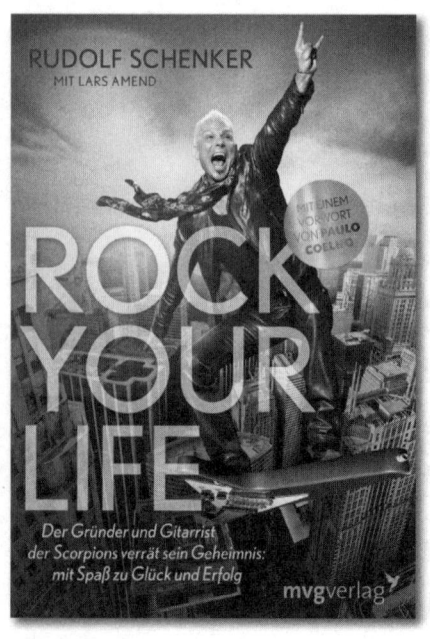

240 Seiten
Preis: 19,90 € (D) | 20,50 € (A) | sFr. 33,9C
ISBN 978-3-86882-019-5

Rudolf Schenker
mit Lars Amend
ROCK YOUR LIFE

Ohne Fleiß kein Preis? Im Schweiße deines Angesicht

Von wegen! Rudolf Schenker ist der lebende Beweis f
genaue Gegenteil. Konsequent ist er einen anderer
gegangen. Oberste Priorität hatte für ihn immer der
an dem, was er tut. Hier verrät er, wie es dazu kam, wi
funktioniert und wie man es ihm ganz einfach nachm
kann. Was dabei herauskam? Rudolf Schenker hat De
lands erfolgreichste Rockband aller Zeiten gegründe
weltberühmten Skorpions. Angereichert mit spanne
Anekdoten aus der 40-jährigen Bandgeschichte. Un
einem exklusiven Vorwort von Paulo Coelho.

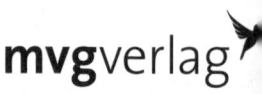

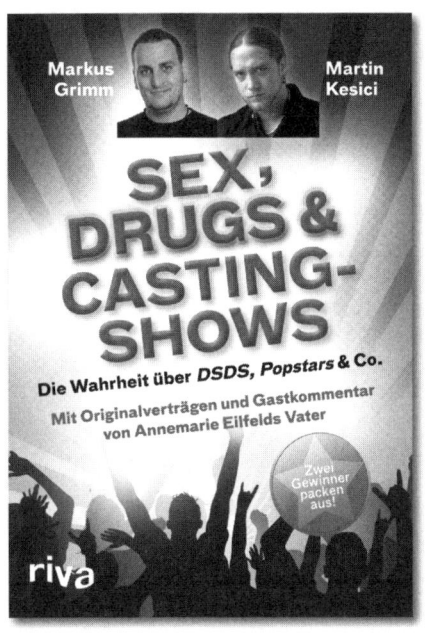

432 Seiten
Preis: 17,90 € (D) | 18,40 € (A) | sFr. 31,90
ISBN 978-3-86883-023-1

Markus Grimm
Martin Kesici

SEX, DRUGS & CASTINGSHOWS

Die Wahrheit über DSDS, Popstars & Co.

Woche für Woche inszenieren Castingshows wie Deutschland sucht den Superstar oder Popstars den Traum vom glamourösen Popstar-Leben. Doch passiert auch wirklich alles so, wie man es später im Fernsehen sieht? Was geschieht in der Woche zwischen den Ausstrahlungen? Wie wird mit den Kandidaten umgegangen, und wer hat eigentlich die Fäden in der Hand? In diesem Buch bringen die beiden Castingshow-Gewinner Markus Grimm und Martin Kesici endlich die ganze, harte Wahrheit ans Licht.

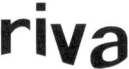